全国普通高等医学院校护理学专业规划教材

护理人际沟通

供护理学（专科起点升本科）、助产学、养老护理与管理及相关专业使用

主 编 臧 爽

中国协和医科大学出版社

北 京

内容提要

本教材是"全国普通高等医学院校护理学专业规划教材"之一，系根据本套教材的编写指导思想和原则要求，结合专业培养目标和本课程要求的教学目标编写而成，内容涵盖了人际沟通基础、护理工作中的关系沟通、护士语言沟通、护士非语言沟通等。此外，本教材还增加了教学课件、思维导图、能力测试等数字资源，丰富了教材内容，增强了线上和线下教学的联动性，以提升学生学习的主动性和积极性。

本教材主要供护理学专业（专科起点升本科）、助产学、养老护理与管理及相关专业使用。

图书在版编目（CIP）数据

护理人际沟通 / 臧爽主编. -- 北京：中国协和医科大学出版社，2024.9
全国普通高等医学院校护理学专业规划教材
ISBN 978 - 7 - 5679 - 2416 - 1

Ⅰ. ①护… Ⅱ. ①臧… Ⅲ. ①护理学 – 人际关系学 – 医学院校 – 教材 Ⅳ. ①R471 – 05

中国国家版本馆 CIP 数据核字（2024）第 095561 号

主　　编	臧　爽	
策划编辑	沈紫薇	
责任编辑	沈紫薇	
封面设计	邱晓俐	
责任校对	张　麓	
责任印制	黄艳霞	
出版发行	**中国协和医科大学出版社**	
	（北京市东城区东单三条9号　邮编100730　电话010 – 65260431）	
网　　址	www. pumcp. com	
印　　刷	三河市龙大印装有限公司	
开　　本	889mm × 1194mm　　1/16	
印　　张	12	
字　　数	290 千字	
印　　次	2024 年 9 月第 1 版	
版　　次	2024 年 9 月第 1 次印刷	
定　　价	54.00 元	

周谊霞（贵州中医药大学）

郑琳琳（辽东学院）

孟红英（江苏大学）

赵　冰（沈阳医学院）

赵丽萍（中南大学）

姜兆权（锦州医科大学）

韩　琳（兰州大学）

裘秀月（浙江中医药大学）

臧　爽（中国医科大学）

全国普通高等医学院校护理学专业规划教材
评审委员会

编者名单

主　　　编　臧　爽

副　主　编　张冠如　刘淑梅　周诗雪　毕爱萍

编　　　者　(按姓氏笔画排序)

王　倩（山东省精神卫生中心）

毕爱萍（沈阳医学院附属中心医院）

刘淑梅（牡丹江医科大学）

闫媛媛（南京医科大学康达学院）

孙萱格（中国医科大学）

李　洋（江汉大学）

张冠如（辽宁何氏医学院）

陈硕贞（遵义医科大学附属医院）

周诗雪（锦州医科大学）

徐　丽（承德护理职业学院）

徐嘉仪（中国医科大学）

蒋　丹（辽宁中医药大学）

臧　爽（中国医科大学）

魏叶红（浙江中医药大学附属第二医院）

编写秘书(兼)　徐嘉仪（中国医科大学）

党的二十大报告提出，"推进健康中国建设""把保障人民健康放在优先发展的战略位置"。在这一发展战略下，护理工作的范畴从个体向群体，从医院向家庭、社区、健康服务机构扩展，促进健康、预防疾病、协助康复、康养照护已成为护理专业实践的目标。专业实践领域的扩展和社会需求的源动力，驱动了人才培养的提速。20 多年来，高等护理教育的规模迅速扩大，为了不断满足基层医疗卫生机构对高水平、高素质应用型人才的需求，我国大幅提升了护理学专业专升本招生规模。人才培养规模的快速提升，使得依托高质量、有权威的教材对教学活动进行规范，成为现阶段护理学专业专升本教育最为现实的需求。

教材是体现教学内容和方法的载体，在人才培养中起着至关重要的作用。加快推进护理学专业专升本教材体系建设，全面提升教材建设水平，是推动护理学专业建设、护理教育高质量发展的重要基础，是进一步深化护理教育教学改革、提高人才培养质量的重要环节。

为打造适应时代要求的精品教材，中国协和医科大学出版社联合全国 40 多所医学院校和医疗单位，开创性地组织了本套全国普通高等医学院校护理学专业规划教材（专科起点升本科）的编写工作。来自全国医学院校和医疗单位的 300 余名从事护理教育教学的教师、学者和临床一线护理工作者、管理者，秉承着护理学专业教材应体现终身教育的理念，在教材建设中对标一流，结合相关国家政策、行业标准，同时，立足当前国内护理学发展实际，紧密结合并充分体现当今护理事业及相关产业发展水平，融合思政内容，进行探索研究，悉心编撰。

本套教材涵盖护理学专业专升本课程共计 24 门，定位清晰、特色鲜明，具有如下特点。

一、全国首套成体系的护理学专业专升本教材

本套教材作为全国首套针对普通高等医学院校护理学专业（专科起点升本科）的规划教材，坚持"系统思维，明理致用"的编写理念，结合护理学专业专升本人才培养目标定位，找准教材重点、亮点和突破点，特色鲜明。

二、与时俱进，紧紧围绕需求导向

经过长期发展，高等护理学专业教材建设形成了鲜明的专业特色和质量品牌，在教材编写过程中，我们努力做到既遵循教学规律，又适应行业对人才的要求，主动对标健康中国战略需求，突出时代性与先进性，充分满足社会发展对护理学专业人才素质与能力的要求。

三、坚持立德树人，融入课程思政

把立德树人贯穿于教材编写的全过程、全方面，发挥中医药文化育人的优势，指导学生树立正确的世界观、人生观、价值观。

四、突出"三基五性",注重内容严谨准确

遵循教材编写的"三基五性"原则。三基,即基本知识、基本理论、基本技能;五性,即思想性、科学性、先进性、启发性和实用性。教材编写充分考虑学科间的交叉与融合,注重理论与实践的结合,突出护理学专业专升本特点。

五、加强数字化建设,丰富拓展教材内容

发挥信息化技术的优势,数字赋能教材,以适应现代教育的需求。在纸质教材的基础上,强化数字化教材开发建设,融入更多实用的数字化教学素材,如教学课件、简述题、案例题及自测题等,丰富拓展教材内容。

在编写过程中,我们得到了教材建设指导委员会和教材评审委员会的大力支持和指导帮助,各位编者充分地展现了认真负责的精神,不辞辛劳,在宏大的护理学专业体系中梳理关键知识点,以帮助学生更快、更好地掌握护理学专业核心知识,在此,出版社深表谢忱!教材编写力求概念准确、内容新颖完整、理论联系实际,尽管力臻完善,但难免有不足与疏漏之处,请广大读者批评指正,使教材日臻完善。

前　言

　　在当今的医疗环境下，人际沟通对护理工作的重要性日益凸显。我们面临着培养具有专业沟通技能的护理人才队伍的迫切挑战。护理人员不仅需要与患者建立良好的沟通，还需要与医护团队、家属及其他相关人员进行有效的交流。良好的人际沟通不仅可以增强患者对护理人员的信任感，还能够提高治疗效果，减少误解和冲突的产生。本教材广纳护理教师及临床一线护理人员的意见和建议，紧密围绕当前护理人际沟通专业培养的目标和要求，结合最新的沟通理论和实践成果，以患者的健康与福祉为核心，强调知识的科学性、系统性和实用性，旨在体现教材的先进性和启发性，助力护理人员在人际沟通领域的持续发展和提升。

　　本教材的主要特点有：①实践导向。本教材注重将理论与实践相结合，旨在为护理人员提供操作性强的沟通技巧和策略。我们通过案例分析等方式，帮助学习者将所学知识应用到实际工作中。②多方沟通。护理工作往往需要与多个相关方进行沟通，包括医护团队、家属、社会工作者等。本教材将重点介绍与不同人群之间的沟通技巧，帮助护理人员有效协调各方关系，达成共识，提高工作效率。③个性化关怀。我们认识到，每位患者都是独一无二的个体，因此，本教材强调了与患者建立个性化沟通的重要性。我们将介绍如何根据患者的特点和需求，调整沟通方式和内容，以提供更加贴心和专业的护理服务。④启发性和持续学习。本教材注重激发学习者的思考和创新能力，鼓励他们在学习过程中不断反思，以持续提高沟通技能，适应不断变化的护理环境。⑤经验分享和案例分析。通过真实案例和护理人员的经验分享，学习者能够从实践经验中学习，加深对沟通技巧的理解，并积极应用到实际工作中。

　　在教材的编写过程中，我们汲取了国内外诸多教材、论著和文献中的精华，借鉴其理论、观点和方法，借此机会向所有相关作者致以深深的谢意和崇高的敬意！同时，我们也由衷感谢各位编者所在单位对本教材编写工作的大力支持和鼓励。在此，我们也向编写团队表达最诚挚的感激之情，感谢大家的通力合作和相互支持，共同为本教材的顺利出版付出了不懈的努力。

　　尽管力臻完善，但书中难免存在疏漏和不足之处，我们恳请护理专家、同仁及广大读者提出指正和建议，以期不断完善，为护理领域的发展贡献一份力量！

编　者

2024 年 5 月

目　录

第一章 绪 论

教学课件

学习目标

1. 素质目标

提高护士的沟通技巧和情感智力；增强同理心和尊重患者的能力；培养人际交往中的耐心和细致入微的关注度。

2. 知识目标

（1）掌握：人际关系理论的类型；人际交往的心理效应。

（2）了解：不同患者可能面临的沟通挑战。

3. 能力目标

能够建立信任和良好的患者－护士等关系；具备清晰而有效的人际交往能力。

案例

【案例导入】

在医院的护理部门，护士长正面临一个人际关系的挑战。她的团队中有一名护士与患者之间发生了一些冲突。同事们反映此名护士在团队中的合作和沟通等人际关系方面也存在问题，这影响了整个团队的工作氛围。护士长意识到她需要有效地处理此问题，以维护团队的协作与和谐。

【请思考】

如果你是护士长，你会如何应对？

【案例分析】

第一节　人际关系与护理人际关系

一、基本概念

（一）人际关系的基本概念与内涵

1. 基本概念　人际关系是指个体之间相互联系、相互作用的复杂社会现象。这种联系不仅仅局限于亲情、友情，还包括在工作、学习、社交等各个领域中的交往。广义的人际关系涵盖了社会中各类人际互动，呈现多层次、多方向的复杂性，是一门研究人与人之间社会关系一般规律的科学。其主要关注点如下。

（1）追溯人际关系的历史发展过程，揭示人际关系发展的趋势。

（2）探讨人际关系的交往方式，建立一个按照特定方式和结构构建的人际关系网络，以实现人际交往的目标。

（3）分析影响人际关系交往、建立和发展的因素，以及这些因素的影响方式和程度，创造有利于形成和发展良好人际关系的条件。

人际学与其他社会科学既有联系又有区别。它们的联系在于都以社会为背景，以人为中心进行研究，社会和人是连接各社会科学的纽带；它们的区别在于研究社会和人的切入点和揭示的规律不同。

2. 内涵　人际关系的核心在于交往和连接。个体通过言语、行为、情感等多种方式，与他人建立联系，形成共同体验和互动的基础。这种连接不仅是表面的交流，更是深层次的相互理解和共鸣，其广义概念体现了其多样性和变动性。在不同的社会背景和文化环境下，人际关系呈现各种形态，包括家庭关系、社交关系、职场关系等。这些关系在个体生命的不同阶段和社会变革的影响下都可能发生变化。

人际关系不仅受个体内在特质的影响，还受社会文化、制度规范、环境因素等多方位的综合作用。这种复杂的影响机制使人际关系的形成和发展不仅受个体意愿的支配，还受外部环境的制约和引导。

（二）护理人际关系的基本概念与内涵

1. 基本概念　护理工作的主要职责是与患者及相关社会群体进行交往，以提供健康服务。在这一互动中，双方都渴望建立一种亲切、和谐、友善的护理人际关系。这里所研究的关系学是一门科学的人际学，以正常的、广泛存在的人与人之间各种关系为研究对象，特别关注护士作为一个独特的社会群体。护理人际关系是指在医疗护理环境中，护士与患者、家属、医生及其他护理团队成员之间建立的相互作用和联系。这种关系不仅是一种职业义务，更是基于尊重、理解、信任和合作的亲密互动，目的是提供全面、个性化的护理服务，支持患者的康复与健康维护。

2. 内涵

（1）尊重与理解：护理人际关系的基本内涵之一是尊重患者的人格和权利。护士应当尊重患者的个体差异、文化背景、宗教信仰等，以理解患者的需求和期望。通过真诚的关心和理解，与患者建立彼此的信任。

（2）信任与建立连接：信任是护理人际关系的核心元素之一。护士需要通过专业知识和责任心赢得患者的信任，建立起与患者之间的密切联系。这种连接不仅体现在技术层面，更包括在情感和人文关怀上建立起的紧密纽带。

（3）合作与沟通：护理人际关系的内涵还包括良好的合作和有效的沟通。护士需要与患者、家属及其他医疗团队成员紧密协作，共同制订并执行护理计划。有效的沟通是建立良好人际关系的基石，它有助于传递信息、理解患者需求、解决问题，并在治疗过程中保持透明度。

（4）个性化护理与情感支持：护理人际关系要求护士提供个性化的护理服务，考虑患者的特殊需求和期望。同时，护士在与患者相处的过程中，能够提供情感支持，关心患者的心理健康，使其在治疗过程中感受到更多的关怀和安慰。

二、人际关系理论及特征

（一）弗米格南（Emile Durkheim）的社会关系理论

1. 概述 弗米格南是法国社会学家，他的社会关系理论主要体现在其经典著作《社会分工论》（*The Division of Labor in Society*）中。这一理论为我们理解社会结构、人际关系及社会发展提供了深刻的洞察。

2. 理论的内容 弗米格南关注社会结构中的关系，将社会看作是由各种相互依存的社会关系构成的。他认为，社会是通过这些关系的交织和互动形成的，而不仅是个体的心理或生理属性的简单总和。在他的理论中，社会关系被视为一种自然现象，人类通过这些关系实现了社会整体的有序运转。

（1）机械固着：在早期社会中，弗米格南认为社会关系是通过相似性和共同的价值观连接个体的。这种固着是基于共同的信仰和价值观，人们之间有着相对较高的相似性。社会一体性是通过这些共同特征形成的。

（2）有机固着：随着社会的发展，特别是工业化和分工的加剧，人们的差异性逐渐增大。社会逐渐从机械固着转向有机固着，这种固着是通过相互依存和分工合作实现的，每个个体在社会中扮演独特的角色，相互之间形成复杂的社会网络。

3. 理论的功能

（1）社会秩序的维持：社会关系通过规范和约束个体行为，维持社会的秩序和稳定。社会规范和价值观通过这些关系传递，使个体在社会中具有一定的行为规范。

（2）社会整合：社会关系促使个体融入社会群体，形成共同体感觉。通过这种整合，个体感受到社会的归属感，同时也有助于形成社会的凝聚力。

（3）社会变革的推动：社会关系中的紧张和矛盾不仅是正常的，而且是推动社会变革和发展的动力。这些紧张和矛盾通过社会关系的互动促使社会适应新的环境和需求。

4. 对护理实践的启示 弗米格南的社会关系理论为护理实践提供了深刻的启示。在医疗护理中，护士可以通过理解患者之间的社会关系，包括患者与家庭、医疗团队之间的关系，更好地应对患者的个体差异、文化差异等。此外，理解社会关系的演变过程，护士能更好地协调团队合作，应对复杂的医疗情境。

通过对弗米格南社会关系理论的深入探讨，护士能够更全面地理解患者在社会背景中的角色和需求，从而提供更为个性化和有效的护理服务。这种理论视角有助于护士在实际工作中更好地理解和应对不同患者的情境，提高护理服务的质量。

（二）社会交换理论

1. 概述　社会交换理论是一种社会学理论，强调人际关系中的交换和相互作用。该理论认为，人们在社会互动中会权衡成本和利益，并在追求最大化个体利益的基础上建立和维护关系。

2. 关键概念

（1）成本与利益：个体在社会互动中会评估投入的成本和获得的利益。成本可以包括时间、资源、努力等，而利益则涉及个体从关系中获得的回报。

（2）社会交换：关系的形成和维护被视为一种社会交换，就像市场中的商品交换一样。个体通过给予和接收，进行相互的交换以满足各自的需求。

（3）最大化利益：社会交换理论假定人们追求最大化个体利益，即在关系中获得最大的回报，同时投入成本最小化。

（4）互惠性：社会交换通常是互惠的，即一个人给予另一个人时，期望在将来获得相应的回报。这种互惠性有助于建立和维护关系。

（5）公平和公正：社会交换理论关注交换的公平性和公正性。如果一个人感觉到自己的付出与得到不成比例，可能会导致关系的破裂。

（6）社会资本：社会交换理论强调个体通过社会网络和关系积累社会资本，这对于获取资源和支持十分重要。

3. 对护理实践的启示

（1）成本与利益的权衡：护理人员可以在与患者互动时考虑成本和利益的平衡。了解患者可能承受的负担和期望，以及提供护理所涉及的成本，有助于建立更加平衡和理性的人际关系。

（2）建立互惠性关系：社会交换理论强调互惠性和相互关心。护理人员可以通过提供贴心的护理、支持和尊重，建立互惠性关系，鼓励患者更积极地参与治疗过程。

（3）强调互动的重要性：社会交换理论强调人际关系是通过相互作用和互动建立的。护理人员可以通过有效的沟通、倾听和共享信息，促进与患者之间更加积极和有意义的互动。

（4）关注公平和公正：社会交换理论中的公平原则提醒护理人员在对待患者时要保持公平和公正，同时，避免不公正的对待有助于维护人际关系的稳定和建立信任。

（5）建立社会资本：社会交换理论中关注社会资本的关键概念，提醒护理人员重视建立和维护患者及护理团队之间的社会网络。强化社会资本可以增强协同合作，为患者提供更全面的护理。

（三）亲密关系发展理论

1. 概述　由社会心理学家斯图尔特·达滕伯格（Stuart D. Dainton）和艾伦·赫斯特（Alan L. Hershey）提出，该理论阐述了亲密关系的发展过程。

2. 不同发展阶段

（1）初始阶段（接触阶段）：亲密关系的发展通常始于两个个体的初次接触。在这个阶段，人们会进行表面性的交流，了解对方的基本信息和兴趣，形成初步印象。

（2）探索阶段：一旦建立了初步联系，接下来的阶段是探索对方更深层次的特征、价值观和兴趣。这个阶段通常涉及更深入的交流和分享，以增进彼此的理解。

（3）亲密化阶段：在亲密关系的发展中，个体之间会逐渐建立更为深刻的情感和承诺。这可能包括建立更强烈的情感联系，分享更私密的信息，以及在关系中投入更多的时间和资源。

（4）稳定阶段：亲密关系发展到一定程度后，可能进入相对稳定的阶段。在这个阶段，关系中的规律和模式变得更加可预测，而且个体之间的信任和互相依赖程度增加。

（5）衰退阶段：亲密关系也可能经历衰退的阶段，这可能是由于各种原因，包括沟通问题、兴趣分歧，或其他压力因素。在这个阶段，个体可能决定维持现状、调整关系或结束关系。

3. 对护理实践的启示

（1）初始接触的重要性：理解亲密关系发展的初始阶段，护理人员可以更重视初始接触的质量。通过建立积极的初次接触，能够奠定护理人员与患者之间建设性关系的基础。

（2）深入交流和分享：亲密关系发展理论强调探索和深入交流的阶段。在护理实践中，护理人员可以通过更深层次的沟通和分享，了解患者的需求、价值观和期望，从而建立更有深度的人际关系。

（3）建立亲密性和信任：护理人员在与患者互动时应致力于建立亲密性和信任。这包括提供情感支持、倾听患者的感受，以及在治疗过程中展现真诚和关心。

（4）适时的关怀和承诺：在亲密关系发展理论中，亲密化阶段涉及更深层次的情感联系和承诺。护理人员可以在适当的时机表达对患者的关心，展现对治疗的承诺，以促进关系的深化。

（5）灵活应对衰退阶段：亲密关系可能会经历衰退阶段，护理人员需要灵活应对。当处理与患者之间的关系遇到困难时，保持开放的沟通和寻求解决方案是关键。

（四）社会认知理论

1. 概述　由社会心理学家阿尔伯特·班杜拉（Albert Bandura）提出。该理论强调人们在社会交往中通过观察、模仿和学习，形成对他人行为和反应的认知，从而影响个体的行为。

2. 关键概念

（1）社会学习：社会认知理论认为，个体可以通过观察他人的行为、听取他人的意见和经验等社会学习获取知识。这强调了社会环境在个体认知发展中的重要性。

（2）模型观察：社会认知理论强调了模型观察的概念，即个体可以通过观察他人的行为和结果来学习新的行为。这涉及模仿、仿效和学习他人的技能或知识。

（3）社会记忆：社会认知理论关注个体在社会环境中如何处理、存储和检索信息。社会记忆强调了与他人相关的信息在个体记忆中的作用。

（4）认知模式的共建：社会认知理论认为，认知模式是在社会互动中共建的，个体的思维和认知结构受社会环境和他人的影响。

（5）情感和社会认知的关联：社会认知理论指出情感和社会认知之间存在密切的关联。

个体的情感状态可以影响他们对信息的处理和对社会情境的理解。

（6）社会参照：该理论强调了在认知过程中，个体经常使用他人作为社会参照，通过比较和参考他人的观点和经验来塑造自己的认知。

3. 对护理实践的启示

（1）模型观察和学习：护理人员可以意识到他们作为模型的作用。通过展示专业的护理技能、沟通技巧和关怀行为，有助于患者学习并模仿积极的行为。

（2）社会学习和教育：护理人员可以采用社会认知理论的观点，通过社会学习促进患者对健康状况、治疗计划和自我护理的理解。分享成功案例，提供信息和患者教育，使患者能够通过观察和学习改善健康行为。

（3）情感和共情：社会认知理论关注情感与认知的关系，护理人员可以理解患者情感对其认知过程的影响。通过表达关心、倾听患者的情感需求，护理人员能够建立更具支持性和理解性的人际关系。

（4）共建认知模式：护理人员与患者及其家属之间的交流有助于共建认知模式。通过共同讨论治疗计划、目标和预期结果，护理人员可以与患者合作，共同塑造对治疗和健康的认知模式。

（5）社会参照：在护理人际关系中，患者可能将护理人员视为社会参照，从中获取信息和指导。护理人员应意识到自己在患者认知中的作用，以促进患者更好地理解和应对健康问题。

三、人际关系功能及影响因素

（一）人际关系功能

人际关系是一个客观存在，人们无法脱离社会群体独自生活。回顾整个人类历史，我们生存在这个世上，主要处理两类关系：一是与自然的关系，二是与他人的关系。在人们与自然互动、从事生产活动的过程中，势必与外部建立多种联系。此外，人际关系的建立和发展是一种无法改变的客观存在，每位社会成员都需要与他人交往。正如我国古代哲学家荀子所言"人之生不能无群"，即使只有两个人存在于世界上，也必然存在一种相互依存、相互制约的人际关系。尤其是在现代社会，人际关系已演变为一种开放性的多层次网络结构，每位护士都不可避免地置身于各种关系网络之中。科学地构建和调适各类人际关系，不仅是有效完成护理工作和推动护理事业发展的必要条件，也是每位护理人员内心深处的期望。因此，深入学习和研究护理人际关系，妥善处理人际交往，对于每位护理人员、整个护理集体，甚至整个医院来说，都具有重要的现实意义。

1. 有助于提升医疗护理质量 良好的人际关系不仅是卓越护理工作的基本保障，还能直接促进护理人员与患者、护理人员与其他医务人员之间的相互信任和紧密协作。这种相互信任和协作能够使者积极主动参与和配合，从而使医院内的医疗护理活动顺利进行，且有助于促进患者更快康复。与此同时，出色的护理人际关系还对医院管理水平的提升产生积极影响，同时也为预防、减少和处理医疗纠纷创造了有利条件。

2. 有助于打造良好的卫生服务场所 在社会群体中，友好的人际交往有助于构建良好的社会心理氛围。同样地，在各类卫生服务机构中，护理人员与服务对象之间的相互理解、互信和关怀，也有助于孕育这些场所的积极心理氛围。这种积极的心理氛围，能够合理满足医护人员的心理需求，使他们心情舒畅，产生积极愉快的情感，激发他们对工作的热情。同时，这也能够使患者在治疗、护理和康复方面得到最大限度的满足，减轻或转移焦虑、恐惧、抑郁、烦闷和紧张等负面心理，增强康复的信心。

3. 有助于提升护理工作效能 在护理群体中，融洽的人际关系对工作效率的提升起着至关重要的作用。护士们若能在工作中保持团结协作、相互支持、互相学习，无疑会极大地提高工作的效率和质量。反之，若护士之间怀有猜忌和冷漠态度，缺乏协同精神，必然会对护理质量产生不良影响，并且还需花费大量精力处理那些人为制造的琐碎事务。若内部存在这种摩擦，势必导致护理工作效率降低。

4. 有助于磨炼护理人员的情操和个性 人际交往是一种认知互动、情感交流、性格互相影响、行为相互作用的过程，是人与人之间在认知、情感、性格和行为层面上相互沟通的过程。护士与其他社会成员的人际交往同样遵循这一基本过程。在这个过程中，良好的人际关系对护士的情操和个性塑造有着重要的影响。通过广泛而正常的人际交往，护士能够丰富并发展自己的良好个性，满足自身的精神心理需求，如促进知识更新和思维方式改善等。

5. 有助于医学范式的改革 传统的医学模式在对疾病和健康的理解上，主要限于考虑局部和单一的生物因素，却忽略了个体的心理和社会因素对健康的重要影响，因而存在明显的局限性。随着社会的不断发展、医学科技的进步及疾病谱的变迁，人们逐渐认识到健康和疾病受多种因素综合影响，不仅包括生物因素，还与个体的心理和社会因素密切相关。因此，传统的生物医学模式正在被更为全面的生物－心理－社会医学模式所取代。为建立优质的护理人际关系，护理人员需要以整体服务患者为己任，主动了解和关心患者的需求，深入了解患者的心理活动，积极进行交流和疏导。这无疑有助于促进患者的康复，与医学模式的演变对护理工作的要求是一致的。

（二）影响因素

1. 沟通技巧 沟通技巧在人际关系中发挥着至关重要的作用，它不仅是建立和维护良好关系的基础，还是解决冲突、增进理解和促进合作的关键。

（1）是有效交流的基础：一个人若能够清晰地表达自己的想法，倾听并理解他人的观点，就能在交流中建立起互信的基础。良好的沟通使信息能够准确传递，避免了误解和歧义，从而建立了更加稳固的人际关系。

（2）对于建立亲密关系至关重要：通过表达真实的情感和需求，倾听对方的感受，双方能够建立起深层次的连接。积极的非语言沟通，如眼神交流、微笑和身体语言，也能够传递亲近和友好的信息，加深关系的亲密程度。

（3）对于解决冲突至关重要：在人际关系中，冲突难以避免，但通过有效的沟通技巧，人们可以理性地表达自己的观点，倾听对方的意见，寻找共同的解决方案。有时候，通过沟通冲突可以得到妥善处理，避免演变至关系破裂的程度。

（4）有助于增进理解：通过积极倾听，理解对方的需求和感受，人们能够更好地站在对方的角度思考问题，减少误解和偏见。这种理解不仅促进了关系的发展，还为双方创造了更加和谐的相处氛围。

（5）对于促进合作和团队建设也至关重要：在团队中，有效的沟通能够使成员之间形成更好的协同工作关系，提高团队整体的工作效能。团队成员之间通过清晰的沟通互相支持，追求共同目标，从而创造出积极向上的合作氛围。

2. 互信和信任　互信和信任是人际关系中至关重要的元素，它们构建了关系的基石，塑造了相互间的稳固纽带；互信和信任也是人际关系的黏合剂，它们不仅促进了关系的深度和持久性，还为关系中的积极交流、共同发展和合作提供了坚实的基础。在互相信任的关系中，人们更能够享受到人际关系的愉悦和满足。因此，培养和维护互信和信任，对于建立健康、稳定和积极的人际关系至关重要。

（1）是建立健康关系的基础：在相互信任的基础上，人们更愿意分享真实的想法、感受和需求，而不担心被对方误解或利用。这种开放和真实的沟通能够促进深层次的理解，建立更为亲密的人际连接。

（2）加强了关系的稳固性：在互相信任的基础上，人们更有可能包容和理解对方的不足，以及生活中的起伏和挫折。关系中的各种困难和挑战更容易通过建立在互信基础上的对话来解决，从而保持关系的稳定和持久。

（3）有助于构建积极的情感氛围：在互相信任的关系中，人们更愿意彼此支持、鼓励和理解。这种积极的情感氛围能够创造愉悦的相处体验，使人际关系更富有愉快的色彩，促使关系的良性循环。

（4）对于解决冲突也起到关键作用：在建立在互信基础上的关系中，人们更愿意以理性、平和的态度面对冲突，而不是使用攻击和指责。这有助于冲突的积极解决，防止冲突对关系造成持久的负面影响。

（5）有助于个体的成长和发展：在信任的环境中，人们更愿意接受挑战、尝试新事物，因为他们知道即使失败，也有信任的支持。这种信任的氛围有助于激发个体的潜力，促使其更好地发展和进步。

（6）是建立良好合作关系的前提：在团队和合作中，相互信任的存在使成员更愿意分享资源、协同工作，增加了团队的凝聚力和协同效能。这种信任的基础有助于创造出积极、高效的合作氛围。

3. 共同兴趣和价值观　共同兴趣和价值观在人际关系中扮演着不可替代的角色，它们不仅丰富了关系的内容，增加了交流的深度，还为人际关系提供了稳定的基石和积极的动力。因此，发现和培养共同的兴趣和价值观，对于建立健康、有意义的人际关系至关重要。

（1）是建立深层次连接的桥梁：当人们发现彼此之间存在相似的兴趣爱好或价值观时，就会形成一种默契和亲近感。这种默契可以促进更深层次的沟通和理解，为关系的建立奠定坚实基础。

（2）提供了共同的话题和活动，丰富了人际关系的内容：无论是共同喜好的爱好、文化活动，还是对相似事物的理解和看法，都可以成为交流的素材。这样的共同点不仅增加了沟通的乐趣，还为关系的发展提供了更多的可能性。

（3）在困境和挑战面前提供了共同的支持：当人们在共同的目标或理念中相互支持时，面对生活的压力和困境，他们更容易携手共渡难关。共同的价值观能够成为团结的纽带，使人际关系更具弹性和抗压性。

（4）有助于建立共同的愿景和目标：当个体拥有相似的价值观时，他们更容易在生活和未来方向上达成一致。这种一致性有助于形成共同的愿景，推动关系向着共同的目标发展，增强了关系的可持续性和稳定性。

（5）为人际关系的积极发展提供了动力：在追求共同目标时，人们不仅能够激发内在的动力，还能够互相鼓励和激励。这种积极的合作精神有助于关系的不断进步和升华。

（6）加深了关系的意义和深度：当人们发现在兴趣和价值观上存在共鸣时，关系不再局限于表面，而是涉及更深层次的认同和理解。这种深度使关系更为丰富、有趣，也更具有持久性。

4. 尊重和理解 尊重他人的独特性、理解他人的观点和感受是维持良好人际关系的重要因素。尊重和理解是构建健康人际关系的重要元素，它们相辅相成，共同为关系的发展提供了坚实的基础，是构建健康人际关系的关键因素。它们也为关系的稳定、积极和充实提供了坚实的支持。培养尊重和理解的意识，对于建立富有人情味、和谐的人际关系至关重要。

（1）尊重是建立良好人际关系的关键：尊重意味着对他人的价值和尊严给予充分的认可，不轻视、不歧视。当人们感受到被尊重时，他们更愿意敞开心扉，建立真实而稳固的连接。尊重建立了一种平等的沟通氛围，使人际关系更为和谐。

（2）尊重有助于降低冲突和矛盾：在尊重的氛围中，人们更容易沟通，理解彼此的观点，避免了因误解而引发的冲突。尊重使交流更为畅通，减少了争执的可能性，促进了关系的积极发展。

（3）尊重提升了个体的自尊心和自信心：在得到他人的尊重时，个体更有动力去发展自己的优势和潜力。这种正向的循环使个体更有信心去参与人际互动，促使关系向着积极的方向发展。

（4）理解是尊重的延伸，它加深了人际关系的深度：理解意味着更深层次地关注他人的情感和需求，关心对方的内心体验。当人们感受到被理解时，他们更愿意分享自己的想法和感受，从而建立更加亲密和深刻的连接。

（5）理解有助于建立共情和共鸣：透过理解他人，人们能够更好地感同身受，表达对对方的关切和支持。共情使关系更为温暖和亲密，促使关系充满理解和互助。

（6）理解是解决冲突的有效工具：当人们能够理解对方的立场和观点时，冲突的解决更容易达成。理解使双方在处理分歧和矛盾时，更愿意通过协商和妥协寻找共同的解决方案。

（7）尊重和理解为建设性的反馈提供了土壤：在充满尊重和理解的环境中，人们更愿意给予积极的反馈，鼓励对方发展和成长。这种积极的反馈激发了关系的积极性，为个体的进步创造了更有利的条件。

5. 情绪管理 良好的人际关系需要双方都具备情绪管理的能力，理解和控制自己的情绪，同时，理解并适当回应他人的情绪，有助于关系的稳固。情绪管理在人际关系中扮演着至关重要的角色，它直接影响着个体与他人之间的交往质量及关系的稳定性。此外，它也影响了个体在关系中的表现和态度，以及关系的质量和稳定性。培养情绪管理的技能，对于建立健康、积极、稳定的人际关系具有深远的意义。

（1）情绪管理对于建立健康沟通至关重要：一个能够有效管理情绪的个体更容易在沟通中表达清晰、理性的观点，而不受情绪波动的干扰。情绪管理使人们更有能力倾听他人，理解对方的立场，从而促进更加有效和平衡的沟通。

（2）情绪管理有助于减少冲突和矛盾：在人际关系中难免会遇到分歧和意见不合的情况，而一个能够妥善处理情绪的个体更能以冷静理性的态度面对冲突。通过情绪管理，人们能够更好地掌握自己的情绪，减少过度激动和攻击性，从而降低冲突的激烈程度，有利于关系的和谐发展。

（3）情绪管理促进了情感智慧的提升：一个懂得管理情绪的个体可能会更容易理解自己和他人的情感，更加敏感于情境中的微妙变化。通过了解情感，人们更有可能产生同理心，建立更为亲密和深刻的人际关系。

（4）情绪管理有助于创造积极的情感氛围：在人际交往中，一个情绪稳定的个体更容易传递积极的情感，促使关系中的正面互动。积极的情感氛围使人际关系更加愉悦和有益于个体的身心健康，提升了关系的质量。

（5）情绪管理对于建立信任关系至关重要：一个能够控制情绪的个体更容易赢得他人的信任。情绪的稳定性和可预测性使他人更加愿意与之合作和分享，从而建立起稳固的信任基础。信任是人际关系的核心，它决定了关系的持久性和深度。

（6）情绪管理对于个体的自我调适和应对压力有积极影响：一个善于处理负面情绪的个体更能够有效面对生活中的挑战和压力，而不易陷入情绪波动。这种情绪的稳定性使人际关系中的负面影响得到减轻，并保持了关系的稳定性。

6. 解决冲突的能力　冲突在人际关系中难以避免，但重要的是学会有效地解决冲突，以促进关系的健康发展。解决冲突的能力在人际关系中发挥着至关重要的作用，它直接影响着关系的稳定性、和谐度及双方的满意度，解决冲突的能力不仅有助于关系的稳定、和谐，还促进了更为深刻的沟通、更高水平的合作和信任关系的建立。培养和提升解决冲突的能力，对于建立健康、积极的人际关系至关重要。

（1）有助于维护人际关系的稳定性：在任何关系中，冲突都是难以避免的现象，但如何处理冲突直接决定了关系的发展方向。一个具备解决冲突技能的个体能够通过有效的沟通和协商找到双方都能接受的解决方案，从而防止冲突升级，保持关系的平稳发展。

（2）促进了更深层次的沟通：在解决冲突的过程中，双方需要坦诚地表达自己的需求、担忧和期望。这种开放性的沟通使人际关系更为透明，有助于增进对彼此的理解，从而加深关系的深度和亲密度。

（3）培养了合作和协同的精神：在解决冲突的过程中，个体需要学会考虑对方的观点和感受，寻求共同的利益点。这种合作意识不仅有助于解决当前的冲突，还培养了在未来合作中更为默契的关系，提高了协同工作的效率。

（4）提升了个体的自我认知和情商水平：在冲突处理中，个体需要深入了解自己的情感和需求，同时理解对方的立场。这种情商的提升使个体更为敏感于情境的变化，更加灵活地调整自己的态度和行为，有助于更好地适应复杂的人际关系环境。

（5）有助于建立信任关系：通过妥善处理冲突，个体能够展现出对关系的责任感和承诺度。这种解决问题的能力和愿意为关系付出努力的态度使他人更加愿意信任和依赖，为关系的稳定奠定了可靠的基础。

（6）培养了个体的领导力和团队协作精神：在团队中，解决冲突的能力使个体能够更好地引导团队成员，促进协同工作。领导者在冲突解决中的表现直接关系到团队的凝聚力和工作效率，影响着整个团队的发展方向。

7. 社交能力 社交能力在人际关系中发挥着至关重要的作用，它直接影响着个体与他人之间的交往质量及关系的发展。它不仅影响着关系的初步建立，还决定了关系的深度、稳定性和丰富度。培养和提升社交能力，对于建立健康、积极的人际关系至关重要。

（1）有助于建立积极的第一印象：在初次接触中，一个具备良好社交能力的个体能够通过自信、友善和适当的沟通技巧留下良好的印象。积极的第一印象为建立起后续关系奠定了良好的基础。

（2）促进了有效的沟通：一个善于社交的个体能够表达清晰、得体的观点，同时也善于倾听他人，关注对方的需求和情感。通过有效沟通，人际关系更容易建立和发展，避免了误解和沟通障碍的产生。

（3）提高了人际关系的广度：一个擅长社交的个体能够主动参与各种社交活动，扩大社交圈子，与更多的人建立联系。这种广泛而深刻的社交体验使得人际关系更为丰富多彩，促进了关系的亲密和稳定发展。

（4）有助于建立良好的合作关系：在团队或合作环境中，社交能力强的个体更容易与他人建立合作关系，形成默契和协作。这种合作精神有助于提高工作效率，创造更为良好的工作氛围。

（5）培养了人际关系中的共情和同理心：善于社交的个体更容易理解和共情他人的感受，表达出对他人的关切和支持。共情和同理心构建了更为亲近和理解的人际关系，为关系的深入发展提供了有力的支持。

（6）对于解决冲突有积极影响：一个善于社交的个体更能够通过沟通和调解化解潜在的冲突，保持关系和谐。社交能力在冲突处理中扮演了缓冲和调解的角色，使得关系更为健康。

（7）提高了人际关系中的自信心：一个能够自如地处理社交场合的个体更容易获得他人的认可和尊重，从而提高了自身的自信心。自信的个体更愿意展示真实的自我，使得人际关系更为真实和坦诚。

四、人际关系基本规范

规范指的是标准的方式和方法，是经过共同约定或正式规定的准则。这包括道德规范、技术规范、语言规范等各种形式。人际规范则涉及人际互动中遵循的行为和道德标准，也可以称为行为准则。这些准则受到社会舆论、信仰、传统风俗、道德观念和文化教育等多方面的制约。在阶级社会中，人际规范往往带有阶级烙印，而不同社会制度下的人际规范内容也会有所不同。在社会主义社会中，人际规范建立在以生产资料公有制为主的基础上，人与人之间的互动被视为平等而相互协作的关系，他人对社会的贡献成为人际交往的准则。

护士的人际规范则是指护士在人际交往中应遵循的行为准则。在中国，这些规范应符合社会主义的人际规范。遵循这些准则有助于调和彼此之间的关系，解决在相互交往中可能出现的各种问题。因此，研究护士的人际规范成为护理人际关系学的重要问题。在社会主义的当前阶段，护士在人际交往中需要特别关注以下方面。

1. 同情体贴，充满热情且富有责任感 彰显了社会主义的人道主义原则，体现了护士全心全意为人民服务的精神。在社会主义社会中，人与人之间在政治社会地位上保持着平等

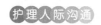

的关系。这一平等关系在医疗护理工作中得到体现，正如白求恩所言，伤病员对护士来说不仅是病患，更是同志，比亲人更为亲近。为了患者的健康，护理人员必须对患者怀有深切的同情之心。这种同情并非简单的怜悯或仁慈，而是护士履行的义务和职责。

2. **尊重个体尊严，平等对待他人**　在护理人员与服务对象进行人际互动时，必须保持对对方人格的尊重。无论对方职务高低、年龄大小、病情轻重、容貌美丑、关系亲疏或经济贫富等情况如何，都应以一种平等的态度对待。切忌根据外貌或社会地位来评判个体，不论对哪一位患者，都应给予同等的关怀，避免使某些患者受到特殊关注而对其他患者冷漠。

3. **以文明礼貌的态度对待他人，给予人美好的体验**　在交往中保持诚实谦让的态度有助于增进人与人之间的信任和友爱，形成团结的局面。护理人员应该在面对荣誉时保持谦逊，不沾沾自喜；对于他人的批评，应该能够虚心接受，表现宽容和合作精神。在与患者相处时，不因个人情绪而发泄，要擅长掌控自己的情感，既不流露出过分的忧色，也不表现过度的欣喜。在与同事和患者互动时，始终保持诚实谦逊，以礼貌热情的态度，展现端庄的行为和文明的语言。

4. **怀着真诚的服务心态，绝不谋取私利**　要全身心为人民服务，对于本职工作要忠实履行。在医疗护理实践中，以患者的利益为出发点，是护理工作的根本原则。当个人利益与患者利益发生冲突时，务必以患者的利益为首要考虑，甚至在必要的情况下牺牲个人的私人利益。要树立"辛苦我一个，幸福千万人"的高尚风范。

5. **坚持实事求是**　护理学作为一门科学性和应用性很强的学科，护士在工作中的实事求是不仅关系到护理科学的不断发展，还直接关系到患者的生死安危，同时对护患人际关系也有着直接的影响。因此，在护理工作中，对每一项检查和操作都必须以庄重认真的态度对待，做到一丝不苟。在任何情况下都不能虚构事实，必须坚守实事求是的原则。对于护理工作中可能发生的失误或差错，更不能隐瞒或推卸责任，而是要实事求是地进行报告，及时纠正错误，并勇于总结经验教训，树立严谨的科学态度和审慎的工作作风。

第二节　人际交往的社会心理学基础

一、人际认知的心理效应

（一）人际认知

认知是指人类进行认识和了解活动的过程，个体之间通过相互认知来实现情感互动。而人际认知则是指个体对他人的心理状态、动机或意向进行推测与判断的过程。人际认知的范围涵盖了对他人仪态表情、心理状态、思想性格、人际关系等方面的认知。

（二）认知效应

现代人际关系心理学指出，人际交往是指个体之间进行信息沟通、思想感情交流和行为互动的复杂过程，其中存在着多种因素，对人际关系的发展方向产生一定影响，可能呈现积极的融合或消极的抗拒。心理学家将在人际认知方面表现出一定规律性互动的心理效应称为人际认知心理效应。

社会心理学的研究表明，交际的内容和效果都受到相互知觉情境的影响和制约。知觉情境发生不同变化时，社会知觉也会按照一定的社会心理规律产生不同的心理效应。反之，这些不同的心理效应也直接影响和制约社会知觉的内容和效果。交际心理的复杂性导致了各种各样的心理效应，这些效应无疑是影响人际认知和制约人际关系良性发展的重要因素。这些心理效应具有积极和消极两个方面的意义，适当地应用这些心理效应可以更好地进行人际交往。

1. 首因效应　又称为原初效应或第一印象效应，是指个体对某一信息、人物或事物的初次接触所形成的印象对其后的认知和评价产生持久影响的现象。这种效应表现为初次获得的信息或印象在个体的认知中具有更大的权重，影响了后续的思考、判断和决策过程。首因效应通常在心理学、社会学等领域被广泛讨论，它强调了初次印象的重要性，因为第一次接触往往会给人留下深刻的印记，对之后的认知和行为产生深远的影响。首因效应的产生与人类认知心理和信息处理的特点有关。

在面对新信息时，人们往往会根据第一印象迅速形成判断，而这种判断在认知过程中可能产生认知偏差，使得初次接触的信息更为显著、重要。求职面试是一个常见的首因效应的例子，面试者在初始几分钟内的表现可能会对面试官产生深远影响。如果面试者在一开始展现出自信、专业和友好的形象，即便在后续的面试过程中出现了一些稍许不足，面试官可能也倾向于给予积极评价；如果一款新产品在初始阶段成功地营造了高品质、创新和受欢迎的形象，那么即使在后续市场竞争中出现竞品，消费者仍然可能更倾向于选择首次印象良好的产品；在社交场合，初次见面的印象往往影响着人际关系的发展，如果某人在初次见面时展现出友好、真诚和亲切的特质，那么对方可能更愿意与之建立深厚的友谊；在学术领域，学术论文或研究项目的初次呈现也可能受到首因效应的影响，初次展示的质量和深度可能影响同行评审的印象，对于学术声誉的形成产生重要作用。

2. 近因效应　是指个体在进行判断、评估或决策时，更倾向依赖于最近获得的信息、经验或事件，而对先前的信息和经验产生较小的影响。这一效应表现为个体对近期接触到的信息更为敏感，更容易受到近期经历的影响，而相对忽视了先前的经验和信息。

近因效应是与首因效应相对应的一个概念。首因效应强调初次获得的信息对认知和评价的持久影响，而近因效应则强调最近获取的信息对决策的影响更为显著。这两种效应共同影响了个体的认知和决策过程。近因效应的产生主要与短期记忆的特点、认知经济学及情感因素有关。短期记忆有限，个体更容易记住和关注最近接触到的信息，同时，近期的经历和事件往往对情感产生更强烈的影响，因此在决策时更容易被这些近期情感所左右。尽管近因效应并不像首因效应那样普遍和显著，但其通常在形成印象的过程中产生，不断涌现引人注目的新信息，或者是原有印象随着时间推移而逐渐淡忘。心理学家发现，当人们在回忆旧信息方面遇到困难，对一个人的判断依赖于当前情境时，他们倾向于以新信息为主要依据，从而出现近因效应。

一般来说，当两种信息连续呈现时，首因效应较为显著；而当两种信息断续出现时，近因效应更为突出。在与陌生人交往时，首因效应发挥较大作用；而在与熟人交往时，近因效应更具影响力。此外，个体的个性特征也会影响近因效应的产生。例如，心理上开放、灵活的个体更容易产生更多的近因效应；相反，如果一个人倾向于保持高度一致和稳定，缺乏适应性和变通能力，那么他的自我一致和自我肯定的倾向可能使首因效应占据主导地位。

3. 晕轮效应　是指在人际交往中，当一个人对某个人格特征形成印象后，就倾向于将这一印象推广至对方其他方面，导致对方被高估或低估的现象。晕轮效应可分为正向和负向两种情况。正向晕轮效应表示将对方的积极印象扩大应用，高估对方；而负向晕轮效应则表示将对方的消极印象推广应用，低估对方。这种效应又被称为"光环效应"，是因为它类似于月亮被云雾遮挡时外面出现的虚假光环现象，当人们透过云雾看月亮时，有时会看到一个光环，实际上这只是月亮的光在穿过云层中的冰晶时发生折射的光影，而并非真实存在的物质光环。晕轮效应形成的印象也是一种幻化的整体印象，尽管这种印象可能是基于真实感知的，就像对月亮的感知一样真实，但整体印象却与月亮外部的虚幻光环一样不真实。

晕轮效应与首因效应同样广泛存在。进入礼品店时，人们通常会选择那些包装精美、价格较高的物品，因为这能引发晕轮效应，使人们认为包装精美的物品质量较好，与较高价格相一致；而面对简陋的工棚和基本的工具，人们则难以相信所生产的产品会有高质量。

社会心理学家 Dion 等人在 1972 年进行了一项实验，通过科学数据有力证明了晕轮效应的存在。他们向被试者展示了外貌漂亮、一般和丑陋的人的照片，然后要求被试者对这些人在几个与外貌无关的特征上进行评价（包括个性的社会认可度、职业地位、成为合格父母的能力、总体幸福程度、职业满意度、结婚可能性等）。结果显示，外貌漂亮的人在几乎所有特征上都得到了最高评价，而外貌丑陋的人则得分最低。

"疑人偷斧"等常见说法也是晕轮效应的典型例子。因此，晕轮效应不仅与首因效应一样普遍存在，而且同样带有强烈的主观色彩。

在分析晕轮效应时，社会心理学家发现人们倾向于根据自己的观念而非科学依据，从一个人的某一品质推断出他可能具备其他品质，这是一种普遍的倾向。例如，如果知道某人很聪明，许多人可能会想象这个人还具有魅力、灵活、有活力、认真和可靠等品质；反之，如果某人表现轻率，多数人可能会认为这个人也善夸口、虚伪、不受欢迎等。这种从已知特征推知其他特征的普遍现象被心理学家称为概化晕轮效应。一个富有象征意义的故事是：某厂有两名同名同姓的职工李某刚，一个是轧钢工，一个是热处理工。公安机关打电话告诉厂长说李某刚见义勇为，受伤住院，但厂长因为对轧钢车间的李某刚印象较好，就误以为是他了。

虽然晕轮效应导致人们对他人形成的印象与事实相去甚远，但通过这种方式建立对他人的印象是最迅速、最经济的途径，帮助人们快速适应多变的外部世界，使其更具结构和可预测性。晕轮效应和首因效应的主要区别在于：首因效应涉及时间因素，前面的印象深刻时，后面的印象常常成为其补充；而晕轮效应涉及内容，因为对对象的某些特征印象深刻，这些印象泛化为整体印象。因此，这两种心理定势在表现形式上不同，但本质上都是以主观代替客观。首因效应可能导致人们产生认知偏见和情感上的偏心，从而引发晕轮效应。然而，晕轮效应不一定以首因效应为前提，有时甚至是首因效应的"前效应"。例如，在看到简陋的诊室和简单的医疗器械时，人们可能立即产生"这个卫生所不行"的首因效应，而这也可能引发晕轮效应。因此，晕轮效应比首因效应更深层次，更难以纠正和克服。这提醒我们要注意对他人观察的客观性和全面性，避免偏听偏信和以貌取人。

4. 社会刻板效应　又被称为社会刻板印象，指的是某一社会文化环境对特定社会群体普遍形成的共同、固定、笼统而概括的观念。其本质特点在于"刻板"，作为一种心理现象，社会刻板效应并非个体现象，而是群体现象，反映了群体的共识。通常，这种固定印象并非基于直接经验或可靠事实材料，而是建立在习惯性思维的基础上，导致对他人认知的偏差。

对于人的自然特征，我们构建的系统观念首先与性别、年龄、职业、地位、学历、种族等因素联系在一起。同处于相同社会群体或文化背景的人往往展现出心理和行为方面的相似性，而在思想、观念、态度和行为等方面，具有相似职业、年龄、性别、党派等特征的人也较为接近。例如，在人们的观念中，知识分子常被认为充满书卷气，工人则被看作粗犷豪放，会计师被视为精打细算，而教授往往被想象成白发苍苍。这种概括性的观念在人们脑海中形成固定印象，可能导致对他人认知的偏见，婚姻问题是一个典型的例子，社会常常对婚姻提出门当户对的要求，认为门户不相当的家庭属于不同的类别，这些观念是社会刻板效应的产物。社会刻板效应还体现为对某一类事物的固定看法，比如人们通常认为广告是在产品销售困难时的推销手段，"酒好不怕巷子深"；考试被视为衡量记忆和分析能力的工具。在中国，狐狸常被视为"狡猾"的代名词，狼则是"残忍"的象征，因此近年来美化狼的儿童文学作品引起了公众的抗议。有研究结果显示，人们的刻板印象主要是通过两种途径形成的：一是直接与某些人或某个群体接触，然后将一些特点固定化；二是根据间接资料，如他人介绍、传媒描述等形成对某个群体的概括性印象。在实际生活中，大多数刻板印象来自第二种途径。

社会刻板效应具有一定的合理性。首先，它不是对某个人或事物的印象，而是对某一类人或事物的印象。不同类别的事物或人物总有各自的特点和共性，认识这些特点和共性有助于区分其他类别。其次，社会刻板效应并非个人观点，而是社会一部分成员的共识。尽管这种共识可能是错误的，但相对于个人意见而言，其正确性更大。最后，社会刻板效应通常有一些根据，这些根据可能是亲身经验，也可能来自传媒传播，尽管其中可能存在虚假因素，虚假因素之所以成为根据并被接受，有其原因需要反思。当然，社会刻板效应源于固定而笼统的观念，印象呆板且缺乏变通，将其作为评价同类个体的依据具有明显的局限性。一旦形成，这种印象具有高度的稳定性，往往导致人们的认知僵化和停滞，阻碍对新事物的接受。对于这一点，心理学家大多持否定态度，甚至有的将其与偏见等同起来。对待社会刻板效应的正确态度应该是既承认其合理性，又重视其局限性，这样才能自觉地将其作为正确认识他人、事物和辨别事物的手段和工具，而不是一种阻碍。

5. 移情效应 是指将对特定对象的情感迁移到与该对象相关的人或事物上的现象。典型的例子包括"爱屋及乌"和"厌恶和尚，恨及袈裟"。

移情效应最初体现为"人情效应"，即将对人的情感转移到相关事物上的效应。喜欢社交的人可能会说"朋友的朋友也是我的朋友"，这就是将对朋友的情感迁移到相关的人身上；表现出侠义精神的人可能表示"为朋友两肋插刀"，将对朋友的情感迁移到相关的事情上；人们收藏去世亲友的遗物，正是将对逝者的情感迁移到相关的物品上。不仅爱的情感会产生移情效应，恨、嫉妒、嫌恶等情感也可能产生移情效应。古时皇帝可以因一个人犯罪而波及其九族，表现出广泛的恨；明星为产品做广告也是移情效应的典型例子。例如，偶像视剧中主演喜欢喝某种品牌的牛奶，引导观众也喜欢喝。广告词"某明星喜欢用某款香皂，那么您呢"，明确告诉人们将对偶像明星的喜爱迁移到某款香皂上。这些广告播出后也的确促进了相关商品的销售。这种现象有人称为"名人效应"，实际上也是一种移情效应，试图将对名人的情感转移到物品身上。

移情效应还体现为"物情效应"和"事情效应"。在中国历史上，通过共同爱好酒或文学建立友谊的例子屡见不鲜，如"以酒会友"和"以文会友"。有些人从未与某人共事，也未得罪过对方，但对方却在背后说其坏话，这种现象通常是因为说别人坏话的人不自觉地将自己厌恶的情感迁移到了某个具体的人身上。

移情效应作为一种心理现象，不能以道德的标准对其进行是与非评价。然而，移情效应有时也涉及道德领域。在中国社会，"投其所好"通常被视为迎合别人喜好的行为。然而，从心理学的角度来看，这种行为基于移情效应的心理规律，投其所好的目的和效应并非关乎中介的物和事，而是在"受"者心中引发或加深对"投"者的好感，通过投其所好，让对方喜欢自己、信任自己并愿意提供帮助。因此，即使送礼或"拍马屁"可能违法或不符合道德规范，只要在一定的时间和空间内有效，总有人会乐此不疲。每个人对于何谓"投其所好"的理解各有不同，但自觉或不自觉地发生移情效应及利用移情效应的行为却是普遍存在的。

6. 经验效应　是指个体在交际中运用以往积累的经验进行认知、判断、决策和行动的心理过程。这种经验既是一种财富，又可能成为一种包袱。随着经验的积累，个体变得更加老练，在人际交往、处世接物方面更加得心应手。然而，经验也存在一定的局限性，如果过于固守以前的经验，不考虑时间和地点的变化，有时可能会出现不适当的行为。特别是在现代社会中，科技的飞速发展导致思想观念的不断更新，仅仅依赖经验行事已经不再奏效。

在人际交往中，经验效应最常见的表现之一是怀疑。由于过去有过上当受骗的教训，个体在面对相似的对象或情境时可能会感到犹豫不决，担心再次受骗。有些人可能倾向于炫耀自己的经验，用"这样的人我见得多了"来展示自己的老练，而其他人则可能用"没有经验"来解释或安慰自己和他人的轻率行为。这种经验效应既是一种心理防御机制，又可能影响人们在新情境中的灵活性。

7. 投射效应　在形成对他人的印象时，人们往往表现出一种强烈的倾向，即假设对方与自己有相似之处，通常被俗称为"以己之心，度人之腹"或"推己及人"。心理学中将这种现象称为投射效应，而投射效应可分为两种类型：一方面，个体可能将自己并不自觉具有的特性赋予他人，例如富有攻击性的人可能会假设别人也同样好斗，而性格善良的人则难以相信他人可能对他们怀有敌意，而怀疑心重的人则往往会认为他人也不怀好意；另一方面，个体可能会意识到自己具有某些不如意的特征，然后将这些特征投射到他人身上。

8. 仁慈效应　又称为宽大效应，是指在对他人的特性进行评价时，积极的评价往往比负面评价更为普遍。多项实验证明，不论评价对象是否为熟悉的人，在被试者对他们的评价中，积极的评价总是占据主导地位。一些社会心理学家认为，这可能是因为每个人都渴望得到他人的认可和接受，因此经常会设身处地地考虑他人的意愿，从而放宽对他人的评判标准。有趣的是，这种趋势主要体现在对人的评价上，而在对物品的判断中并不明显。1983年，心理学家希尔进行的一项研究发现，大学生对学校里97%的教授都给予"好的"评价（高于"普通"水平），而对课程内容的评价则显著降低。

9. 先礼效应　是指在人际交往的过程中，当向对方提出批评意见或某种要求时，采取起始用礼貌的语言和行为的策略，以便对方更容易接受，并从而达到自身的目的。先礼的做法是一种帮助对方建立人际认知的过程，因为这种表现善意和诚恳的方式使对方更容易接受批评、意见或要求。例如，交警在执勤中纠正违反交通规则的车辆或行人时，通常采用先敬礼、后说话的方式。这种做法的特点是先从感情上接近对方，消除其对立情绪，使得对方更容易接受批评。这种做法不仅在处理问题时是必要的，而且有助于建立良好的警民关系。广义来说，这种"先礼后言"的心理效应适用于各种人际交往、处理矛盾、解决纠纷的场合，包括护理工作。即使在患者犯错的情况下，也要在尊重对方的前提下，帮助其认识错误，使其能够心悦诚服并自觉改正。

10. 预言自动实现效应 教育心理学家罗森塔尔（Rosenthal）于 1968 年进行了一项著名的实验，揭示了教师与学生之间存在特殊的"预言自动实现效应"。在智力检查中，他随机选择了两组智力相同的学生，并将其中一组的名单告诉这些学生的老师，声称智力测验结果显示他们在"学业上将取得显著进展"，是"未来的佼佼者"。经过 8 个月的时间，罗森塔尔再次对这两组学生进行测验，结果显示，那些被教师认为是"未来的佼佼者"的学生，智力提高的幅度明显高于对照组。老师的期望成为现实，实现了预言自动实现。这就是人们所称的罗森塔尔效应或皮格马利翁效应。

罗森塔尔效应得名于教育心理学家罗森塔尔，而被称为皮格马利翁效应则与古希腊神话中皮格马利翁的故事有关。传说中皮格马利翁是古塞浦路斯的国王，他是一位擅长雕塑的艺术家。有一次，他用象牙雕刻了一尊惟妙惟肖的女孩雕像，以至于他自己爱上了这尊雕像。他真挚而热切的爱情感动了爱神阿芙罗狄蒂，爱神为雕像赋予了生命，最终使皮格马利翁与雕像女孩结为夫妻。罗森塔尔的实验揭示的现象与皮格马利翁神话中期望变成现实的机制相似，因此将这一效应又称为皮格马利翁效应。在这项实验中，原本智力相同的两组学生出现了智力差异，这是由于实验处理方式使得教师对两组学生产生了不同的期望，并以不同的沟通方式对待这两组学生。对于那些被认为是"未来的佼佼者"的学生，教师倾向于给予更多的肯定，而对于另一组学生，则可能被忽视。

预言自动实现效应实际上体现了心理暗示的力量，遵循了"憧憬—期待—行动—感应—接受—外化"的机制。即期待者对期待对象产生美好的憧憬和具体的期待结果，通过具体的努力实践（如积极评价、肯定、表扬、帮助、指导等），使被期待者感受到期待者对自己的特殊关怀和鼓励，从而内心接受期待者的爱心和帮助，激发内在潜能，达到期待者所期望的结果。这一效应提醒我们，向他人传递积极的期望将促使他们更快地进步和更好地发展，而传递消极的期望则可能导致对方自暴自弃，放弃努力。

（三）认知效应对护士的启示

1. 注重一贯表现 为了实现对一个人准确、客观的评价，需要在动态和发展中全面观察和认识他。在特定环境下，个体可能因为某些原因或动机而展现出与平时截然不同的态度和行为，这可能导致他人对其人际认知产生偏差。因此，不能将第一印象作为判断的唯一标准，而是应该重视对此人长期表现的观察。评价一个人不仅要关注其过去的表现，还要关注其当前的表现；不仅要注重一贯的表现，还要关注最近的变化和进步。

2. 避免以貌取人 在人际交往中，首因效应虽然具有一定重要性，但并不必然完全准确。为了防止被外表所迷惑，以及修正首因效应所导致的人际认知偏差，需要在长期的交往中持续进行深入观察。

3. 注意个体差异 尽管某一类人或群体可能共享某些固有的、相似的特征，但人与人之间的差异是客观存在且普遍的。不能简单地通过概念来度量个体，因为每个人都是独特的。在人际交往的过程中，若忽视个体差异，必然导致人际认知产生偏差，给人际交往带来障碍。

4. 避免盲目听信 "窥一斑而知全豹"并非适用于所有情境，个别和局部并不能充分反映整体。在人际交往的过程中，不仅需要注意到一个人的优点，同时也不能忽略其缺点。明智之人善于洞察他人，而自知之者则通透明晰。是否能够跨越对他人认知的心理误区，准确地把握人际知觉，直接影响着人际交往的顺利进行。因此，护理人员一方面应致力于避免这些心理效应阻碍其对交往对象的正确客观认知；另一方面，也应充分发挥这些心理效应的积极作用，促进建立良好的人际关系。

 知识拓展

　　习近平总书记在党的二十大报告中明确提出推进"健康中国建设"战略，把保障人民健康放在优先发展的战略位置，完善人民健康促进政策。这为护理人际关系注入更多关爱和关注提供了引导：在护理工作中，我们可将党的健康战略融入实际行动。通过关怀和支持他人，传递健康正能量，构建健康社会。人际交往中，借鉴健康中国理念，细致关怀彰显尊重和关爱，同时推动健康政策，分享信息、鼓励健康生活方式，提升健康水平。建立和谐人际关系需理解尊重个体差异，同样，健康中国建设需关注不同需求。在护理工作，关注特殊需求，因材施教，构建和谐稳定关系。

　　通过将党的战略与护理人际关系融合，践行健康中国建设，构建充满关爱的社会。这既是对党报告的践行，也是对人际关系中深厚情感的表达。

二、人际吸引的规律

　　人际吸引又被称为"人际魅力"，指的是在社会交往中个体或群体之间相互接纳和喜欢的现象，通常体现为心理距离的减小。西方社会心理学将人际吸引力视为人际关系中的核心问题，因为人们的社会行为往往涉及以喜爱或不喜爱为评论标准的吸引力问题。人际吸引是在一定条件下由一定因素作用形成的现象。如何能够被人接纳和喜爱，是一个古老而富有生命力的问题。著名的人际关系实践学者戴尔·卡耐基于 1937 年出版了一本讨论人际关系技巧的著作《如何赢得朋友及影响别人》。这部著作至今畅销不衰，被翻译成至少 35 种文字，成为人类历史上畅销书榜单的佼佼者。这一事实本身就表明，渴望为人们所接纳和喜爱的需求在人类社会生活中是多么普遍而强烈。

　　在人际交往的过程中，不同的需求、不同的个性、不同的反应方式的个体是如何相互选择、相互吸引的呢？深入了解这个问题并根据其基本规律来认识、预测、引导和控制行为，对于护理工作者提高自身的人际吸引力和交往能力具有极大的益处。根据心理学家的大量研究和人际交往实验的结果，可以将人际吸引的主要规律总结如下。

（一）熟悉吸引

　　熟悉吸引效应是指人们更倾向于对熟悉的事物或人产生好感和吸引。这是一种心理学现象，即我们对于熟悉的事物或人有更积极的评价，更愿意与之亲近。这可以解释为人们更容易与熟悉的人建立亲密关系，因为熟悉度带来的舒适感和信任感会增强人际关系的吸引力。举例来说，一个人可能更容易被自己熟悉的同事所吸引，因为他们已经了解对方的性格、习惯和行为方式。同样，在友谊和爱情关系中，熟悉吸引效应也会起到作用，使得人们更倾向于与熟悉的朋友或伴侣建立更紧密的联系。

（二）相近吸引

研究指出，在空间距离上的邻近有助于增加人们进行交往互动的机会，如相互照顾、互相帮助、互相沟通信息等。这一现象一方面促进了感情的交流与联系，另一方面也提高了人们相互之间的熟悉程度。在现实生活中，我们经常发现，同一班级的同学、同一寝室的室友、同一科室的同事更容易成为好朋友。这是因为空间距离的接近使得他们有更多的机会进行交往，增强了吸引力。通过频繁的接触和相互了解，双方可以更好地预测对方在不同情况下的情绪反应，猜测对方可能采取的行为方式。在了解彼此的基础上，可以有效避免对双方情感的伤害，从而维护和发展朋友间的友谊。正如俗话所说"远亲不如近邻""近水楼台先得月，向阳花木早逢春"，这些都强调了时空上的邻近对于友谊形成的重要性。

（三）相似吸引

相似吸引指的是人们更容易被那些在外貌、兴趣、价值观等方面与自己相似的人吸引的现象。这一概念反映了相似性在人际关系中的影响，人们通常更倾向于与那些和自己相似的人建立联系。人们相互吸引的根本原因之一在于彼此间存在着某些相似或一致的特征。这种特征相似性有助于在目标追求、处世态度、行为动机、个人爱好等方面保持一致，从而缩短心理距离。共同的学历、经历、职业、专业，以及相似的社会地位、经济条件，相似的身体特征等，都可能成为相互吸引的条件和原因。俗语中"同病相怜""惺惺相惜"等表达了当人们见到具有相同特征的对象时所产生的强烈人际吸引。

各种情境下的相似性都可能引起不同程度的人际吸引。无论是共同的社会特征，如态度、信仰、价值观、兴趣、年龄、学历、经历、行业、民族、国籍、出生地、居住地、文化等，还是共同的身体特征，如身高、体重、残疾等，在一定条件下都能在不同程度上增加人际吸引，促使人们建立思想上的相互理解和行为上的相互支持关系。

研究表明，在所有特征中，共同的态度和观点具有特殊意义。心理学家朗达·拜恩（Rhonda Byrne）在1961年的研究中发现，当人们对他人一无所知时，观点是否一致在很大程度上决定了人们对别人的喜爱程度。这种描述的相似性决定了被试者是否选择别人作为自己的合作伙伴。利昂·费斯廷格（Leon Festinger）的社会比较理论解释了这一现象，认为人们具有自我评价的倾向，而他人的认同对支持自我评价具有强大的依据和强化力量，从而产生强烈的吸引力。当人们发现彼此的观点相近时，会产生一种"我是正确的"奖励效果，增加彼此间的好感，而与自己意见相左的人则可能引起一种"可能是错的"惩罚效果，因而人们倾向于与意见相近的人建立更亲密的关系。相似吸引体现在以下几点。

1. 兴趣和爱好相似性　人们通常更容易与拥有相似兴趣和爱好的人建立联系。共同的兴趣可以成为交流和互动的基础。

2. 价值观相似性　具有相似价值观和信仰的人更容易形成紧密的关系。共享相似的核心价值观可以增强彼此之间的理解和认同。

3. 性格相似性　个体之间在性格上的相似性也是吸引的因素。相似的性格特点可能导致更顺畅的沟通和更好的相互理解。

4. 外貌相似性　外貌上的相似性也可能对吸引产生影响。有时人们会被那些外貌与自己相似的人所吸引。

5. **社会背景相似性** 具有相似社会背景的人可能更容易建立联系。共同的文化、教育经历等因素可以促进人际关系的形成。

（四）互补吸引

互补吸引指的是在人际关系中，个体之间的差异或互补性特征能够产生吸引的现象。需要是社会交往的推动力，当交往双方的需求与满足形成互补关系时，有助于培养友好关系。互补的范围包括能力特长、人格特征、需求利益、思想观点、工作作风等方面。我们常常可以观察到，活泼健谈者和沉默寡言者之间形成了亲密的友谊；独立性格的个体和顺从型性格的人和谐相处；脾气急躁的个体与耐心随和的人构成了被公认的幸福夫妻；主动支配型的男性与被动顺从型的女性可能形成"夫唱妇随"的和谐关系……这是因为彼此的个性和行为特征刚好满足了对方的需求。

表面上看，相似性和互补性似乎是矛盾的，但实际上它们有时是相辅相成的。例如，支配型的男性与依赖型的女性形成互补型婚姻时，可能在相似性吸引关系的基础上同时发挥作用。双方对婚姻和丈夫与妻子角色的理解可能相似或一致，都认同丈夫在婚姻中应扮演支配的角色，而妻子则应处于服从的地位。因此，在这种情况下，互补建立在态度与价值观一致的基础上，相似性和互补性得到了协同作用。

研究表明，互补因素在增进人际吸引方面往往在感情深厚的朋友，特别是异性朋友或夫妻之间更为显著。社会心理学家克尔克霍夫（Kerckhoff）等于1962年对已建立恋爱关系的大学生进行的研究发现，对于短期伴侣而言，相似的价值观通常是相互吸引的主要动力；而对于长期伴侣，互补因素成为更密切关系的主要推动力。其他研究指出，当双方的社会地位接近或相等，社会角色相似时，如一般的友谊关系，人际吸引水平的决定因素主要是相似性；而当互补牵涉人际吸引的关键因素或社会角色相互对应时，如领导与被领导的关系，互补因素就变得比相似性更为重要。

互补引起吸引的原因在于人们普遍追求自我完善，当个体无法满足自身需求时，便寻求他人的补偿，以达到个人需求的满足。相对于相似吸引，互补吸引强调个体之间的差异性，这些差异在互动中能够产生平衡和补充。互补吸引表现在以下几点。

1. **技能和能力互补** 个体之间在技能和能力上的差异可能导致互补吸引。一个人在某方面可能有优势，而另一个人在另一方面可能表现更出色，从而形成互相补充的关系。

2. **性格互补** 个体在性格上的差异可能会导致互补吸引。一个人可能更冷静理性，而另一个人可能情感更丰富，两者在一起形成平衡。

3. **角色互补** 在合作关系中，个体可能在担任不同角色时互相补充。一个人可能更擅长领导和决策，而另一个人擅长执行和细节工作。

4. **知识和经验互补** 在知识和经验方面的差异也可能导致互补吸引。一个人可能具有某个领域的专业知识，而另一个人可能在其他领域有更深入的了解。

5. **情感需求互补** 个体在情感需求上的差异也可能导致互补吸引。一个人可能更需要关心和支持，而另一个人更擅长提供这种情感支持。

（五）品质吸引

在人际关系中，个体通过积极的品质和性格特征吸引他人，如良好的道德品质、积极的态度、真诚待人等。品质吸引是建立健康、积极和持久人际关系的重要因素。

（六）能力吸引

在人际关系中，个体通过展现出一定的能力、技能或专业素养而吸引他人。这种吸引力主要源于个体在特定领域或任务上的卓越表现，使他人对其产生认可和敬佩。通常情况下，人们青睐具有能力、才干、水平或专长的个体，而对愚蠢无知的人持反感态度。这是因为每个人都怀有寻求补偿、追求自我完善的欲望。与聪明能干的人互动可能在某些问题上获得帮助，而且他们的言行得体，令人感到愉悦。因此，与之建立的关系往往是基于敬仰性吸引，例如球迷、歌迷、影迷对体育明星、歌手、演员的崇拜。然而，在一个群体中，最具有能力、最有创意的个体并不总是最受欢迎的。这是因为尽管人们喜欢在各方面超越自己的人，愿意与之交往，但当这些人过于出色时，可能给自己带来一定的心理压力，产生一种"己不如人"的不安情绪，导致敬而远之。显然，才华与受欢迎的程度在一定范围内呈正相关，一旦超过这个范围，才华所带来的压力就成为主要因素，使人们倾向于回避或拒绝。当人们发现那些才华出众的人也有和自己相同的缺点时，由于看到对方身上平凡的一面，就会产生彼此更亲近的感觉。

在1961年，美国总统肯尼迪试图在猪湾入侵古巴，结果计划遭到惨败。然而，令人费解的是，猪湾的失败并没有降低肯尼迪总统的个人声望，相反却大大提升了。心理学家猜测，这种情况之所以发生，可能是因为猪湾事件让人们相信，即使是那时被新闻媒体描绘得几乎完美无瑕的总统也难免犯错误，使总统形象更接近普通人，从而赢得了更多先前对他不喜爱的人的支持。

1978年，心理学家阿伦森（Aronson）等进行了一项实验证实了上述猜测的正确性。他们呈现了四种具备不同特征的人给被试者，包括才华出众但犯了错误的人，才华出众且未犯错误的人，才华平庸但犯了错误的人，才华平庸且未犯错误的人。然后让被试者评价哪一种人最具吸引力，哪一种人被喜欢程度最高。结果显示，才华出众但犯错误的人被认为最具吸引力，才华出众但没有错误的完美者排在第二位，才华平庸但犯了同样错误的人被认为最缺乏吸引力。这个实验提供了有力的证据，即微小的错误会使有才能的个体更具吸引力。这就是心理学家所谓的"犯错误效应"。

（七）相悦吸引

相悦吸引是指在人际关系中，个体之间因为彼此的相似性、共同兴趣或互相欣赏而产生的吸引现象。这种吸引主要建立在相互之间产生愉悦感、共鸣和情感连接的基础上。一般而言，人们偏好那些对自己有好感的人，这是相互吸引中表现出的平等规律。然而，对于不同的个体，由他人的好感所引发的回应并非完全一致。对于自尊心和自信心强的人来说，他人的好感或反感对其自我评价的影响较小，即"宠辱不惊"。相比之下，自信心较低、曾受挫折的个体对他人的好感与厌恶反应更为强烈而敏感。由于他们无法从自身获得尊重的满足，因此非常需要他人的尊重，同时也因此会对他人的好感或反感产生强烈的喜爱或厌恶。这表明在交往中，对那些经历过挫折、犯过错误的个体采取热情、信任和尊重的态度，会引发比一般人更强烈的情感共鸣和回报。

此外，心理学家还发现，相互吸引是根据得失原则发展变化的。得失原则是指人们更喜欢那些对自己的好感不断增加的人，而讨厌对自己的好感逐渐减少的人。换句话说，与那些一直对自己持肯定态度的人相比，人们更喜欢那些最初对自己持否定态度，后来转为肯定态度的人；与那些一直对自己持否定态度的人相比，人们更讨厌那些最初对自己持肯定态度，后来转为否定态度的人。前者的转变被称为"得"，后者的转变被称为"失"，这就是得失原则。这是因为渐进地喜欢一个人，往往使人感到成熟、可靠，而突然地喜欢一个人，则容易让人感到轻率、唐突。基于这一规律，在人际交往中，首先要注意对方的心理承受力，使关系建立在充分了解和认识的基础上；其次，一旦建立了良好关系，要用热情去滋润，用真诚去培育，用谅解去呵护；最后，要给人与人之间的关系留有渐进发展的空间。

（八）外表吸引

外表吸引是指在人际关系中，个体之间受到对方外貌、容貌等外在特征的吸引的现象。外表吸引往往是人们在初次相遇时产生的一种感觉，通常与外貌、仪容、身体姿态等相关。

（九）互惠吸引

互惠吸引是人际关系中的一种相互关系模式，其中个体之间通过互相提供帮助、支持、资源或回报而建立起吸引和信任。这种吸引基于互惠的原则，通过彼此之间的互动和合作来促进关系的发展。

三、人际交往影响因素

人际交往是指个体之间在社会环境中相互联系、交流和影响的过程。影响人际交往的因素是多方面的，涉及个体内在特征、外部环境和关系互动等多个方面。以下是一些常见的人际交往影响因素。

1. 社会因素　社会环境和文化背景对人际交往有重要影响。文化、价值观念、社会制度等因素会塑造个体的交往方式和行为准则。

2. 个体因素　个体的性格、情感状态、性别、年龄、教育水平等都是影响人际交往的因素。不同的个体具有不同的交往风格和需求。

3. 沟通能力　良好的沟通技巧和表达能力有助于建立积极的人际关系。有效的沟通包括倾听、表达清晰意思和理解他人的能力。

4. 自尊和自信　个体的自尊心和自信心水平影响着他们在人际关系中的表现。自尊和自信有助于建立积极的互动。

5. 情绪管理　情绪的表达和管理对人际关系至关重要。良好的情绪管理能力有助于减少冲突，促进积极的交往。

6. 互信和信任　是健康人际关系的基石。信任的建立需要时间和一系列的互动，而且容易受到双方的行为和言辞的影响。

7. 目标和期望　个体在人际交往中追求的目标和期望会影响他们的交往方式。共同的目标和期望有助于建立更加紧密的关系。

8. 环境因素　外部环境，如工作、社交场合、家庭等，对人际交往也有重要影响。不同环境下的交往方式和规则可能有所不同。

9. 经验和教育　个体的人际交往经验和接受的教育对其交往方式和人际技能的发展有深远的影响。

10. 社会支持　拥有良好的社会支持网络可以促进健康的人际交往。朋友、家人和同事的支持有助于个体更好地应对生活中的压力。

四、良好人际交往策略

（一）加强修养，拓展爱好

社交互动是双方相互影响的过程，当人们选择与他人建立联系时，同时也置身于别人的选择之中。因此，展现个人魅力、提升交往中的吸引力的关键在于加强个人修养并拓展广泛的爱好。拥有良好修养的人一般具备健康的心理素养，而健康的心理素养使我们能够在复杂的社交活动中更好地把握自己。人们常说，高尚的品德和远大的理想如同心灵的灯塔和动力，引领着心灵活动的方向；坚定的信念是判断是非的标准和积极行动的支柱，规范着个人行为。具备崇高理想和坚定信念的人，表现出自觉而有力的行为，个性稳定而持久，在社交互动中散发出强大的心理魅力。

兴趣爱好是人们参与实际活动的一种动力，当个体对某事感兴趣时，就会自发地了解相关知识。广泛的兴趣爱好有助于双方拓展共同的心理领域和话题；而缺乏兴趣爱好往往使人局限在狭窄的知识范围内，思维僵化、生活单调，不利于个性的完善，更不利于在人际交往中占据主动地位。

（二）注重印象的打造

初次接触他人时，我们需要特别关注首因效应和晕轮效应的存在，因此必须高度重视印象整饰的作用。印象整饰，也被称为印象管理（impression management），是有意识地掌控他人对自己形象产生印象的过程。通过有意识地修饰和主动适度地展现自己，人们可以在他人心目中塑造良好的第一印象。在印象整饰过程中，行为者选择适当的措辞、得体的表情和动作，以引起观察者对自己形成特定看法。美国社会学家戈夫曼认为，人们在生活舞台上表演的各种行为就像戏剧表演一样，分为前台和后台。前台是展现于观众（交往对象）面前的情境，而印象整饰则专指个人前台。一旦进入前台，我们应确保外表和行为与他人期望一致。为实现这一目标，处于前台的人必须通过理想化的形象、表达的控制，以及一定的社会距离等手段来赢得观众的信任和尊重。

印象整饰和印象形成之间存在明显的区别。印象形成是信息输入，是形成他人印象的过程；而印象整饰则是信息输出，通过对他人印象形成产生影响，改变他人对自己的反应方式。在与交往对象互动时，必须根据社会常规对自己进行印象整饰。同时，根据对方的特征、交往目的和情境的不同，选择适宜的外貌装束。有时，甚至需要在交往之前充分准备与对方相关的知识、言辞、表情和动作，以确保交往活动的流畅进行，并给对方留下美好的印象。进行印象整饰时，需要全面考虑自身的条件，凸显长处，避免过度修饰，以展示自己优秀的一面。因此，我们要谨慎处理印象整饰的程度，避免在当时给人留下做作的感觉，同时避免在日后交往中出现"穿帮"的尴尬。

（三）积极参与人际交往

在交往中，总会有一方处于主动地位，比如主动打招呼或主动与他人交谈。这些看似简单的小动作却常常因为个性原因不习惯或不好意思去做，或者因为缺乏注意和意识，导致我们错失了许多可能具有重要意义的交往机会。因此，明确主动参与人际交往的意识，掌握主动交往的技巧，是构建良好人际关系的关键策略之一。

根据心理学家的研究发现，在人际交往中，许多人常常是被动等待别人的接纳，而不是主动发起交往活动或主动接纳他人。他们往往只能充当交往的响应者，而无法成为始动者。然而，按照人际关系的交互原则，别人并不会无缘无故地对我们产生兴趣。因此，想要与他人建立良好人际关系，赢得关注，就必须成为交往的主动者，主动迎接交往。有些人之所以无法主动交往，一方面是因为在人际关系方面缺乏自信心，害怕别人无法理解或回应自己，从而陷入尴尬的境地，损害自尊心；另一方面则是由于对人际关系存在许多误解，例如认为主动打招呼会让别人看低自己，或者担心主动寻求帮助会让别人讨厌等。这些观念只是人们脑海中的一些念头，缺乏可靠的依据，实际上，在现实生活中，由于社会规范和大家都渴望交往的原因，主动交往很少会得不到理睬。专家们指出，在改善人际关系时也应该少担心，多尝试。尝试是成功的前提，当因为某种担忧而不敢主动与人交往时，最好的方法是尝试一下，通过实践证明担忧往往是多余的。

（四）帮助他人

遵循人际关系的互利原则证明了建立和维护任何关系都需要对个体有益。只有当一种人际关系对个体产生帮助时，它才是具有价值的。因此，如果想要与他人建立积极的人际关系，帮助他人就显得至关重要。这里的"帮助"并非仅指物质上的支持。人际关系中的相互帮助首先体现在情感上，其次才是物质上的。帮助应该是多层次的，既包括情感上的支持，如对痛苦的关心、观点的认同，以及提供建设性的建议，也包括在困境中协助解决问题和提供物质支持。

建立在帮助基础上的人际关系不仅容易树立良好的第一印象，同时可以迅速缩小人与人之间的心理距离。当他人在健康、情感、生活或工作方面面临困难或危机时，如果能够提供及时的帮助，就能够迅速赢得他们的信任。"患难之交"恰好证明了这一点。当人们遇到困境时，哪怕只是提供微小的支持，也会在帮助他们摆脱绝望的过程中发挥积极作用，从而赢得他们的高度接纳。因此，试图去帮助他人并学会如何帮助他人，是建立良好人际关系不可或缺的条件。

本章小结

思考题

1. 人际关系的理论有哪些？请一一列举并简要概述其理论内容。

2. 影响人际交往有哪些因素？

3. 护理人际沟通所带来的好处有哪些？

更多练习

（臧　爽　徐嘉仪）

第二章 人际沟通基础

教学课件

学习目标

1. 素质目标

培养护士尊重、诚信、包容的专业素质，使其能够在人际沟通中应用换位思考的思维模式，秉承仁爱情怀，通过护患沟通，帮助患者解决困难，缓解病痛，促进健康。

2. 知识目标

（1）掌握：人际沟通的基本要素、类型以及人际沟通在护理工作中的意义。

（2）熟悉：人际沟通的影响因素、层次、原则以及有效沟通技巧。

（3）了解：人际沟通的模式。

3. 能力目标

能够在人际沟通中秉承尊重、诚信、包容等人际沟通基本原则，恰当应用倾听、表达和反馈的技巧，参考人际沟通的六大模式，在护理工作中进行有效沟通，建立良好的护患关系。

案例

【案例导入】

患者王某因呼吸困难、胸痛，到急诊科就诊。医生进行初步诊察后，告知患者需要紧急进行一系列辅助检查，以明确诊断。患者表现出强烈的担忧和恐惧，护士小李发现患者情绪焦虑，担心患者的情绪影响辅助检查的顺利进行，还会加重病情，她尝试与患者沟通，试图缓解其紧张焦虑情绪。

【请思考】

在此场景中，如果你是小李，你将如何运用人际沟通基础的相关知识，有效地与患者沟通，提高他的信任感，确保医疗团队能够顺利展开救治工作呢？

【案例分析】

　　人们从出生开始，便开始了与他人之间的交流，也就是人际沟通。每个人的成长、发展、成才离不开良好的沟通，一个人的喜怒哀乐也常常与沟通有关。在人类社会交往日益频繁的今天，家庭、职场、各种团体间的沟通更是无处不在。沟通能力是人们更好认识自己、认识他人，与社会建立联系的最基本能力。因此掌握理解人际沟通的基本知识，是人们进行有效沟通的保障。

　　本章重点通过人际沟通概述介绍沟通的范畴与特征、类型与影响因素、层次与原则，以及人际沟通在护理中的作用；通过人际沟通模式和技巧介绍常见的人际沟通模式及人际沟通中倾听、表达和反馈的技巧。

第一节　概　　述

一、人际沟通的范畴与特征

（一）沟通的概念与范畴

　　沟通（communication），communication 源于拉丁文 communis，意为"使意义共通"，所有的沟通活动的核心要素都要集中于此。《大英百科全书》认为，沟通是指用任何方法彼此交换信息，即一个人与另一个人之间通过视觉、符号、电话或其他工具等媒介，从事交换信息的方法。《韦氏大辞典》认为沟通是文字、语句或消息之交通，思想或意见之交换。不同的学派都从不同的角度给沟通下了不同的定义。总之，沟通就是信息的交流与共享，是沟通的一方将一定的信息传递给特定的对象，并获得反馈的整个过程。沟通可以是单纯知识交流，也可以是思想、情感、态度的综合交流。

　　根据沟通参与者的性质不同，可分为人－人沟通、人－机沟通、机－机沟通等。本节重点围绕人－人沟通，即人际沟通进行相关知识介绍。

（二）人际沟通的过程

　　人际沟通的过程就是信息转换的过程，包括信息策划、信息编码、信息传递、信息解码、信息反馈和沟通干扰。

　　1. 信息策划　信息是沟通的基础，沟通者在头脑中形成清晰的、有条理的信息是良好有效沟通的开始。信息策划是对信息进行搜集整理、分析的过程。信息策划过程反映了信息发出者逻辑思维能力和信息量。

　　2. 信息编码　是将信息转换为符号的形式表达出来。可以使用文字符号或其他形式的符号，如口头语言、书面语言、面部表情、声调、手势等。

3. 信息传递　信息通过一定的渠道由发出者传递到特定的对象。如果没有传递过程，沟通便无从谈起。信息传递可以通过谈话、演讲、信函、报纸、电视节目、微信、短信等实现。在沟通过程中，有时需要使用两种甚至更多的沟通渠道。例如，对员工绩效进行考核，管理者可以口头评价后，再提供书面材料。

4. 信息解码　沟通过程中传递的只是符号，而非信息本身。只有沟通双方对同一符号的理解完全相同，才能保证沟通的通畅。解码是信息接收者将收到的信息恢复为具体的、有思想、有意义的信息，以便于理解、接受。信息解码要还原信息发出者的信息表达方式，同时能够正确理解信息的真实含义。接收者在解码过程中，存在完全理解、部分理解、没有理解、歪曲理解等几种可能，因此解码者必须全面考虑信息发出者的经验背景，这样才能保证更准确地把握对方表达的真正意图，正确、全面地理解收到信息的原始意义。需要注意的是，有效沟通是双方对信息含义的理解相同，而并非双方的意见达成一致。

5. 信息反馈　信息接收者在接收信息后作出反应，根据自己的理解、感受和经验，提出看法、建议或行动，就是信息反馈。沟通是双向、互动的过程，信息传递并不是沟通最重要的目的，沟通的核心在于理解、说服和采取行动。反馈既是对上一次沟通结果进行评价的重要依据，也是改进沟通效果的重要参考。

6. 沟通干扰　人们在沟通过程中常常会面临一些干扰因素影响沟通效果。这些干扰因素可能来源于沟通双方本身，也可能来源于外部环境。沟通者之间的干扰有些是故意的，有些是非故意的。沟通干扰最常见的是外部环境的干扰，如沟通场所的噪声等。

噪声又可分为外部噪声、内部噪声和语义噪声三种。

（1）外部噪声：是指来自环境的噪声，它会干扰信息的听取和理解。例如，在医生和患者讨论制订治疗计划时，外面吵闹的人群声音、手机或电话的响声可能会打断他们的对话。外部噪声不仅限于声音，环境的温度、明亮程度等也会影响沟通效果，这些也属于外部噪声的范畴。

（2）内部噪声：是指存在于信息发送者和接收者内部的因素，会影响对信息的理解。内部噪声通常是因为他们的思想和感情没有集中在沟通上。例如，一位刚刚经历重大事件的导诊护士可能还沉浸在事件中，不能在接诊患者时认真专注地听取患者的症状描述及提出的问题。内部噪声也可能源自信念和偏见，在医患沟通中，有些医生会在沟通过程中表现得高高在上，按照个人的意愿主导沟通的方向，不认真倾听，不耐心解释，这就可能导致沟通障碍，甚至产生医患冲突。

（3）语义噪声：是指由于语义理解不准确而影响信息传递的准确性。这里的语义不仅仅指言语表达的语气和声调，还包括多音词和多义词的使用，以及身体语言和面部表情的运用。

（三）人际沟通的要素

从符号学的角度来说，沟通过程是将信息符号化、将符号解读的过程。符号是沟通行为中的基本要素，没有符号就不能沟通。沟通符号的基本要素包含信息发出者、信息内容、传递途径（渠道）、信息接收者、信息反馈和沟通情景，即沟通的六要素。

1. 信息发出者　是指发出信息的人，也可以称作信息的来源。信息发出者是掌握沟通主动权的人，决定着在什么地方、向什么人、通过什么途径、传递什么内容的信息，也往往决定着沟通的成败。信息发出者的文化素质、沟通能力，以及他在沟通对象心目中的地位等因素都会影响到沟通效果。信息在发出之前要经过信息策划和信息编码的过程。

2. 信息内容　包括信息发出者希望传达的观点、意见和情感等。这些信息可以是语言信息或者非语言行为，而非语言行为还包括影响语言使用的音调和身体语言，如面部表情、姿势手势、眼神、抚摸等，所有这些都构成了信息的一部分。非语言信息的复杂性常常导致信息的含义变得丰富，难以理解。举个例子，对于相同的句子"我没说他诊断错了"，不同的表达方式可以传达出不同的意思，如"我确实没说""我是在暗示""他确实诊断错了""他没诊断错"等。

3. 传递途径（渠道）　是指信息从一个人传递到另一个人的方式。它是指信息传递的手段，如视觉、听觉和触觉等。通常，信息发送者通过面部表情传递视觉信息，通过语言传递听觉信息，通过亲昵的动作传递触觉信息。这些渠道可以同时使用，也可以单独使用，但同时使用效果更好。例如，对儿童的健康教育，在语言基础上配合通过动作、表情和手势的效果会更好。

1986年，罗杰斯进行了一项关于信息沟通的调查。结果显示，一个人只能记住他听到的内容的5%，记住他阅读的内容的10%，记住他所见到的内容的30%，记住他讨论的内容的50%，记住他亲自做的事情的75%，记住他教给别人的事情的90%。因此，在沟通交流中，应该尽最大努力使用多种沟通渠道，以确保信息接收者能够有效地接收信息，促进交流。

4. 信息接收者　是指接收信息的人，即信息传递的目标人群。他们能否有效地接收信息受多种因素的影响，如视觉听觉是否正常，智力水平是否正常，阅读能力如何，教育程度等。同时，他们的意愿和专注程度也会影响信息的接收效果。

信息接收更多是一个解码的过程，即将接收到的信息转化为思想，并用自己的思维方式去理解这一信息。只有在信息接收者对信息的理解与信息发送者传递的信息含义相同或相近时，才能进行有效的信息沟通。沟通过程中，不同个人或组织的解码方式会直接影响沟通效果。

5. 信息反馈　是指接收到信息的人将自己的思想、观点、意见、态度、情感等反馈给信息发出者的过程。它在连续的沟通中扮演着重要的角色，既是对上一次沟通结果评价的依据，也是改进沟通效果的参考。反馈过程中，原来的信息接收者变成了信息发出者，原来的信息发出者变成了信息接收者。因此，沟通是一个双向互动的过程，而不是简单的单向信息传递。

有效及时的反馈至关重要。例如，两人交谈时，如果一方长时间说话却没有得到对方的反应，那么他可能会停止说话，交谈就会中断。因此，在交流中，我们应该及时给予反馈，并将接收到的反馈进行归纳和整理，然后及时地进行回应。总之，让他人知道我们在倾听是非常重要的，同时我们也会从中获得信息。

6. 沟通情景　是指互动发生的场所或环境，是互动过程中的重要因素。环境能对沟通产生重大的影响，正式的环境适合采用正式的沟通方式。例如，礼堂对演讲和表演是一个好地方，但对谈心却不甚理想。

在很多情况下，当环境变化时，沟通也发生变化。例如，邀请朋友到家里吃饭时，会把朋友介绍给家人，主动热情地倒茶，营造出良好的沟通氛围，尽力扮演好主人的角色。而如果邀请朋友到饭店吃饭，那么沟通方式、内容等就会发生很大的变化。

总之，任何沟通都是由上述六要素组成的，缺一不可。

（四）人际沟通的特征

在人际交往中，了解人际沟通的特征，选择合适的沟通方法，运用恰当的沟通技巧，有助于提高沟通的有效性。

1. 目的性　人际沟通过程中，沟通双方往往秉承各自的目的、动机和立场进行信息传递和情感交流，每个人都在思考自己所传达的信息会得到怎样的回应。例如，护士与新入院的患者进行亲切交谈，主要是为了收集整理患者的疾病资料，进行护理评估，确定患者的需求，同时表达对患者的尊重、关怀、体贴，以建立和谐友好的护患关系，为后续的治疗和护理工作奠定良好的基础；患者的认真回答反馈，则是希望医务人员充分了解自己的具体情况，以便最快作出正确诊断，对症下药，取得更好治疗效果。

2. 象征性　人际沟通的象征性通常表现在沟通的手段具有象征意义。沟通主要依赖于语言和非语言符号的使用来实现，这两种符号经常同时使用，它们表达可能一致，也可能相互矛盾。在特定的社会环境中，这两种符号都能够传达出沟通者喜、怒、哀、乐、悲、思等情感。例如，恩格斯在马克思的追悼会上说："当我们进去的时候，便发现他在安乐椅上睡着了——但已经永远地睡着了。"这句话运用了隐喻的修辞手法，恩格斯用低沉的声音表达了他对逝去的好友的深深悲痛之情。人际沟通时，脸上的微笑辅以点头等信号，很容易让对方感受到这些积极符号的意义，表明态度友好。

3. 动态性　人际沟通是一个双方互动的动态过程，双方都处于不断的相互作用中，几乎是同时在传送与接收信息。正如在人们的沟通交流过程中，我们看到对方的不只是一种面部表情，往往是一组表情，这些面部表情动作中的一种或两种与语音、语调、手势等其他身体语言符号不断地结合，构成了复杂的沟通信息，这些信息使沟通成为相互的刺激与反应，进而决定了沟通的动态性。同样，人们借助语言进行沟通时，倾听者的语言是对讲述者语言的反馈，同时也是对讲述者的刺激，这个过程不断变化，持续推进沟通的进行。

4. 关系性　沟通不是单一、独立存在和发生的，沟通具有一定的关系性，这种关系性包括沟通者之间情感的亲疏和控制关系层面的互补与对称。这就意味着人际沟通不仅是双方传递分享信息，更是彼此间关系的表达。例如，护患关系、朋友关系、亲人关系、领导与下属关系，合作伙伴关系，我们往往会根据人际关系类型选择沟通内容和沟通方式。

5. 习得性　从某方面讲，人的基因组成等生物因素即先天因素对个人的沟通风格有一定的影响。但沟通能力、沟通方式、技巧及人的素质，都可以通过后天的学习和训练得到提升。学习是人类生存和发展的基本途径，人们可以发挥主观能动性，通过观察榜样，学习、模仿、总结他人有效的沟通技巧和方式，达到自我沟通能力的提升。

6. 符号共识性　只有信息发出者和信息接收者应用统一或近似的编码译码系统才能实现有效沟通。换言之，人际沟通双方应有相同的非语言符号系统和相同的语言、词汇、语法体系，能够对语义有相同的理解。对符合诠释和对语义的理解在很大程度上依赖于沟通的环境和社会背景，以及沟通者的社会背景、政治背景、职业、文化水平等因素。

二、人际沟通的类型与影响因素

（一）人际沟通的类型

人际沟通有很多分类方法，分类方法不同，沟通的类型不同。

1. 按照沟通方法不同，沟通可分为语言沟通和非语言沟通。

（1）语言沟通：是人们运用语言符号进行信息交流，传递思想、观念和态度，从而达到沟通目的的过程。语言沟通又可分为口头沟通和书面沟通两种形式。

1）口头沟通：是使用言语进行交流，包括听说、交谈、演讲、讨论、汇报、电话和传闻等。作为最常用的交流方式，口头沟通具有即时性和互动性的特点，能够迅速传递信息并促进沟通双方的理解和共识。在面对面交谈、演讲及会议中，人们能够通过声音、语调和肢体语言传递更多的信息和情感，也可以通过即时反馈和问答的形式进行互动，进一步澄清和理解对方的意图和观点。需要注意的是，由于口头交流的瞬时性，信息传递可能会受到时间和空间的限制，特别是在跨国交流和远程工作的情况下，口头沟通容易受到语言表达能力、口音、文化差异等因素的影响，导致信息的误解和沟通的不畅。

2）书面沟通：是使用文字进行交流，包括阅读、写作、合同、协议、通知、布告和期刊等，其中最常见的是阅读和写作。书面沟通一般比较正式和权威，适用于更多的场合和目的。书面沟通可以通过仔细选择和组织文字，确保信息的准确性和清晰度。书面沟通具有持久性和可追溯性，便于保存和查阅。在学术研究、法律事务等领域，书面文档可以提供证据和参考。需要注意的是，书面沟通中需要尽可能明确和具体地表达，避免使用模糊和歧义的词语，也要注意文化差异和读者群体的特点，以确保信息的准确传递和接受。

（2）非语言沟通：是通过表情、动作、眼神等媒介来传递信息的方式。非语言沟通更能反映内心真实情感且不易掩饰，因此比语言更具真实性。资料显示，社交信息中有 35% 是通过语言传递的，而剩下的 65% 则是通过非语言传递的。另外，研究表明，情绪只有 7% 是通过语言传递的，其余 93% 需要借助非语言来传递。非语言沟通的方式主要包括表情、眼神、身体语言和身体动作、副语言、人际空间。

1）表情：是非语言沟通的重要手段。人们通过表情表达情感和态度，也通过表情理解和判断他人的情感。

2）眼神：是表达情感信息的重要方式。目光接触往往能够帮助说话的人进行更好的沟通，因此人际沟通中，眼神的作用是巨大而强烈的。

3）身体语言或身体动作：日常生活中，人们常常用身体姿势或身体动作来与别人交流信息，传达情感。例如，摆手表示制止或否定，点头表示赞许，拍脑袋表示自责等。需要注意的是，身体的接触或触摸受一定社会规则和文化习俗限制，不同民族和文化背景的人，通常对身体语言有不同的理解，应用时需要谨慎。

4）副语言：又称为类语言，包含非语言声音，如咳嗽、叹息、鼓掌、哭泣等，还包含语速、语调、语气。副语言表达方式的变化，可以使字面意义相同的话具有完全不同的含义。

5）人际空间：人际关系中的空间距离也是一种传达人际关系的语言，能够传递丰富的情感信息。人与人之间的距离越近，表示关系越亲密；距离越远，则表示关系较疏远。

虽然非语言沟通在人际沟通中起着很大的作用，但因非言语符号在使用时有较大的不确定性，故一般情况下，非言语沟通总是与言语沟通交织在一起的。

2. 按照沟通双方地位是否互换，沟通可分为单向沟通与双向沟通。

（1）单向沟通：是指在沟通过程中，发送者只是将信息传递给接收者，不重视反馈，并且发送者和接收者之间的地位保持不变。单向沟通主要用于传播思想、意见，如做报告、发指示、进行演讲等。它的特点是快速、少干扰、覆盖面广，但由于缺乏反馈，容易导致误解或沟通效率低下。

（2）双向沟通：是指在沟通过程中，发送者在发送信息后能够得到明确的反馈，发送者和接收者之间的地位不断变化，双方的信息形成一个循环反馈的过程。双向沟通属于标准化的沟通方式，如讨论、交谈、指导、协商等。它的特点是传递的信息相对准确，接收者有机会表达自己的意见，有利于沟通双方的协调和统一，容易促进双方的人际关系；但由于需要反馈，信息传递的速度较慢。

3. 按照沟通的方向不同，沟通可分为横向沟通与纵向沟通。

（1）横向沟通：也被称为平行沟通，是指在组织系统中层次相当的个人及团体之间所进行的信息传递和交流。它有助于促进组织各部门和员工之间的相互了解和合作，培养整体观念和合作精神，提高工作效率。然而，横向沟通可能存在信息量大、头绪繁多的问题，容易引起混乱。同时，横向沟通也可能成为传播传言的渠道。

（2）纵向沟通：包括上行沟通和下行沟通，是指在组织中上级和下级之间进行的信息传递。上行沟通是下级向上级反馈信息的过程，包括逐级向上级反映和越级反映两种形式。下行沟通是管理者向下级单位或个人传递信息的过程。纵向沟通可以采用口头或书面形式。在纵向沟通中，由于涉及多个沟通层次，信息可能会被层层过滤，从而影响准确性。

4. 按照组织系统不同，沟通可分为正式沟通和非正式沟通。

（1）正式沟通：是指在组织系统内，依据管理层次和工作关系形成的信息传递渠道，按照一定组织原则进行的沟通和交流。它包括组织内的会议交流、公函往来、文件传达和参观访问等。正式沟通的特点是信息准确可靠，具有严肃性和权威性，受到重视，然而，由于沟通渠道较为刻板，沟通速度较慢。

（2）非正式沟通：是指不按照组织结构中的正式沟通系统和方式进行的信息传递，而是建立在日常人际关系基础上的自由沟通。它是对正式沟通的补充，弥补了正式沟通的严肃、刻板和缺乏人情味。非正式沟通可以分为谈心和传言两种形式，传言也被称为小道消息。非正式沟通的特点是自发性、内容广泛、形式多样、直接明了、信息传递速度快，但由于传递过程中信息易被曲解，在沟通中存在不可靠的问题。

5. 按照沟通的目的不同，沟通可分为告知型沟通、征询型沟通、说服型沟通。

（1）告知型沟通：是以传达自己的意见为目标的沟通方式，可以通过口头或书面的方式进行，如做各种介绍，要求信息简明、准确。

（2）征询型沟通：是以获得期待的信息为目标的沟通方式，通常采用提问的方式进行，如进行资料评估和收集时，需要注意态度和礼貌。

（3）说服型沟通：是以改变态度为目标的沟通方式，主要采用辩论的方式进行，如进行教育、指导、批评和劝说等，具有较大的挑战。

6. 按照沟通的语境不同，沟通可分为基础人际沟通、团体人际沟通、公众演讲、跨文化人际沟通、网络人际沟通。

（1）基础人际沟通：是个体双方之间运用语言和非语言方式进行信息沟通交流，并形成持续人际关系。它是最广泛的人际沟通方式，广泛存在于人们日常生活和工作中。

（2）团体人际沟通：一般团体人数为3～10人，为完成临时或长期工作任务而组成功能性小组，其成员具有共同的信念及目标，这个语境中既有一对一的基础人际沟通，也有一对多、多对一的人与人之间的沟通。

（3）公众演讲：是指演讲者面对特定的公众，以口头语言为主要形式，传达信息和发布观点的一种传播行为。公众演讲多属于单向沟通。

（4）跨文化人际沟通：不同国家、地区之间人们进行人际沟通过程中，在表面沟通交流的背后，还存在不同的文化之间的交流。不同的文化在世界观、价值观方面既有共性，又有特性，有的甚至存在冲突，因此不同文化背景的人进行沟通交流同时要先考虑到文化差异。

（5）网络人际沟通：网络信息首要的传播方式是言语沟通，但人们为了追求快捷和娱乐，有时会将同音不同义或谐音的词混用，产生广泛替代使用的现象，例如"同学"被"童鞋"替代。为烘托氛围，充分表达感情，人们也常常在对话中使用表情符号。

（二）人际沟通的影响因素

许多因素都会影响沟通的效果，产生有效和无效两种结果。有效沟通是指信息的发送者通过信息接收者的反馈，确认信息已经被正确理解，即沟通收到预期效果。只有明确各种因素对沟通的影响，利用积极因素，避免阻碍因素，才能保障有效沟通。

1. 环境因素

（1）物理环境：沟通环境中的声音、光线、温度、装饰等属于物理环境，这些环境的舒适状况会影响沟通的效果。①噪声是与环境不协调、使人感觉不愉快的声音。长期处于噪声的环境中，可使人们的听力下降，情绪烦躁，影响人们对信息的接收及理解。同时，过大的噪声会干扰信息的发送，使接收者无法接收到正确的信息。②光线过强或过弱都会影响视觉效果，不利于沟通。如环境太暗，沟通者看不清对方的表情、动作等非语言信息，使沟通者获得的信息片面，不利于对信息的正确理解。③温度过高会使沟通者感到烦躁，温度过低会使沟通者缺乏动力。④难闻的气味会分散沟通者的注意力，这些不利因素都会阻碍沟通的正常进行。

（2）社会环境：沟通受到环境氛围、隐私和沟通者距离的影响。不同的氛围适用于不同类型的沟通：单调、庄重的氛围适合正式、严肃的沟通，可以帮助沟通者集中注意力；活泼的氛围适合放松和非正式、随意的交流。熟悉的环境有助于放松，而陌生的环境可能让沟通者感到紧张。当涉及个人隐私时，如果环境缺乏隐私保护措施，沟通者可能会担心，不愿意交流。在这种情况下，提供隐私的环境，如无人干扰的房间、无关人员不在场、屏风遮挡和适当的音量，可以减少沟通的障碍。沟通过程中，如果沟通者之间的距离太近，双方可能产生心理压力，从而降低交流的有效性；而如果距离太远，又可能降低沟通者之间的亲切感，影响沟通。

2. 个人因素

（1）生理因素：沟通者的生理状况会影响他们的信息传递和接收能力。暂时性的生理不适，如疼痛、呼吸困难、饥饿和疲劳等，会使沟通者难以专注于沟通；长期的生理缺陷可能导致某种沟通能力的减弱或丧失。例如，失去或部分失去感觉功能的人无法通过视觉、听觉等方式有效传递信息，而智力发育不健全的人理解信息会遇到困难。对于暂时性的生理不适，应该设法缓解或解决不适，然后再进行沟通；对于永久性生理缺陷的人，需要采取特殊的沟通方式。

（2）心理因素：沟通的效果受到沟通者双方的心理因素的影响，包括认知、情感与态度、能力、需求与兴趣以及角色等。①认知：每个人的认知范围、深度和广度以及认知所涉及的领域都不同。当沟通双方的认知情况重叠较大时，他们更容易相互理解和沟通。如果传递的信息符号超出了沟通者的认知范围，沟通者将很难解码并理解其含义，从而导致沟通无效。②情感与态度：稳定的情绪和真诚的态度有助于有效沟通。然而，如果沟通中的任何一方存在负面情绪，如焦虑、愤怒、恐惧、抑郁等，或缺乏真诚态度，都会干扰信息传递，影响双方对信息的理解和接受，以及沟通效果，甚至导致沟通无法进行。③能力：表达能力对于编码信息起着关键作用，理解能力对解码信息起着重要作用。若沟通者的表达和理解能力存在问题，将会妨碍双方实现有效沟通。④需求与兴趣：当沟通的双方都具备对沟通的需求和兴趣时，他们会主动关注彼此，提升沟通能力，从而促进有效沟通。⑤角色：人们在社会中承担的角色不同，便具有不同的角色意识。在沟通中，人们常常采取适合于自身角色的方式进行沟通。不同的角色意识及角色关系会导致人们对同一信息作出不同的解释，从而形成沟通的障碍。

（3）精神因素：个体的社会经历、期望以及不同的价值观和宗教信仰会对他们在生活中表达思想的方式产生影响，同时影响他们解释他人思想的方式，影响沟通效果。

（4）文化因素：由于受到不同的文化知识教养和品行修养的影响，人们在认识、目的和兴趣方面存在差异，这些差异会对人际沟通交流产生影响。此外，不同种族、民族、文化和社会阶层的人也可能因为生活方式、习俗或使用习惯用语及姿势代表含义不同而使沟通信息被误解。

3. 信息因素

（1）语言因素：语言是传达信息的重要工具。如果在沟通过程中存在语义不明确、用词不当、语言结构不恰当、使用习惯用语、方言或专业术语等问题，都可能影响沟通效果。如果一个人渴望进行沟通，但他的口才不佳，说话含混不清，无法表达清楚；或沟通者的语法结构不符合语言规则，出现语法错误，使人无法理解；或某些地区的习惯用语和方言，因意义或发音不同而导致其他地区的人产生误解或无法理解其含义，这些情况都会影响沟通的正常进行。此外，在某些特定的职业环境中，非专业人员很难理解专业术语。

（2）信息内容：在沟通过程中，如果一次传递的信息量过大、过于复杂，对方往往会选择性注意，使信息不能被全面地接收理解；如果传递的信息内容过简，会使信息接收者不能很好地理解信息，容易造成误解。另外，在沟通过程中，信息内容的明确程度及条理性也是影响沟通的重要因素。

4. 传递途径因素

（1）传递途径种类：传递信息的途径具有多样性特点。传递途径的选择会影响信息传递的速度、有效性及完整性。沟通类型是选择传递方式的前提，如果选择的沟通渠道不合适或过于单一，就容易导致信息不全、不准确，途径不畅通或者沟通者对沟通不感兴趣等情况，从而影响沟通效果。

（2）传递环节：信息传递的环节越多、传递层次越复杂，传递速度就会变慢，信息失真的风险也会增加。误传会导致信息变得面目全非。

5. 沟通变量

（1）移情：是一种从他人的角度去感受、理解和分享他人的情感的能力。它是人际沟通中最基本且最复杂的变量之一，对于有效沟通至关重要。缺乏移情能力将导致人际沟通缺乏基本的理解。每个人都有各种生理和心理需求，其中最强烈的心理需求是被人理解。当沟通者能够移情于对方时，沟通对象会感到自己被理解，同时也感到自己的价值存在，这有助于他们在困境中进行自我调整。

（2）控制：是通过个人的行为和思维来改变和影响他人的能力。在交流过程中，控制是相互作用的一个内在因素，可以分为以下四种类型。①行为控制：个人相信通过改变自己的行动可以改变某一事件发生的可能性、强度和持续时间，例如，患者通过改变体位来减轻疼痛。②认知控制：个人相信通过心理策略可以改变影响生活环境的因素。例如，术前焦虑的患者可以通过分散注意力来减轻焦虑。③信息控制：个人相信可以从外部事件中获取知识来影响自身情况。例如，在术前对患者进行教育以获得患者在手术期间的良好合作。④回顾性控制：个人相信可以从过去的事件中吸取教训，以应对未来可能发生的类似情况。例如，事故受害者有必要了解事故发生的原因，以避免再次发生类似的事故。

（3）信任：是相信而敢于托付之意。沟通双方在交流过程中，信任是最为重要的因素之一。信任包括无条件地接受他人。当相互关系中存在信任时，会产生两个积极的影响：一是信任有助于建立安全感；二是信任可以在相互关系中营造一种支持性氛围，这种氛围可以减少防御性交流，使人们更加坦率、真诚地表达自己的态度、情感和价值观。

（4）自我暴露：是个人向他人传达自我信息、思想和情感的过程。自我暴露与个人的调节水平密切相关，当个人的调节水平较高时，自我暴露适度；相反，当个人的调节水平较低时，自我暴露可能过多或过少。适度的自我暴露能够促进沟通双方的共情，增进合作与理解。

（5）确认：是指一个人在沟通中被他人承认和理解。确认反应可以通过以下五种方式来表达。①直接承认：直接回应他人传递的信息。②同意有关内容：加强或支持他人所说的内容。③支持性反应：表达理解、肯定或通过努力使他人心情愉悦。④厘清问题：努力理解他人传递的信息或过去的情感。⑤表达积极情感：对他人进行肯定的情感交流。通过这些确认反应，我们可以建立更好的沟通和理解。

三、人际沟通的层次与原则

（一）人际沟通的层次

根据心理学家约翰·鲍威尔的观点，沟通可以分为五个层次，每个层次都与信息分享的程度相关。这五个层次包括一般性交谈、陈述事实、分享个人想法和判断、分享感受及沟通高峰。这些层次之间的主要区别在于一个人希望与他人分享真实感受的程度，而分享程度又与彼此之间的信任度直接相关。信任度越高，彼此分享感受的程度就越高，沟通层次也就越高。相反，信任度越低，彼此分享感受的程度就越低，沟通层次也就越低。

1. 一般性交谈　也被称为陈词滥调式交谈或者社交应酬，是沟通中最低层次的方式，彼此的感受分享程度较差。这种方式只涉及表面上的社交问候，如"你好吗""我很好，谢谢"等。这种交谈往往不涉及情感投入，对于对方来说，这是一种较为"安全"的沟通方式，因为不需要思考和准备，精神压力较小，也可以避免一些不期望的场面发生。一般来说，这种方式在沟通双方初次见面时的寒暄中比较常见，适当使用有助于打开交流局面和建立信任关系。然而，沟通不能长时间停留在这个层次上，否则会影响沟通的深入和继续。

2. 陈述事实　也被称为事务性沟通或事实报告，是一种只罗列客观事实而不加入个人意见或涉及人际关系的沟通方式。在医务人员与患者的沟通中，陈述事实是常用的沟通方式。医务人员介绍医院环境、作息时间、探视制度等事务性内容，以及患者向医务人员陈述病情，例如，"我昨天做了阑尾手术，现在伤口还很疼，昨晚也没睡好"等，都属于陈述事实。在进行这种沟通时，沟通双方应该避免打断对方的陈述，鼓励或引导其继续表达，这样有助于沟通者分享更多希望与对方交流的信息，促进沟通进一步深入。

3. 分享个人想法和判断　是一种比陈述事实更高层次的沟通方式，它在表达客观事实的基础上，还包含了个人对这些事实的看法和判断。当一个人开始使用这种沟通方式时，说明他对对方已经建立了一定的信任关系，因为这种沟通需要将自己的思想和判断分享给对方。因此，当患者提出自己对治疗的一些意见和要求时，医务人员应理解并尽力满足，如果不能满足，应耐心解释，绝不能表现出不赞同或嘲笑的态度。否则，患者会对医务人员失去信任，甚至可能隐瞒真实想法，之后只会进行表面性的沟通，影响工作的进展。

4. 分享感觉　是一种较难实现的沟通方式，这种沟通只有在建立了相互信任和安全感的基础上才能做到。当人们感到安全并信任对方时，他们才愿意向对方表达自己的信念和对过去或现在事件的反应。这种分享感觉的沟通是有建设性的、健康的。因此，在沟通过程中，双方要通过真诚的态度和正确的共情等方法，促进信任和安全感的建立。

5. 沟通高峰　也称为共鸣式沟通。指双方在沟通中达到一种短暂的"一致性"感觉，甚至可以在对方说话之前就知道对方的体验和感受。这是沟通的理想境界，可以在短时间内实现，也可能在分享感觉的沟通中自然而然地发生。这种沟通层次通常发生在关系较亲密的人之间，如恋人之间的"心有灵犀一点通"。

人际沟通过程中，以上五种沟通方式都可能发生，五种层次没有必然的因果关系。沟通双方，应该自然地运用适当的沟通方式，而不是非要拘泥于某种方式，或强迫地按五种层次逐层进行。恰当运用沟通技巧，有可能直接进入高层次的沟通，提高沟通效率。

（二）人际沟通的原则

人际沟通是人与人之间交流和互动的过程，要想建立和谐有效的沟通，互动过程就必须遵循一定的沟通原则。

1. 尊重原则　尊重是人际沟通的首要原则。只有学会尊重，我们才能进行真正意义上的沟通。尊重包括尊重对方的人格尊严、意见、观点和感受等。有了尊重的思维，沟通的言语和行为就会更加认真、谨慎，沟通时使用的态度和表情就会考虑到对方的感受。尊重没有对象的区别，我们应该善待每个人，无论对方的地位和身份如何，尤其是对于弱者和处于逆境中的人，更应该尊重。尊重是相互的，只有尊重别人，才能赢得别人的尊重。另外，并不是所有的沟通都能达成共识，观点的冲突和意见的不同是常见的，尊重差异，不否定对方的观点，保持谦虚的态度，必要时，也可以主动为他人做陪衬，突出他人的优势，这也是对他人的尊重。把握好尊重原则，能够提升沟通效果，使人际关系更加融洽。

2. 平等原则　是指在沟通交流和互动的过程中，不论对方的身份、地位或职位如何，都应该平等对待，不带有任何偏见或歧视，不给予特殊待遇。平等原则要求我们尊重他人的自尊心和情感，不去伤害他们的尊严和人身权利。尊重每个人的独立思考和决策权，不干涉他人的私生活和个人选择。无论对方是谁，都应该给予他们足够的尊重和信任，不轻易质疑他们的能力和价值。平等的沟通能让我们更好地理解对方的需求和意见，消除人与人之间的隔阂和矛盾，更容易达成共识和协作。遵循平等原则，有利于与他人建立良好的互动合作关系。

3. 诚信原则　诚信是人际沟通中至关重要的原则。诚信包含真诚和信守承诺两层含义。据统计，真诚是形容积极人品排名第一的关键词。真实地表达自己的想法和感受，不说谎或欺骗他人，不隐瞒或掩饰事实，是建立良好关系的基础。信守承诺，说到做到或"先行其言，而后从之"，是建立信任的前提。沟通的基础是建立心理安全感，没有安全感的沟通很难顺利进行，只有以诚信的原则与他人沟通，才能让对方感到安心，从而在情感上产生共鸣，建立起持久和稳固的关系。

 知识拓展

先行其言，而后从之

《论语》的"为政篇"记载："子贡问君子。子曰：先行其言，而后从之。"意思是：有一天孔子的学生子贡问老师，君子的德行应该如何呢，老师回答他："君子的德行应该是重于笃实践履，少说空话，多做实事，把实际行动放在说的前面，以实事求是最为重要。"

《论语》是儒家文化经典，可见，"言行一致，实事求是"的诚信原则，是传承久远的中华美德。

4. 宽容原则　宽容是一种胸怀，一种自信，一种修养，也是一种人生境界。每一个个体都有自己独特的思维方式、观点和价值观，宽容能够使我们理解别人的言论和行为，尊重差异，不轻易将自己认为正确或错误的东西强加于他人，而是尊重他人的选择，给予他们自由思考和选择的权利。宽容带来自由。胡适先生曾说过，如果我们希望享有自由，每个人都应该具备两种态度：在道德方面，我们应该谦虚，认识到自己的观点不一定是正确的；在心理方面，我们应该拥有开阔的胸襟和包容的心态，接纳与自己不同甚至相反的意见。因此，奉行宽容的沟通原则，是我们建立良好人际关系的法宝。

5. 互动互利原则　沟通是一种双方共同参与互动的过程，沟通双方通过相互传递信息、思想、情感并给予反馈，相互倾听和表达意见，通过不断地互动来达成共识，并从中获取物质利益或情绪价值。因此良好的沟通应该从关注对方开始，不要只关注自己，在集体聚会的场合尤其如此，最糟糕的情况就是把所有的话题都集中在自己身上。沟通者应理解，每个人都有表达自己的愿望，允许对方充分表达自己，认真倾听他人意见，这既是对对方的尊重，也会让自己有所收获。沟通双方需秉承互动共赢的思维，以达成双方利益为目标，在交流合作时，懂得给予和奉献，而不是只考虑自己的利益。只有坚持互惠互利原则，才更容易建立起长期的合作关系，促进双方的成长和发展。

6. 换位思考原则　沟通不仅是信息的传递，更重要的是对信息的准确理解和把握。站在对方的角度看问题是促进理解的最佳方式。当我们不知道他人的想法和需求时，可以尝试换位思考，设身处地地想一想。因为人的想法和需求往往受到其所处立场的影响。在人际沟通中，不妨多问问自己"如果我是他，那么……"，就更容易理解对方的行为和处境。多站在对方的立场上考虑问题还能避免误解和摩擦，也有助于达成共识。从伦理学的角度来看，这是一种善良的品德，是一种关爱他人、与人为善、高尚的处世方式。同时，这也是一种行动策略和人际沟通的原则。

四、人际沟通在护理工作中的作用

人际沟通在护理工作中的作用至关重要。无论是护患关系的建立，还是医护关系、护际关系的发展，都离不开有效的人际沟通。人际沟通在护理工作中的作用主要包括连接作用、精神作用和调节作用。

（一）连接作用

沟通是建立人际关系的重要工具，能够连接人与人之间的情感。在护理工作中，良好的护患沟通是构建和谐护患关系的关键，有助于促进患者与护士之间的合作，提高患者对护理工作的满意度，并预防和减少护患纠纷的发生。同样，在医院工作中，沟通也是护士和其他医务工作者之间情感连接的重要纽带，良好的沟通能够促进融洽的工作关系，提高工作效率。

（二）精神作用

通过有效的沟通，可以增强积极情感体验，减少消极情感体验。患者之间可以通过沟通相互分享他们的疾病及治疗感受和情绪，加强彼此之间的情感交流，建立更亲密的关系，有利于对环境的适应。医护人员之间可以在沟通的基础上讨论患者的病情，交流诊疗和护理方面的意见，提高治疗和护理的质量。患者可以向医护人员倾诉，保持心理平衡，促进身心健康。

（三）调节作用

沟通有助于促进理解和调控行为。护理人员可以通过与服务对象有效沟通，帮助他们获得相关的健康知识，正确处理健康问题和疾病，养成良好的遵医行为和健康的生活方式。护理人员还可以通过与其他医务工作者的有效沟通，帮助他们更全面地了解患者的病情，为制定科学的治疗和护理决策提供参考。

第二节　人际沟通模式与技巧

为了更好地理解和应用人际沟通，人们创造出了各种不同的模式和沟通技巧。这些模式提供了一种理论基础，帮助我们了解人际沟通的要素和过程。然而，实际的人际沟通是复杂的，受许多因素的影响，包括文化背景、情境和个人差异等。通过运用沟通技巧，可以改善沟通质量，建立良好的人际关系，并解决潜在的冲突。

一、人际沟通模式

人际沟通模式是指对人际沟通过程进行抽象和概括得出的理论框架或模型。它们描述了人际沟通中的要素和关系，帮助我们更好地理解和解释沟通的方式和效果。

（一）拉斯韦尔模式（5W 传播模式）

拉斯韦尔模式（Lasswell Model）是一种经典的人际沟通模型，由美国传播学者哈罗德·拉斯韦尔（Harold Lasswell）于 1948 年提出，也被称为拉斯韦尔的传播模型（Lasswell's Communication Model）。这个模型主要关注信息的传递过程，强调沟通的基本要素。

拉斯韦尔模式包括以下五个要素（图 2-1）：①谁（who），发送者，即信息的源头或发起者。②说什么（says What），信息的内容，即发送者要传达的信息。③通过什么渠道（in which channel），信息传递的媒介或通道，包括口头、书面、电子媒体等。④对谁（to whom），接收者，即信息的目标对象或接收者。⑤什么效果（with what effects），即信息传递的影响或结果。拉斯韦尔模式强调了人际沟通中的基本要素和过程，它提供了一个简单的线性沟通框架，用于分析和理解沟通过程中的要素和关系。该模式是沟通研究史上的一大创举，然而，这个模式并没有注意反馈这个沟通要素，所以在实际应用时需要结合其他模式和理论来进行综合分析。

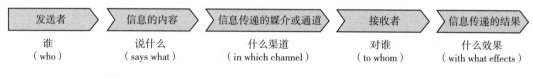

图 2-1　拉斯韦尔模式

在护理实践中，拉斯韦尔模式可以用来分析和解释护理沟通的基本要素和过程。①谁（who）：这个要素涉及护理沟通中的参与者，包括护士、患者、家属和其他医疗团队成员。护士作为信息的发送者，在沟通中需要考虑自己的角色和责任，并与其他相关人员建立有效的沟通关系。②说什么（says what）：这个要素涉及在护理沟通中传达的信息内容。护士需要准确传达关于病情、治疗计划、健康教育等方面的信息。③什么渠道（in which channel）：这个要素涉及在护理沟通中使用的媒介或渠道。护士可以通过口头语言、书面记录、非语言交流等多种方式进行沟通。选择适当的沟通方式和工具对于确保信息的准确传递和接收非常重要。④对谁（to whom）：这个要素涉及信息传递的接收者，即患者、家属和其他医疗团队成员。护士需要根据不同的受众，调整沟通方式和风格，以确保信息能够被理解和应用。通过应用拉斯韦尔模式，护士可以更好地理解和分析护理沟通的过程。这有助于护士选择适当的沟通策略、工具和技巧，以确保信息的有效传递和接收。此外，理解拉斯韦尔模式还可以帮助护士评估沟通的效果和影响，并在需要时进行调整和改进。

（二）香农 - 韦弗模式

香农 - 韦弗模型（Shannon - Weaver Model）是一种基本的信息传播模型，由数学家克劳德·香农（Claude Shannon）和工程师沃伦·韦弗（Warren Weaver）在 1949 年提出。该模型描述了基本的通信过程，可以概括为以下几个要素。①信息源（information source）：说话者的大脑。②传送器（transmitter）：说话者的发声器官。③接收器（receiver）：听话者的听觉器官。④终端器（destination）：听话者的大脑。⑤噪声（noise）：包含任何会使信息失真的影响因素。

噪声这一概念的引入，是这个模式的一大优点。噪声是指在通信过程中可能引起信息失真或干扰的任何因素，如环境噪声、语言障碍、技术问题等。香农－韦弗模型（图2-2）强调了信息传播过程中的重要因素和挑战，为沟通学研究带来了一种全新的视角，但它仍旧只是提供了一个基本线性沟通框架，它将沟通者和接受者的角色固定化，忽视了人类社会沟通过程中二者的转化，未能注意反馈这一常见因素，因而就忽略了人类沟通的互动性。这些缺点也是直线沟通模式共有的问题。

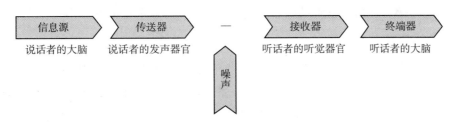

图2-2　香农－韦弗模式

在护理领域，护士作为信息源，他们使用口头语言和非语言信号来与患者进行沟通。他们将医学信息编码为可理解的语言，并通过面对面交流传递给患者。患者作为接收器，通过听觉和视觉解码，尝试理解医疗建议、诊断结果等。噪声可能包括医学术语的复杂性、语言障碍、患者焦虑或其他环境干扰。

（三）奥斯古德与施拉姆循环模式

奥斯古德与施拉姆循环模式（Osgood & Schramm Models）是一种描述人际沟通过程的模型，1954年由施拉姆在奥斯古德理论基础上提出。该模型强调了沟通是一个循环和相互影响的过程。

该模式指出没有输出者和接收者的概念，将沟通双方都作为主体，信息的发出与接收处于你来我往的相互作用之中。该模式重点不在于分析沟通的渠道和要素环节，而在于解释沟通双方的角色功能。也就是说，参与沟通的每一方在不同的阶段都依次扮演译码者、解释者和编码者的角色，并相互交替（图2-3）。该模型不同于直线性沟通模式，强调了沟通是一个循环的过程，发送者和接收者之间相互影响和调整。发送者通过发送信号来表达意义，接收者解码信号并提供反馈，这些反馈又会影响发送者进一步的表达。奥斯古德与施拉姆循环模式更有效地帮助我们理解沟通的复杂性和双向性。该模式的缺陷是将沟通双方放在完全平等的关系中，因此与某些沟通的现实情况不符合，该模式体现了人际沟通特别是面对面沟通的特点，却不能适用于大众沟通的过程。

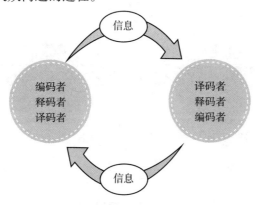

图2-3　奥斯古德与施拉姆循环模式

在护理环境中，通过奥斯古德与施拉姆循环模式，护士可以更好地了解患者的反馈和需求。帮助护士制订个性化护理计划，根据患者的理解、期望和参与程度进行调整。通过与患者进行沟通，护士可以更好地了解他们的感受、信任和合作意愿，从而提供更加人性化和满意的护理服务。奥斯古德与施拉姆循环模式鼓励反馈和互动。在护理沟通中，这意味着鼓励患者参与决策、提出问题和表达意见。通过与患者建立开放和支持性的沟通氛围，增强患者的自主性和参与感，提高护理质量。

（四）伯洛模式

伯洛模式（Berlo Model）是由伯洛于1960年提出的一种人际沟通模式。该模式描述了人际沟通中输出者、信息、渠道、接受者四个要素，重点指出各要素均会受到相关因素影响（图2-4）。例如，输出者及接受者受沟通技巧、态度、知识水平、变化水平、社会背景的影响。信息会因为成分、内容、处理、结构的不同而受到影响。沟通渠道则与五种感觉器官（视、触、听、嗅、味）相关。

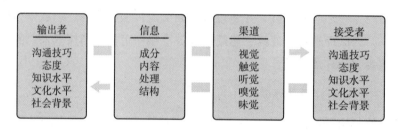

图2-4　伯洛模式

护理人际沟通中护士应该运用伯洛模式提到的核心观点，了解患者的文化背景，包括语言、信仰、价值观和传统等。运用倾听、注视、抚触等技巧体现沟通渠道和感官相关性，完善交流信息的科学性和人文性。这有助于建立有效的沟通，提高患者满意度和护理质量。

（五）韦伯人际沟通模式

韦伯人际沟通模式（Webb Model）主要以研究人际关系为主，韦伯认为人际沟通不仅是信息的传递和接收，更重要的是在人际关系中的互动和相互影响。他关注人们在社会交往中的动机、意义和目的并重视环境对人际沟通的影响（图2-5）。

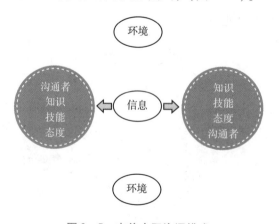

图2-5　韦伯人际沟通模式

在他的理论中，他提出了人际沟通随着时间而发展，沟通双方是同时且持续的发出信息和接收信息。沟通的意义是人们对彼此行为的意图和目的的理解，人际关系起着重要的作用。同时他提出人际交流不单纯是人与人之间，也包括人与环境之间，因此，在人际沟通中，我们应该更多地关注人际关系的建立和维护，理解他人的意图和动机，营造良好的环境。

韦伯人际沟通模式关注人际交往中的交往目的和相互理解。在医疗活动过程中，强调人与环境之间的关系对沟通的影响。护理人员建立良好的人际关系对于有效的沟通和提供高质量的护理至关重要。护士应重视医护团队合作，尊重患者的尊严和权利，理解家属的心情及需求，并与他们建立信任和互动，给予情感支持，以满足患者的情感需求，促进情感疗愈。

（六）伯恩人际交往模式

伯恩人际交往模式（Berne's Transactional Analysis）是由埃里克·伯恩（Eric Berne）在20世纪五六十年代开发的一种心理学理论和人际交往模型。

伯恩人际交往模式主要关注人们在交往中的心理状态、角色和交互作用。伯恩提出了三个基本的心理状态，即父亲状态（parent ego state）、成人状态（adult ego state）和孩童状态（child ego state）（图2-6）。每个人在不同情境下可能表现出这些状态中的一个或多个，它们对人际交往和行为产生影响。伯恩的这些心理模式用于解释个体在人际交往中的行为和交流方式，帮助人们理解和改善自己在不同社交场合中的角色扮演和交流效率。通过认识和调整这些模式，人们可以更好地管理自己的行为和情感，从而改善人际关系。需要注意的是，伯恩人际交往模式并非广泛使用的模型，但它在心理学和咨询领域有一定的影响力，并被用于解释人际关系和交流的一些方面。

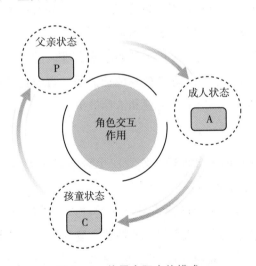

图2-6 伯恩人际交往模式

护患交流过程中，护士可以运用伯恩人际交往模式来观察和识别患者和自己的状态。通过识别患者当前的父亲状态、成人状态或孩童状态，护士可以更好地理解患者的情绪、需求和行为，并相应地调整自己的沟通方式。该模式强调了在人际关系中的非评判性和尊重。护士可以通过采用成人状态的沟通方式，即理性、客观和尊重对待患者，建立积极的护患关系。同时，护士可以避免父亲状态的过度指导和影响，以避免破坏患者的自主性和尊严。

二、积极倾听技巧

在人际沟通中，倾听是一个重要的环节。倾听是用注意力和理解来接收、解释和回应他人的言语和非言语信息。护理沟通中的倾听不同于一般人际交往中的倾听，它是在有效沟通和建立良好护患关系的同时，运用各种技巧真正听出对方要表达的事实和问题、所体验的情感、所持有的观念等。

（一）倾听的意义

1. 增进理解和共享信息　倾听有助于实现有效的信息交流。通过倾听他人，能够更全面地了解对方的观点、需求和感受。倾听帮助获取到更多的信息，并避免误解或歧义。通过倾听，人们能够更好地理解他人的意图和期望，从而促进更深入、更有意义的对话和互动。

2. 建立信任和关系　倾听是建立信任和良好关系的基石。信息接收者真正倾听他人时，表现出尊重、关注和关心，对方感受到被重视和理解的信号。这种倾听的态度有助于建立积极的互动和亲密的关系。通过倾听，也能够表达出对他人的关怀和支持，从而加强彼此之间的信任和情感连接。

3. 促进问题解决和冲突管理　倾听在解决问题和管理冲突方面起着重要的作用。倾听帮助人们更好地理解他人的立场和需求，从而找到更有效的解决方案。通过倾听，能够更好地获取信息、澄清误解，让沟通双方寻求共同的利益和妥协。倾听还有助于减少冲突的情绪化和偏见，从而创造一种合作和建设性的氛围。

4. 培养共情能力　倾听促进了共情的培养。真正倾听他人时，努力理解对方的感受、需求和经历，能够更好地建立情感共鸣。倾听能够培养对他人的关心和关怀，增强人与人之间的情感联系，从而建立更深入和有意义的人际关系。

护理人际沟通过程中，倾听有助于护士理解患者需求，建立信任和安全感，准确传递信息，促进患者健康教育，以及提供心理支持和情感护理。通过有效的倾听，护士可以提供更加个性化和综合性的护理，提高患者满意度和治疗效果。

（二）倾听的原则

1. 保持全神贯注　倾听时要全神贯注地专注于对方的话语和非语言表达。避免分心或中断，给予对方足够的注意力和尊重。

2. 给予尊重和包容　以尊重和包容的态度倾听对方，接纳他们的言语和观点，不带有偏见或批判的态度。尊重对方的个人权利和独特性，避免过早作出评价或下结论。

3. 结合非言语沟通　除了听取对方的言语，还要关注对方的非语言表达，如肢体语言、表情和姿态，这些非语言信号可以提供额外的信息和情感反馈，帮助护士更全面地理解对方的需要和感受。

4. 正向倾听　在倾听过程中保持正向思维的导向，避免带着逆向批判的视角去倾听。倾听后期使用开放性的问题和肯定性的回应，让对方感到被理解和接纳，促进他们的自由表达。

5. 建立双向互动　在倾听过程中，尽管主要任务是倾听他人，但是倾听者要及时反馈，成为谈话的参与者，从而增进彼此的交流和理解，切实体现沟通是一个环形的互动模式。

6. 注意情感需求 倾听时要敏感并关注对方传达信息背后的情感需求,并给予情感支持和安慰,表达理解和共情,帮助对方情感调适和应对。

7. 尊重隐私和机密性 在倾听时,要保护对方的隐私,注意机密性。确保在适当的环境中进行倾听,采取必要的措施保护对方的个人信息和隐私,从而与讲述者建立足够的信任。

护理人际沟通过程中护士要遵循尊重关注患者、无偏见及任何批判性评价的原则积极倾听,给予患者足够的时间和空间来表达他们的需求和疑虑,关注患者的非言语表达,如肢体语言、表情和姿态,表达出同理和共情,并做好患者隐私的保护。

(三)倾听的类型

1. 移情式倾听 是侧重于人的一种倾听方式,强调理解和共鸣。由于每个人的天性、背景和经历不同,所以对同样的问题每个人的反应是不同的,往往造成沟通的障碍。所谓移情式倾听就是从自己的视角转移到对方的视角,用心倾听对方的言辞和情感,努力体会对方所经历的感受和情绪,使对方感到被理解和支持。因此这种倾听方式不仅是表面上的理解,更是通过情感共鸣来连接对方的内心世界。移情式倾听可以在各种情境中使用,包括个人关系、咨询尤其在心理辅导和护理等领域。它有助于建立信任和情感连接,促进更深入和有意义的沟通。

2. 信息式倾听 是侧重于内容的一种倾听方式,倾听者将注意力集中在获取和理解传递给自己的信息上,同时寻找重点和中心思想,从自己的视角出发对其进行分析和思考,如参加学术报告会、文件解读会时的倾听,多属于信息式倾听。信息式倾听有助于在专业和学术环境中获取准确的信息,促进有效的沟通和合作,提高工作效率和准确性。

3. 批判式倾听 是一种侧重于评估所听到内容的倾听方式,强调对所听到的信息进行深入思考、分析和评估。它涉及对他人观点和言辞的挑战性思考,以发现可能存在的逻辑漏洞、偏见、错误或不一致之处。批判式倾听的目的是促进深入的对话和理性的思考,如辩论会辩论双方的倾听。需要注意的是,在实践中,批判式倾听也需要平衡,确保在挑战和评估观点的同时保持开放和建设性的对话氛围。

4. 享乐式倾听 强调通过倾听他人的言辞和故事来获取快乐和满足感。它着重于倾听的乐趣和享受,而不是深入分析或评估所听到的内容。享乐式倾听通常与放松、娱乐和社交交流相关。虽然享乐式倾听注重愉悦和娱乐,但它有助于建立积极的人际关系和社交连接。通过表达对他人的关注和兴趣,享乐式倾听有助于增强人际互动的积极性和友好性。然而,需要注意的是,在某些情况下,如重要的商务会议或需要深入思考和分析的学术讨论中,享乐式倾听可能不太适合,因为这些情境需要更为严肃和批判性的倾听方式。

在护患沟通中,移情式倾听强调情感支持和共情;信息式倾听关注传递准确的医疗信息;批判式倾听促进患者思考和自主性;而享乐式倾听则带来愉悦和轻松的氛围。护士可以根据患者的需求和情境,灵活运用不同类型的倾听来实现有效的护患交流。需要注意的是,批判式倾听和享乐式倾听在护患沟通中需要谨慎使用。批判式倾听应避免过度批判或贬低患者的观点,而享乐式倾听应在适当的时候使用,使用时避免谈及敏感话题,避免在严肃的情况下使用。

(四)倾听的技巧

有效的倾听要求倾听者不仅要积极努力地理解谈话内容,获取重要信息,还要支持和鼓励对方畅所欲言，保障谈话的顺利进行。

1. 进入全神贯注的状态　倾听者要保证倾听时全神贯注，采取坐姿时，身体略向前倾，要面向对方保持合理的距离及姿势，表达出主动倾听的意愿和对话题的关注。但要注意，避免全程身体僵硬不动，身体可随着谈话者的姿势随时调整。

2. 保持眼神接触　在沟通时，倾听者目视谈话者，保持眼神接触是有效倾听的重要组成部分。通过眼神接触，传达出对信息发出者的关注和尊重，也表现出对所听到内容感兴趣。倾听者目光柔和，可偶尔移开视线，不可凝视和斜视，以免给对方带来不良印象和心理负担。

3. 排除干扰因素　选择合适的交流场合，确保环境安静、舒适，没有物理干扰因素，同时选择恰当时间，关闭电子设备或手机静音，保证交流不被其他事务打断。给讲述者提供充足的时间和良好的环境，有助于其集中注意力，流畅交流。

4. 捕捉要点　在倾听过程中，倾听者要善于从谈话者复杂冗长的言语中捕捉要点，必要时在头脑中或以笔记方式建立提纲，它可以帮助倾听者理解和记住关键信息，从而提高沟通的效率。聚焦谈话者所说的关键词和关键短语，观察其面部表情、姿势、手势等非言语线索，以获取更全面的信息。

5. 作出恰当反应　倾听是一个讲者与听者双方交流互动的过程，倾听时听者可以通过重复对方讲话内容的关键词、眼神的注视、不时点头、竖拇指等语言和非语言反应，鼓励信息发出者更多地表达。此外适当的微笑和关心也是正向的倾听反应。值得注意的是，倾听时要避免出现隐含消极情绪的反应，如打哈欠、看手表、心不在焉等。

6. 适当地提问　在谈话者发出模棱两可的信息后，倾听者可以针对不清楚的谈话内容提问，可以用"你的意思是……"或者"你是说……"以求得更具体、更明确的信息。当谈话者信息偏离本次交流主题，或者谈话者因谈及信息的内容而情绪波动较大，倾听者可用提问的方式将话题引向交流主题，从而提高沟通的准确性。

7. 概括总结　交谈过程中，如时间允许，倾听者可以将对方所讲内容给予综合分析并加以概括，同时向讲者征询自己概括内容是否准确、全面，表示自己对交谈的重视。概括可依据具体情况，在交谈过程中或交谈结束时进行。

三、有效表达技巧

在人际沟通中，表达指的是通过语言、文字、肢体动作及其他非语言信号等方式，将自己的想法、感受、需求或意图传达给他人。表达是一种交流的行为，它可以帮助我们与他人建立联系、分享信息、表达情感和满足需求。表达在护理人际沟通中是至关重要的，它可以促进护患关系的建立、增进理解和解决健康问题。

（一）有效表达的意义

1. 增进了解和沟通　有效表达可以帮助信息更好地被理解。清晰明了地表达个人的想法和观点，可以提供准确的信息给对方，加强彼此的认识，从而增进沟通的效果。

2. 建立信任和好感　有效表达能够展示出表达者真诚的态度，增进沟通者之间的信任和好感。当我们能够准确地表达自己的意图和情感时，他人会更愿意与我们建立联系，并更有可能支持我们的想法和需求。

3. 规避矛盾，减少冲突 有效表达对于减少矛盾和冲突至关重要。通过清晰地表达自己的观点和需求，可以更好地与他人协商和合作，消除误解，找到共同的解决方案。有效表达还可以帮助交流双方在冲突中保持冷静和理性，并促进有效的沟通和交流目标的达成。

4. 增加个人影响力 有效表达可以增强个人的影响力。谈话者清晰地表达自己的思想和观点，以及有效地传达自己的需求和意图时，更有可能影响他人的决策和行为。有效表达可以帮助个人在职业生活中获得更好的结果和成就。

5. 增加彼此的满足感 有效表达，可以更好地满足沟通双方彼此的需求和期望。表达自己的需求，同时理解他人的需求，可以更好地满足对方的期望，建立良好的互惠关系，并增加彼此的满足感。

护理人际沟通中，护患之间的有效表达至关重要。有效表达有助于促进患者和护士之间的合作和共同决策。通过明确地表达观点和意见，患者和护士可以更好地协商和制订护理计划。这有助于患者更好地参与自己的护理过程，达到有效的沟通效果。

（二）有效表达的原则

1. 清晰明确 有效表达需要清晰明确地传达想法、观点和信息。使用简洁、明了的语言，避免模糊或含混不清的表达方式，确保表达的意思易于理解，以避免产生误解。

2. 配合倾听 有效表达并不仅仅是表达自己，也包括倾听他人。倾听对方的观点、需求和感受，并展示出真正的兴趣和尊重。通过倾听，可以更好地理解对方，并回应他们的想法，使沟通顺畅进行。

3. 加入非语言沟通 有效表达不仅依靠语言，还包括非语言沟通，如面部表情、姿势、眼神接触和手势。很多时候非语言信息比语言信息更真实、生动。因此，需要注意确保使用的非语言表达含义与言语意思的一致性，以增强表达效果。

4. 尊重和礼貌 在人际沟通中，尊重和礼貌是至关重要的原则。尊重交往对象，表现于外的就是使用友善、礼貌的语言，温和的语调，辅以合适的非语言信息。尊重他人的观点和感受，即使双方意见不同，也要以礼貌的方式进行交流，避免冒犯或攻击性的言辞。

5. 反馈和确认 在表达中，提供反馈和确认是非常重要的。对他人的表达给予适当的反馈，确保正确理解对方的意思，同时体现自己对对方表达信息的兴趣和关注。倾听者也可以通过表达重述的方式对对方的观点或提出的问题进行确认，以保证理解的准确。

6. 简洁明了 有效表达需要简洁明了。避免冗长和复杂的句子，使用简单直接的语言，尽量减少使用行话、专业术语或复杂的词汇，以确保信息容易被理解。

7. 适应对方 有效表达需要根据对方的背景、知识水平和文化程度进行适应。选择适当的词汇和表达方式，以确保信息能够被对方准确接收。

护理人员在工作中接触不同职业、性格、民族、社会层次、文化素养的人，表达过程要注意谈话的分寸、掌控谈话内容，以达到收集病情资料、提供健康教育、促进康复的目的。

（三）有效表达的类型

1. 语言表达

（1）信息型表达：旨在传达事实、数据、观点或意见。它通常用于交流具体的信息，如提供医疗建议、解释诊断结果、说明治疗计划等。信息型表达需要清晰明确地传达信息，以确保对方正确理解。

（2）情感型表达：涉及传达个人的情感状态、情绪或情感需求。这种类型的表达可以帮助他人了解双方的感受，如表达关心、担忧、喜悦或失望。最大的特点是在表达中发挥谈话者的共情能力，帮助个人建立舒适的人际交流圈。

（3）思辨型表达：对于谈话者来说需要讲究谈话策略，以协商的形式说服他人，达到自己的谈话目的，甚至在激烈的辩论状态下带着不断修正观点的敏捷思维进行表达。

（4）演说型表达：指用优美的声音在公众场合讲话，如高质量的工作汇报、精彩的演讲等。通过运用合适的语言和技巧，演讲者能够有效地传达自己的意图，并提升演讲的影响力和效果。演说型表达要求演讲者具备良好的口头表达能力，包括清晰的发音、流利的语速、适当的语调和节奏，以及生动而富有感染力的语言。

2. 非语言表达

（1）肢体语言表达：指通过面部表情、姿势、手势、眼神接触等方式传达思想，形象地表达情感的一种沟通方式。通过肢体动作，可以了解他人的思想意识、情绪变化等。有时候肢体语言往往比可以伪装的有声表达更真实可信，而有声语言辅以适当的肢体语言会达到更好的沟通效果。

（2）写作表达：是指通过书面方式传达信息。书面表达在许多场合中都很重要，如学术论文、商务信函、报告、简历、公告等。它是一种有效的沟通方式，能够传达准确的信息、表达清晰的观点，并在时间和空间上跨越限制，使信息可以广泛传播和保留。

这些不同类型的有效表达在护理活动中都有重要的作用。信息型表达和情感型表达在接诊及护理评估过程中更能够帮助护士获得患者的信任及得到准确的病情资料。在进行护理操作过程中一些非语言的表达更容易让患者感受到温暖并避免紧张情绪。写作表达及演说型表达可以用来在健康教育及学术会议中体现护士的职业价值。

（四）有效表达的技巧

1. 准备清晰的信息　在表达之前，先梳理清晰自己要传达的信息，确定想要通过谈话传达的最重要、最关键的观点，明确核心内容，并组织好逻辑结构，以确保表达具有清晰性和连贯性。

2. 使用简明扼要的语言　使用简洁明了的语言表达，避免冗长和复杂的句子，可以使他人更容易理解和记忆。运用通俗易懂的词汇及生动的词语和描述将复杂的语句简化可以增强表达效果。

3. 副语言应用技巧　副语言也称辅助语言，指的是与声音相关的组成因素，包括语气、音调、语速和音量。语速过快或过慢，音量的大小及语气语调的变化都可能影响他人对表达内容的理解。成功的表达要适应对方的语速，并注意语调的转换，使用恰当合适的音量。副语言的技巧也要根据表达场合、对象及表达的内容进行动态调整以传达出最佳的信息和情感。

4. 称赞技巧　赞赏是一种激励和温暖人心的力量，心理学家威廉·詹姆斯曾说："人类本性中最深刻的渴求就是受到赞赏。"发自内心的赞美包含欣赏对方最美、最有价值的东西，能提升对方的自信心，并释放潜能。有效表达过程中恰当应用赞美及肯定的语言可以增进双方的感情交流，是建立良好人际关系的催化剂。

5. 共情技巧　共情的语言是情感的载体，有情感的表达是语言的灵魂。没有情感的语言是干瘪乏味的，表达过程将情感带入其中，哪怕只有寥寥数语也能感动人心。充满激情和真挚情感的语言表达，其魅力在于能够在人际沟通过程中化平淡为神奇，使语言的感染力成倍增加，从而提高沟通效果。

6. 表达失误补救技巧　在交流中，一些表达失误可能导致误解或困惑。淡化错误，避免过于强调并继续向前推进，并使用短语如"抱歉，我刚才的说法有点不准确，实际上是……"，然后提供正确的信息重新阐述。可以主动向听众征求反馈，使用幽默化解尴尬。出现表达失误，重要的是保持镇定和自信，接受错误并积极纠正，可以展示出表达者的专业素养和对准确传达信息的重视。

7. 使用具体和生动的例子　使用具体的例子和生动的描述，有助于更好地传达观点和想法。无论是讲故事、解释概念还是支持论点，具体的例子和生动的描述都是有效的表达工具。创造形象和情感共鸣的案例可以使表达更具体、易于理解和记忆。

8. 尊重和礼貌　在表达时，采用尊重和礼貌的语言和态度，选择措辞温和、礼貌的话语可以创造一种开放和友好的氛围，鼓励他人愿意进行深入的交流和对话。同时注意避免使用冒犯性的言辞或攻击性的语气，有助于避免争吵和冲突，促进相互理解和共识的达成，从而建立积极的人际关系。

9. 练习和反思　好的表达能力不是一蹴而就的，要善于思考和总结。可以通过模拟演讲、角色扮演或与他人进行实际对话等方式来练习。可以寻求他人的意见和建议，注意观察他人的反应和理解程度，了解他们的看法从而思考总结自己在表达中的强项和改进点，不断提高自己的表达能力。

护理人员拥有良好的表达能力对实际的临床工作具有重要的意义，护理语言表达技巧需要不断精进和提高，并且灵活运用在各种护理场合中。从学习医学语言开始到最终成为具有优秀表达能力的实践护士需要日积月累的培训和自我成长。

四、有效反馈技巧

在人际沟通中，一个完整的沟通过程，既包括信息发送者的表达和信息接收者的倾听，又包括接收者对发送者的反馈。反馈指的是在人际沟通交流和互动的过程中，主动接收和回应对方的意见、观点和情感表达，是一种开放、理解和富有反思的过程。

（一）有效反馈的意义

1. 提高沟通效果增进理解　有效反馈有助于提高沟通的质量和效果，帮助表达者看到问题和情况的不同角度。他人的观点和意见反馈能提供新的思考方式和解决问题的途径，增进交流双方的相互理解从而开拓思维，促进创新和更好的决策。

2. 加强人际关系和信任　有效反馈可以建立信任和增进合作关系。当人们感受到对方真诚、尊重和建设性的反馈时，他们更有可能相信对方的意图，愿意与对方合作，并更好地应对反馈所指出的问题。给予和接受反馈时，展示谦虚和开放的态度，能够更好地与他人建立连接和共鸣。

3. 促进个人成长和进步　有效反馈是个人成长和进步的关键因素之一。通过给予反馈来表达自我关于沟通内容的理解和认知，通过接受他人的反馈能够意识到自己的不足，并有机会改进和提升。这有助于发展新的技能、提高自我意识和自信心，促进个人及职业成长。

4. 提高工作效率和绩效　在工作环境中，有效反馈对于提高团队的工作效率和绩效具有一定意义。通过及时、明确和具体的反馈，团队成员可以更好地了解自己的职责和期望，改进工作方式，并取得更好的成果。

5. 有助于建立积极的沟通氛围　当沟通双方诚实地交流反馈，相互支持和尊重时，交流双方的人际关系更加积极，个人成就感得到满足。同时积极反馈可以避免交流障碍和减少矛盾，从而提高工作动力和满意度。

护理人际沟通过程中，有效的反馈意义重大，对患者的表达不予反应，自顾自地完成工作是如今医患矛盾的重要来源。认真倾听并给予恰当的反馈可以让患者觉得被尊重和理解。同时对于患者给予的反馈内容能够积极地接受，进行反思，调整沟通内容和计划是确保成功沟通的关键点。

（二）有效反馈的原则

1. 尊重和建设性原则　以尊重和提供建设性意见的态度提供反馈。避免使用攻击性、指责性或贬低性的语言，应该关注问题本身，提供具体的建议和改进方向。

2. 避免模糊原则　反馈应该具体、明确，涉及具体的行为、言辞或情境。避免模糊或笼统的表达，而是提供明确的细节和例子，以便对方理解和采取行动。

3. 双向沟通原则　反馈应该是一个双向的过程，包括传达和接受反馈。给予对方表达观点和感受的机会，并倾听他们的回应，这样可以促进更深入的理解和对话。

4. 及时性原则　反馈应该在适当的时机提供，以便对方及时采取行动或作出调整。延迟或拖延反馈可能导致问题进一步恶化或误解加深。

5. 客观性原则　反馈应该集中在具体的行为、表现或问题上，而不是攻击或评价个人的品格或身份，这有助于保持反馈的客观性和专业性。

6. 保护隐私原则　对于一些敏感或个人性质的反馈，最好在私下提供，以避免公开羞辱或尴尬。这样可以创造一个安全和信任的环境，使对方更愿意接受反馈并进行改进。

7. 适应接收者原则　考虑接收反馈者的个人特点、文化背景和偏好，调整反馈的方式和语言。不同的人可能对反馈的接受方式有所差异，因此要尽量适应对方的需求和风格。

（三）有效反馈的类型

1. 肯定性反馈　是指对他人的积极行为、成就或贡献给予正面的肯定和赞扬。这种反馈可以增强个人的自信心和动力，促进继续取得好的表现。肯定性反馈通常以鼓励、表扬和感谢的形式出现。

2. 建设性反馈　是针对他人的行为或表现提供建设性的意见、建议或指导。它旨在帮助对方改进和发展，并提供具体的改进方向。建设性反馈通常基于事实和观察，以促进个人或团队的成长和进步。过程包括"认可－描述－影响－确认"四个步骤。

3. 指导性反馈　是一种提供具体指导和建议的反馈形式。它通常在学习、培训或师生关系中使用，帮助他人掌握特定的技能、知识或领域。指导性反馈包括提供示范、指导和建议的方式。

4. 评估性反馈　是对他人的工作、表现或成果进行评估和评价的反馈形式。它包括对任务完成情况、绩效评估或目标达成程度的评估。评估性反馈通常在正式的评估或考核过程中使用。

在护理人际沟通过程中，应用适当的反馈类型可以促进有效的沟通和建立良好的护患关系。当患者表现出积极的行为、配合治疗或展现进步时，及时给予肯定和赞扬。这种肯定性反馈可以是口头赞美、鼓励的话语或者适当的身体接触，如握手或拍拍手。患者提出专业护理问题时，给予指导性反馈可以帮助患者理解和遵守医嘱、治疗计划或预防措施。而在健康教育过程中可以融入建设性反馈来纠正患者的不良生活行为，加强患者自我健康管理的能力。

（四）有效反馈的技巧

1. 反馈信息明确具体　反馈要使用具体、明确、不笼统、不抽象和不带成见的语言。例如，"张大爷，您今天的表现很好啊"就不如"张大爷，您今天功能锻炼做得非常好"，有时人们只顾着把结论反馈给对方，却没有注意有义务和责任提供更具体的细节。如果接收到不具体的反馈，我们可以再对之反馈。例如，听到对方说"小王护士，你指导得真有效"这样不太明确的评价时，可以这样反馈："李阿姨，您认为我指导的哪里对您帮助比较大，还有什么需要注意的吗？"进行这样的有效反馈可以使双方受益，共同获得对事物更深的认识。

2. 把握适宜的反馈时机　一般情况下在对方表述完之后，可根据自己理解进行适当反馈。及时的反馈往往利于问题的解决，否则容易积累矛盾。值得注意的是及时反馈不代表立即反馈，要灵活捕捉最佳时机进行反馈，避免在对方有抵触情绪时作出不恰当反馈。

3. 表达体会和感受　反馈时要关注可能的改进，根据可能产生的效果来设计讲话内容，最好用"我……"而不用"你……"的句型。用"你……"听起来像是指责对方，会引起防御反应和抵制情绪，例如，"您这种饮食观念可不行"不如换成"我觉得您这种饮食观念应该改变一下"。

4. 多用支持性、建设性的语言反馈　这一技巧反映了反馈过程中人性化的一面，有助于沟通双方建立良好的人际关系。如果人们接受的都是负面评价，就可能会认为对方喜欢批评别人、难以相处。因此想要实现良好的接受反馈，就要注意给予反馈时候的委婉和恰当。

5. 顾及对方感受及需求　在表达自己的反应和感受后，就要解释对方行为带来的影响，同时要保证所反馈的内容是合理的。要顾及对方的感受及需求，每一个人都有一个承受反馈的上限，所以要关注反馈对于接收者产生的价值和影响，不要一吐为快，这样反馈往往适得其反。以友好关心的方式来反馈，而不是先入为主、盛气凌人地阐明自己的观点、评价信息发送者的语言和行为。

6. 积极的心态接受反馈　不管反馈者的初衷如何，大多数人在建设性反馈及指导性反馈过程中接受反馈都会自动转入防御模式，常常感到惊讶甚至生气、回避、否认。接受反馈时应以积极的心态和学习、成长的态度进行，以避免矛盾。

7. 理解和澄清反馈　在接受反馈的过程中，有些反馈是可取的，也有不可取的。针对可取的反馈，应该予以认可。对于不可取的反馈，可能是错误的，或者对方误解了问题，以致对情况判断错误，可以通过进一步解释或澄清事实来处理。

8. 关注非语言表达　非语言表达能够补充语言表达的内容，在反馈过程中积极应用目光注视、面部表情、身体语言等作为反馈的技巧可以达到良好的沟通效果。

9. 适度反馈　尽管反馈在沟通过程中十分重要，但反馈必须适度，如果反馈让人生气、烦躁、受伤，如在医患纠纷矛盾爆发过程中，可以暂时不做反馈，等到心平气和的时候再进行。不适当的反馈会让对方感到窘迫甚至更加反感。

护患沟通过程中，反馈是一个双向的过程。护士作为信息发送者，应积极接受患者给予的反馈，正确判断患者的需求，采纳患者提出的宝贵意见。护士作为信息的接收者，则要耐心倾听，尊重患者的表达，适当对患者传递的信息作出反馈，并有效运用非语言的技巧鼓励患者进行更多更有效的表达，从而得到良好的护患沟通效果。

本章小结

思考题

1. 试说明沟通的过程，分析沟通几大要素。

2. 最近，护士小张正在护理一名刚刚确诊为糖尿病的年轻患者王先生。在护理过程中，小张发现这位患者常常感到沮丧和焦虑，对于血糖的波动特别紧张，同时在饮食方面感到困惑。王先生喜欢提出问题，倾诉自己的担忧。小张意识到与他建立有效的护理人际沟通关系至关重要。请描述相关的倾听技巧，并解释如何应用它来帮助这位患者。

3. 在一家养老院工作的护士长发现，一位名叫玛丽的老年患者近期情绪低落，终日闷闷不乐，周围人对她的身体状况感到不安。经过了解护士长得知玛丽最近失去了她的丈夫，这对她来说是一个巨大的打击，玛丽拒绝服药并对生活失去信心。护士长试图与玛丽进行一次谈话来帮助她，护士长应采取何种表达方式及表达技巧？

更多练习

（刘淑梅　毕爱萍）

第三章　护理工作中的关系沟通

教学课件

学习目标

1. 素质目标

培养护士的耐心、细心和同理心，使护士能够关注患者和家属的需求及感受，提升其服务和沟通意识，以建立信任和积极的沟通氛围。提高文化敏感性，促使护士更具包容性地适应不同文化背景下的沟通。培养护士团队协作精神和多专业合作意识，提升工作效率与服务水平。

2. 知识目标

（1）掌握：护理工作中基本的沟通技巧、基本原则和方法。

（2）熟悉：特殊情境下及团队协作中的沟通要求和应对策略。

（3）了解：有效人际沟通在护理工作中的重要性；护理人员与不同对象的沟通特点和注意事项。

3. 能力目标

能够有效倾听、识别并解决患者和家属的需求，运用所学的沟通技巧与患者和家属进行有效沟通。能够清晰、明了地传达关键信息，确保患者和家属理解治疗计划和护理程序。能够在特殊情境下，迅速应对并妥善处理沟通问题，具备处理紧急和特殊情境的能力，能参与多专业团队的有效沟通，促进跨学科合作，发挥协同作用，促进信息交流与合作。

案例

【案例导入】

　　一位年仅4岁的小男孩，因为急性白血病住进了医院。他的父母因为担忧孩子的病情，显得异常焦虑和紧张。小男孩对医院的陌生环境产生了恐惧感，每天都哭闹不止，不愿意接受治疗。护士小王意识到患儿的哭闹可能影响到治疗及护理计划的顺利进行，需要通过有效的沟通来缓解患儿及家属紧张和恐惧的情绪。

【请思考】

　　在以上特殊情景中，护士小王将如何运用人际沟通基础知识与患儿、家属及其他医务人员进行有效沟通，建立起护患、医护间的信任感，确保医护团队能够顺利开展救治工作？

【案例分析】

　　在护理工作中，护士与患者、家属、其他医务人员等人员的有效沟通及团队合作是必不可少的，护士需要不断提高自己的沟通能力和团队协作能力，以便更好地服务于患者，提高护理质量和患者的满意度。这对于建立良好的护患关系，促进患者康复，提高工作效率，减少医疗纠纷等具有重要的意义。

第一节　护理工作中的沟通

　　护理工作中的沟通包括护患关系沟通、护士与家属的沟通、护士与其他医务人员的沟通，以及特殊情境中的沟通。

一、护患关系沟通

（一）护患关系沟通的概念

　　护患关系（nurse - patient communication）是指医护人员与患者之间建立的一种特殊关系，涵盖沟通、互动和相互理解。其本质在于为患者提供全面的医疗护理，同时关注患者的情感和心理需求。护士通过精心照护和卓越的护理技术，为患者提供无微不至的关怀，协助其战胜痛苦与疾病。在这一关系中，沟通起着至关重要的作用。有效的沟通有助于建立信任的护患关系，可以促进患者对医疗计划的理解和合作。通过倾听患者的需求和其所提供的清晰信息，医护人员能够更好地满足患者期望，提高患者满意度。良好的沟通还有助于减轻患者的焦虑和恐惧，创造支持性的医疗环境，促进更好的治疗结果。深刻理解了护患关系的特殊性后，不难发现这一关系不是单一的模式，而是包含着多种交互方式。除了医护人员通过精心照护提供全面医疗护理的传统模式，还需要关注护患关系的多样性。因此目前倡导多元的护患关系模式，主动被动型和共同合作型等多元模式提供了更广阔的视角。在这些模式中，患者与医护人员的互动不再仅限于医疗技术的执行，更涉及彼此之间的主动参与和共同努力。通过深入研究这些模式，能够更好地理解医患互动的复杂性，为医疗服务质量的提升和患者体验的改善提供更为全面的视角。

（二）护患关系沟通的多元模式

　　传统的护患关系强调医护人员的专业知识和技术，以医疗护理为主导。然而，随着社会变迁和医疗观念的演进，人们对患者角色的认识逐渐发生改变。患者不再被视为被动接受医疗的对象，而是被视为具有自主权和参与权的主体。这种变化促使医护人员与患者之间的互动变得更加复杂和多层次。患者越发关注个性化的医疗服务和更多参与医疗决策的机会，而这就需要建立更加灵活和多元的护患关系模式。随着患者自主参与度的提高和医疗信息的广泛传播，患者对健康信息的获取更加容易，对医疗选择有了更多的了解和参与。这使得医护人员需要更加敏锐地倾听患者的需求，建立起更加开放、合作的护患关系。与此同时，社会对多元模式的关注也在提升，认识到不同患者可能需要不同形式的医疗互动。这种对多元模式的关注促使医疗机构和从业人员更深入地研究和应用不同的护患关系模式，以提供更为个性化和全面的医疗服务，从而提升患者满意度和整体医疗体验。多元的护患关系模式主要包含以下三种。

1. 主动被动型　主动被动型护患关系中，医护人员在医疗过程中扮演主导角色，提供专业建议和护理，患者相对被动接受。该模式有助于在紧急情况下迅速制订治疗计划，为患者提供紧急救治，减轻患者的焦虑感。医护人员在治疗方面扮演主导角色，决策过程主要由专业医护人员来完成。可能导致患者缺乏主动性，并且医疗决策较为单一。

适用人群：适用于对医疗决策相对依赖、希望医护人员提供明确计划的患者。特别在紧急情况下，这种模式能够迅速作出决策，减轻患者的不确定感。

举例：在手术后的恢复期，护士负责患者的康复护理，如更换伤口敷料、监测患者生命体征等。患者在这个阶段相对被动，依赖于护士的专业护理来促进康复。护士在提供专业服务的同时，患者主要接受并配合护理过程。

2. 共同参与型　共同参与型护患关系强调医护人员与患者共同参与医疗决策和治疗计划的制订，形成紧密的合作关系。决策过程强调医护人员与患者的共同努力，使患者在医疗决策中起到更为主动的角色。这包括关注患者的情感需求和提供个性化的医疗护理。该模式可促进患者对治疗计划的理解和合作，提高治疗效果，更精准地满足患者的个性化需求，提高治疗效果和患者满意度。需要注意的是，该模式可能会因决策过程较为复杂而导致效率降低，从而需要更多的时间和资源，特别是对于个性化护理的要求。

适用人群：强调患者主动参与、希望与医护人员共同决策。适用于患者有独特需求的情况，注重患者的个性化护理。特别适用于患者需求较为复杂的情况，包括情感需求较为突出的患者。

举例：在糖尿病管理中，护士与患者共同参与制订个性化的护理计划。护士与患者讨论药物管理、饮食和运动等方面的决策，听取患者的生活习惯和需求，共同制订适合患者的管理方案。这种共同参与的护患关系可以更好地满足患者的个性化需求。

3. 指导合作型　指导合作型护患关系强调医护人员在医疗过程中扮演引导者的角色，同时鼓励患者参与决策和治疗计划的制订。医护人员在治疗方面扮演引导者的角色，引导患者更主动地参与医疗决策过程。这种关系强调了患者在康复中的主动参与，同时又受到护士专业指导的支持。不过该模式需要医护人员具备更强的沟通和引导能力，以平衡专业建议和患者的个人意愿。另外在治疗过程中可能会出现意见分歧，需要医护人员通过有效的沟通解决。

适用人群：适用于希望在医疗决策中得到专业指导，同时也愿意参与决策的患者。患者在决策过程中希望得到医护人员的专业建议和引导，但也愿意就个人需求提出建议。该模式提供专业引导，同时充分尊重患者的选择权，平衡医护人员的专业建议与患者的个人意愿。

举例：在心脏康复中，护士为心脏手术后的患者提供专业的康复指导。护士会详细解释患者需要进行的康复锻炼、药物管理和饮食控制，同时指导患者如何正确监测生命体征。护士的专业指导在康复阶段发挥关键作用，患者通过接受护士的指导，更好地参与康复过程。

总体而言，护患关系多元模式的兴起与发展折射出医疗体系正在经历一场从以医生为中心向患者为中心转变的深刻变革。这一趋势的核心在于强调医护互动中更平等、更密切的合作关系，凸显了患者作为治疗过程中重要参与者的地位。

这种演变意味着护患关系已经不再是单向的治疗者对患者的服务，而是建立在平等基础上的协同互动。医疗专业人员在治疗过程中更加倾听患者的需求和期望，鼓励患者参与决策，并将其视为自己治疗计划的合作者。这样的合作关系不仅促使医疗体系更好地适应个性化医疗的需求，也为患者提供了更加人性化、关怀体验的医疗服务。随着这一新模式的推动，患者不再只是医疗过程的被动接受者，还可以积极参与和引导自己的治疗方向。同时，医护人员也更加注重与患者之间建立紧密的信任关系，推动医疗体系向着更综合、更具关爱的方向发展。这种转变不仅有助于提高治疗效果，更能够促进医患之间更加健康、积极的互动，为整个医疗社区创造更融洽的合作氛围。

（三）护患关系沟通的特征

护患关系是一种以患者为中心的治疗性互动。护士是护理过程的主要执行者，不仅提供护理服务，同时也要积极参与治疗过程，促进患者康复。在这种关系中，医护人员承担主要责任，以专业知识和技能为基础，提供高质量的医疗服务，确保患者的需求得到满足。整个过程注重沟通的透明性和及时反馈，旨在建立互信和治疗性的工作氛围，最终目的在于全面满足患者的生理、心理和社会层面的多元需求，推动护患合作向积极、全面的方向发展。护患关系沟通的特征具体从以下几个方面阐述。

1. 帮助性 这一特征强调护患关系是一种互助和支持的关系，护士不仅是提供护理服务的专业人员，更是构建互助和支持的帮助系统的一部分。护士在这种关系中充当支持系统的角色，通过关怀和专业的护理，为患者提供心理和生理上的支持。患者在这一系统中得到的不仅是医疗服务，还包括对其整体健康和生活的全面关注。

2. 专业性 即基于医学知识和专业护理技能的交流。护患沟通要求医护人员以专业的态度与患者互动，使用清晰而准确的医学术语，确保患者理解病情和治疗计划。这种专业性的互动有助于建立患者对医护人员的信任，并提升医疗服务的质量。

3. 治疗性 护患关系被强调为一种治疗性的工作关系，即护士积极参与到治疗过程中。护士在治疗性的工作关系中不仅是提供者，更是患者康复的重要参与者。通过共同决策、个性化的护理计划及对患者的全面关注，护患关系成为促进患者康复的关键环节。

4. 护士是护患关系后果的主要责任者 护士在护患关系中是后果的主要责任者，需要对关系的发展和结果负责。护士在沟通中具有引导和影响的作用，需要注意沟通方式、处理患者的反馈，确保护患关系的稳定和积极发展。这种责任感有助于建立健康的沟通氛围，提升患者的满意度。

5. 护患关系的实质是满足患者的需要 护患关系的实质在于满足患者的多层次需求，包括生理、心理和社会层面的需求。护士通过敏锐的观察和深入沟通，努力理解患者的需求，并提供相应的护理和支持。这种关注全面性需求的实质性特征有助于建立患者满意度高、信任度强的护患关系。

（四）护患关系沟通的意义

有效的护患沟通为提升患者满意度、促进患者治疗依从性、改善病情管理、减轻患者焦虑和恐惧、建立护患信任关系及预防和解决问题提供了有力的支持。通过专业而有温度的沟通，医护人员能够满足患者对关怀和支持的需求，使患者在治疗过程中感受到被理解和尊重。这种沟通不仅有助于患者更积极地参与治疗，提高治疗效果，同时也构建了一个稳固的信任基础，为医患合作的良好发展奠定了坚实的基础。良好的护患关系沟通的意义在于将医疗服务从单纯的技术性层面提升到人性化的层面，创造出更为温暖、理解和有效的医疗环境。

（五）护患关系沟通的影响因素

1. 信任危机 主要表现为患者对医疗团队的治疗方案、诊断或护理计划产生疑虑。这可能由于沟通不畅、解释不清晰、信息传递的不及时等因素引起。建立患者对医疗团队的信任，是有效医疗护理的关键。

2. 责任不明 主要表现为医疗团队内各专业成员在患者护理中责任分工不清晰。这可能导致信息传递的缺失，治疗计划的不协调，从而影响患者的整体护理。明确每个成员的责任有助于确保全面而协调的医疗服务。

3. 权益影响 主要表现为患者感觉自己的医疗权益未受到充分尊重和保护。这可能源于沟通不透明、医疗决策未充分征求患者意见，或对患者关切的问题未能得到妥善处理。确保患者的权益得到充分尊重是医疗伦理的重要原则。

4. 理解差异 主要表现为患者和医疗团队之间在文化、语言、教育水平等方面存在的差异。这可能导致信息的误解或误传，影响双方对治疗方案和护理计划的共同理解。因此，面对跨文化沟通的挑战时需要采取一定措施，如提供翻译服务、文化教育等，以促进双方更好理解。

知识拓展

良好护患关系的具体表现

透明的信息传递：医护人员应当向患者提供清晰、准确的病情信息，包括诊断、治疗选项和预期效果。透明的信息传递有助于建立信任，使患者更能理解和参与治疗过程。

个性化治疗计划：良好的护患关系意味着医护人员应当与患者共同制订个性化的治疗计划，考虑患者的需求、偏好和生活背景。这种共同决策有助于提高治疗的接受度和效果。

关注患者的意愿和需求：医护人员应当尊重患者的意愿和需求，确保治疗计划符合患者的价值观和期望。这种关注有助于建立更为积极的治疗氛围。

持续的沟通与支持：良好的护患关系要求医护人员与患者之间保持持续的沟通，及时了解患者的病情变化和心理状态。同时，提供情感支持和鼓励，帮助患者更好地应对治疗过程中的挑战。

二、护士与家属之间的沟通

护士与家属之间的沟通是指在医疗环境中，护士与患者家属进行信息交流、情感支持和共同决策的过程。这种沟通旨在传递患者的病情、治疗计划和护理措施，同时倾听家属的关切和需求，以确保患者在医疗过程中得到全面的照顾。在这一过程中，护士需运用专业术语和简明清晰的语言，提供必要的医学信息，同时倡导与家属间的互动，以建立互信关系，提升患者及其家属的满意度和参与感。

（一）患者家属的角色特征

1. 照顾者　家属作为照顾者，主要关注患者的日常生活需求，包括饮食、个人卫生、安全等方面。在与护士的沟通中，他们可能分享患者的生活习惯、偏好和需求，为护士提供关键的背景信息，以便制订个性化照护计划。

2. 参与者　家属作为参与者，积极参与患者护理决策。他们在与护士的交流中分享对患者病情的观察和了解，与护士共同讨论治疗方案，并在可能的情况下，共同决策患者的医疗和护理选择。

3. 替代者　当患者无法有效表达自己的意愿或无法参与决策时，家属可能充当替代者的角色。他们与护士沟通，代表患者就医疗决策、照护计划等方面作出选择，确保患者获得符合其价值观和偏好的护理。

4. 支持者　家属作为支持者向护士提供重要信息，如患者的健康史、药物过敏情况等。这种信息有助于护士更全面地了解患者的状况，为制订个性化的治疗和护理计划提供基础。

5. 共同承担者　家属与护士一同承担责任，共同参与患者的护理。在这个角色中，家属与护士共同协作，分享信息、建议和反馈，形成一个团队，以确保患者得到全方位的、协调一致的护理。

（二）与患者家属有效沟通的影响因素

1. 角色（定位）模糊　患者家属期望医疗团队在治疗过程中提供全方位的支持，不仅是专业治疗，还包括心理和社会层面。例如，他们可能期待医生能够详细解释治疗计划并提供情绪上的支持，希望护士除执行医嘱外还提供心理安慰。这可能导致家属对医疗团队成员的角色定位不明确，难以满足期望，影响有效沟通。

2. 信任冲突　过去的医疗经历或文化差异可能导致患者家属对医疗团队产生不信任，这种信任冲突阻碍了有效沟通，使家属不太愿意接受建议或与医疗专业人员积极合作，以致影响了治疗的成功实施。

3. 责任不明　在医疗团队中，若医生、护士、社会工作者的角色边界不明确，可能会导致患者家属难以确定三者各自负责的护理方面，增加患者家属的不确定感，影响对治疗计划的理解和执行，对患者的健康造成不良影响。

4. 经济压力　患者家属的经济压力也可能对医疗决策产生影响。担忧医疗费用和保险问题可能使他们犹豫是否接受特定治疗方案，从而影响了患者的治疗路径。在这种情况下，医疗专业人员需要提供清晰的费用解释和有关保险覆盖的信息，以减轻他们的经济担忧。在治疗选择方面，应考虑患者家属的经济状况，提供经济可行的治疗建议，确保医疗决策符合患者家庭的实际情况。

（三）与患者家属有效沟通的技巧

1. 尊重　护士应以尊重为基础，倾听患者家属的观点和需求。通过使用礼貌和尊重的用语，营造良好的沟通氛围。在交流中展示对患者家属的关切和理解，确保他们感受到被重视和关心。

2. 心理支持　护士在沟通中应展现关怀和同理心，主动询问患者家属的情绪和需求。提供心理支持的资源，如心理健康咨询服务或支持小组，以帮助患者家属应对可能的情绪压力。在面对患者家属的情绪反应时，护士需要表达理解，并提供积极的情绪支持。

3. 耐心解答　护士在与患者家属沟通时需要保持耐心，仔细倾听他们的问题和疑虑。通过清晰、简明的语言解答问题，避免使用过于专业的术语，确保患者家属能够充分理解。在解答过程中，护士可以使用示范、图示等方式帮助患者家属更好地理解医学信息。

4. 提高服务效率　护士可以优化工作流程，合理安排护理任务，以确保在服务中更加高效。利用现代技术，如电子健康记录系统，更迅速、准确地记录和检索患者信息。在与患者家属沟通时，确保信息的及时传递，避免不必要的等待时间，提升整体服务效率。通过高效的沟通和工作流程，护士可以更好地满足患者家属的需求，提供高质量的护理服务。

三、护士与其他医务人员的沟通

沟通不仅是信息传递，更是团队协作的基石。护士与其他医务人员之间的沟通是协同护理的基石，能为患者提供更安全、高效的医疗体验。护士扮演着关键的角色，与医生、护士长等专业人员协调患者护理计划，确保患者得到全面的医疗关怀。有效的沟通包括及时传递患者信息、共享诊疗计划、协调治疗步骤，并及时反馈患者状况变化，以确保全面、连贯的医疗服务。与其他医务人员的有效沟通也是护士职业责任的一部分，护士与其他医务人员通过专业、简洁、严谨的沟通，能够更好地向专业团队传递患者的健康需求和当前状况，帮助医疗团队为患者提供更为个性化和温暖的医疗护理服务。

（一）医护沟通

1. 医护沟通的概念与模式

（1）概念：医护沟通是指在医疗团队内，医生和护士之间进行信息交流和互动的过程。这种沟通旨在协调患者的护理计划、传递关键的医疗信息，确保医生和护士之间的协同工作以提供全面而高效的医疗服务。医护沟通的目标是促进团队成员之间的理解、协作和为患者提供有效的护理，以提高医疗质量和患者满意度。在这个过程中，医生和护士可能会共享患者的病历信息、诊断和治疗计划，并及时更新患者的状况，以便全体医疗团队成员能够更好地协同工作，为患者提供个性化、高效和安全的医疗关怀。

（2）模式：①主导从属型，这一医护关系模式中，医生通常占据主导位置，而护士则处于从属的位置。医生负责作出诊断，制订治疗方案和决策，护士则执行医生的医疗指示并提供护理服务。这种模式下，医生的权威性较强，强调医生的专业判断，而护士更多地执行医生的指示。这种模式可能导致医护沟通中的信息传递单向化，护士在决策和护理方面的独立性相对较低。②并列互补型，在这一医护关系模式中，医生和护士被视为平等的合作伙伴，相互之间存在协同合作关系。医生强调对医疗决策的专业判断，而护士强调对患者的全面护理。彼此之间存在相互尊重和协作的关系，医生和护士在制订治疗计划、执行护理任务及沟通患者信息方面共同参与。这种模式强调团队合作，有助于提高患者关怀的全面性和医疗团队的效能。

目前，并列互补型医护关系模式的兴起标志着医疗体系对于具备综合性和协作性的医疗团队的需求。这种模式强调了医生和护士在治疗和护理过程中的平等地位，以及他们在共同关心患者的全面健康方面的共同责任。医生和护士之间的相互尊重和密切协作有助于更好地满足患者的个性化需求，提高医疗服务的质量。患者作为治疗团队中的合作伙伴，更容易获得全面而个性化的医疗护理。这种演变反映了医护关系向着以患者为中心、团队协作和专业平等的方向发展，为提升整个医疗体系的效能和患者满意度创造了更有利的条件。

2. 医护沟通的影响因素

（1）角色心理差位：受主导从属型医护关系模式的影响，医生通常拥有更高的权威和主导地位，而护士则处于从属地位，这可能导致角色心理差位的出现。这种差位主要源于权力不均衡和信息不对称。医生的权威地位使得护士在沟通中难以表达自己的看法和建议，而信息不对称则加深了在医护沟通中的心理距离。护士可能因为害怕质疑医生的决策而保持沉默，导致沟通效果受损。这种角色心理差位阻碍了团队成员之间开放性和有效性的沟通，对患者护理和医疗团队的整体协作产生了影响。解决这一问题需要促进更平等、开放和尊重的医护关系，以建立更有利于有效沟通和协同工作的团队氛围。

（2）角色压力过重：部分医院存在不合理的角色分工使一些医护人员负担过重，难以有效履行自身职责，从而影响信息的传递和团队协作。医护待遇不同也可能导致职业满足度不均，护士心理失衡，影响了工作动力和积极性。此外，医护人员的比例失调，工作量较大的一方感到过度劳累，而相对较少的一方因为负担不足而感到被忽视。这种不均衡加重了医护人员的工作压力，影响其情绪状态和工作效能。在这种情况下，沟通可能受到影响，压力过重的医护人员难以专注于有效的信息传递和团队合作。因此，通过合理的角色分工、公平的待遇制度，以及适度的医护人员比例来减轻工作压力，可以促进更良好的医护团队协作和沟通氛围。

（3）角色理解欠缺：医护人员缺乏对彼此角色的深刻理解，可能会导致误解和沟通不畅。例如，受主导从属型模式的影响，医生倾向于忽视护士提出的专业建议，因为他们可能认为护士的意见不如医生重要。这种忽视会导致对护士角色的理解不足，影响到患者的全面护理。医护人员应该积极学习和理解对方的角色和职责，以便更好地协同工作。培养对多专业团队成员的尊重和理解，有助于建立更加良好的沟通关系。

（4）角色权利争议：医护双方在权责边界和义务履行方面存在不明确或冲突的情况下，可能对医护沟通带来负面影响。例如，医生可能期望护士按照特定的指示执行任务，而护士可能因为承担过多职责而感到义务过重，影响了有效的信息传递和团队协作。若医生主导所有决策而不考虑护士的专业意见，可能导致沟通阻碍和团队协作不协调。因此，建立明确的角色权利和责任边界，促进医护双方在治疗决策中的平等参与，有助于提升医护沟通的顺畅性和团队协作效果。

3. 建立良好医护沟通的技巧

（1）互相尊重：鼓励医生和护士平等对待对方的专业知识和经验。可以通过推动共同参与培训项目、分享案例经验及促进跨职业团队合作来实现。这种互相尊重有助于构建平等的合作氛围，提高团队效能。

（2）共享决策：强调医生、护士和患者之间的合作，确保双方能够共同参与制订治疗计划和护理方案，以最大限度地满足患者的需求。建立开放的沟通渠道、定期进行团队讨论及共享决策的实践，可以增进医生和护士之间的合作配合，以共同制订适宜的治疗计划。

（3）各司其职：确保医生和护士在医疗团队中的职责得到明确定义。这包括在团队中明确每个成员的专业角色、任务分工和责任。定期的团队会议可以提供一个平台，帮助医生和护士讨论并明确彼此的职责，确保团队协作高效有序。

（4）团队培训：建立相互监督和反馈的机制，使医生和护士能够在工作中相互支持和监督。可以通过定期的团队审查、互相观摩工作，以及鼓励开展同行评议来实现，有助于提高医疗服务的质量和安全性。通过建立双向反馈机制及提供沟通技能培训，进一步加强医护沟通，提升团队协作效能，确保患者获得更好的护理服务。

（二）护际沟通

1. 护际沟通的概念　护际沟通在护理领域中涵盖了护士之间以及护士与其他护理专业人员，包括与护士长之间的交流与协作等。这一概念强调了在医疗团队内确保信息传递的准确性、及时性和完整性的重要性。护士与其他护理同事之间的有效沟通涉及共享患者信息、讨论护理计划、协调工作流程，并定期汇报患者状况。护际沟通有助于促进团队合作，提高护理质量，确保患者得到全面而协调的医疗关怀。通过规范化的护际沟通，护理团队能够更好地协同工作，以实现以患者为中心的护理目标。

2. 影响护际沟通的因素

（1）护士长与护士之间的沟通：护士长和护士对彼此的要求和期望存在差异。①在临床护理方面，护士长期望护士能在患者护理中进行详细全面的评估，确保遵循高质量、安全的护理标准；在团队合作和沟通方面，期望护士展现高效的沟通技能，并积极协作，共同提供最佳的患者护理服务；在责任管理方面，要求护士具备监督的能力，关注患者行为，并承担起负责任的态度，确保患者得到全面护理；在个人成长方面，期望护士是持续学习和发展的个体，要求护士参与学术培训、持续教育，并具备接受反馈并改进的心态，促进个人和团队的专业成长。②护士期望护士长了解并根据实际工作强度，提供合理的排班，以确保护士能够提供高效而安全的护理服务。在紧急情况下，护士期望护士长能够提供迅速而有效的指导和支持，能够及时传达新政策和流程的变更，并提供相关培训和支持，以便护士能够适应并正确执行新的工作标准。在临床实践中，护士关注自身的职业发展和专业培训，期望护士长能够提供有针对性的培训机会，以满足不断变化的护理需求。这些差异，往往导致了潜在的矛盾。护士长可能更注重团队协作、执行标准化护理程序和管理工作流程，而护士可能更关注患者的实际照护、工作负荷和情感支持。这种差异可能导致沟通障碍，护士感觉自己的需求和关切没有得到充分理解和满足，从而产生矛盾。此外，资源不足、工作压力和患者状况的复杂性也是导致矛盾的因素。因此，为了解决潜在的矛盾，建立明确的沟通渠道、促进相互理解和协调共同目标是至关重要的。

（2）护士与护士之间的沟通：①资深护士在临床实践中积累了丰富的经验和知识，对患者照护和医疗流程有深刻的了解。然而，新入行的护士对实际工作中的情境和挑战有着不同的认知。这种资历的不同可能会导致沟通障碍，因为资深护士可能期望更高水平的专业交流，而新入行的护士需要更多的指导和支持。②拥有更高学历的护士可能具备更丰富的专业知识和研究背景，他们可能更倾向于理论性的讨论和学术性的交流。相反，学历较低的护士可能更注重实践和具体的患者照护技能。这种学历上的差异可能在沟通中产生理解和表达的不同需求。

（3）护士与实习护生之间的沟通：实习护生通常是新成员，对临床工作流程和团队文化不够熟悉，这可能导致沟通障碍。护士们需要投入更多时间指导和支持实习护生，而实习护生可能频繁向其他护士请教，增加了沟通的复杂性。同时，实习护生带来新的观点和学术知识，但由于缺乏实践经验，可能在专业判断和实际操作上产生差异，需要通过沟通来理解和协调，因而需要其他护士更深入地解释临床实践中的决策。

3. 建立良好护际关系的技巧

（1）营造团结和谐的医疗环境：通过开放的沟通渠道，倾听并尊重护士的声音，鼓励其参与决策过程，共同制订规章制度和工作标准，提供培训机会以促进专业成长，强调团队合作的重要性，制订公平激励机制以保持团队士气，同时及时处理内部冲突，确保团队氛围积极向上。

（2）协同成长，共同成就：在临床工作中，不同资历的护士之间建立良好护际关系可以实现双赢。新护士精力充沛，可以为团队注入新的活力。与此同时，资深护士则凭借丰富的经验和深厚的专业智慧，可以为新护士提供实际经验的指导，引领团队在复杂病例和紧急情况下保持镇定。因此，通过新老护士共同协作可以使护理团队兼具活力和经验，为患者提供更为全面和优质的医疗服务。

四、特殊情境中的沟通

医院是一个为群众或特定人群提供防病、治病服务的场所，其工作性质独特，决定了其与众不同的特点。护士每天面对的患者群体较为特殊，他们的心理状态、疾病状况、服务需求和服务内容差异显著。因此，护士必须根据不同服务对象的特殊情况，运用不同的沟通策略，才能有效地进行护患沟通。特殊情境中的沟通对于提高患者安全性、增强患者和家属的信任感、促进团队协作、提升护理质量、缓解医疗纠纷等具有重要意义。

（一）跨文化背景下的护患沟通

随着经济全球化的步伐不断加快，来自不同文化背景的人们之间的交流与互动变得越来越频繁。由于护理服务的需求是全球性的，不受国籍、种族、信仰、肤色、政治和社会状况的限制，因此护理专业中也开始涉及各种不同的民族文化。跨文化护理在全球化进程中扮演着越来越重要的角色。在护理工作中，护士经常需要面对来自不同文化背景的患者。这些患者可能有着不同的民族、语言、风俗和宗教信仰，这使得护理工作更加复杂和多样化。护士不仅要为患者提供基本的护理服务，还需要考虑到患者的文化背景和特殊需求，以提供更加贴心和个性化的护理服务。为了更好地满足患者的需求，护士需要具备一定的跨文化护理能力。这意味着护士需要了解不同文化之间的差异，尊重患者的文化背景和信仰，以及如何与不同文化背景的患者进行有效沟通和交流。护士还需要了解不同文化中对于健康和疾病的观念和态度，以便更好地理解患者的需求和期望，并提供更加符合患者需求的护理服务。

1. 基本概念

（1）文化和文化背景：文化是一个复杂且多元的现象，它涵盖了人类生活的方方面面，它是群体在长期发展过程中形成的，可以渗透到社会生活的各个角落，并代代相传。关于文化的定义，有数百种之多，这充分体现了其复杂性和多样性。在众多定义中，跨文化传播学者霍尔（Hall）的理解颇具代表性，他认为文化是那些深层的、普遍的、未经言明的经验和行为准则。这些准则不仅影响人们的行为，还塑造了人们对世界的认知。也有学者认为文化是人类在社会实践中所创造的物质和精神财富的总和，它代表了一个特定群体的共同信念和行为模式，这个总和涵盖了知识、信仰、艺术、伦理道德、价值观念及风俗习惯等多个方面，并且是每个社会成员所共有的。人们从小就被灌输了自己民族的文化，在分享民族文化的过程中逐渐形成了相同的价值观。例如，中国人特别注重"家"的概念，重视乡土民情。这种价值观影响了他们的行为和思维方式，如重视亲情、孩子教育及家庭团圆等。文化背景是一个人生活在其中的特定社会环境，它由特定的社会习俗、价值观念和信仰所组成。这个环境塑造了个人的生活方式、风俗习惯、信仰及价值观。例如，由于生长地域、成长环境、教育程度、家庭背景及社会影响的差异，人们的生活方式、风俗习惯、信仰与价值观也会有很大的差异。

（2）跨文化护理：又称多元文化护理，是由美国著名护理专家莱宁格（Leininger）于20世纪60年代提出，跨文化护理是指护理人员根据不同民族的文化背景，包括其世界观、价值观、宗教信仰和生活习惯等，采取相应的护理方式，以满足不同文化背景的患者对健康的需求，是融合东西方及各民族文化智慧的一种护理方式。跨文化护理的本质在于对不同民族的传统照顾方式、健康观念、信仰和价值观进行比较分析，了解不同文化背景下的患者可能对疾病的认知、治疗的期望及对待医护人员的态度等方面的差异。其目标在于运用这些知识为不同文化背景的人们提供既有共性又各具特色的护理服务。这就要求护士需要尊重患者在风俗习惯和价值观上的差异，理解他们的求医行为，根据患者不同价值观、宗教信仰、生活方式及社会文化的多样性或相似性，进行有效沟通，将文化关怀理论渗透到护理实践中，以减少文化冲突与隔阂，建立适合其文化背景的护患关系，从而为患者提供更有针对性的、与其文化一致的护理服务。跨文化护理对于拓展护理文化内涵、理解并尊重患者的文化差异、关注患者的精神需求及有效提高护理质量与患者的满意度，更好地满足患者的医疗护理需求具有重要的意义。

（3）跨文化沟通：是指来自不同文化背景的人们之间的信息交流。然而，由于文化背景、语言习惯、价值观等方面的差异，人们在跨文化沟通中可能会出现误解和冲突。因此在护理工作中，护士掌握跨文化沟通技巧至关重要。

2. 文化对沟通的影响

（1）文化与沟通紧密相连，彼此影响深远：在沟通的各个环节中，文化都发挥着至关重要的作用。尤其是编码、赋予信息意义、解码等环节，文化因素起到了决定性的影响。可以说，文化就像一条无形的纽带，将人们紧密地联系在一起，是人们心灵沟通的基石。因为每种文化都有其独特的沟通实践。在跨文化沟通中，人们对语言错误往往比较宽容，但对文化错误却非常敏感。如果我们用自己的文化观念去解读另一种文化，很可能会引起沟通问题，甚至导致交际冲突。

（2）文化对人们的行为方式和思维方式有着深远的影响：文化通过价值观、信仰、生活习惯和习俗等方式塑造我们的行为和思考方式。当来自不同文化背景的人们进行交往时，他们的行为方式和思维方式会在交流中产生碰撞。这种碰撞越大，沟通的难度也越大。如果不能意识到这种文化差异，就可能产生误解，进而引发一系列问题，从初期的文化冲突演变为人际冲突。因此，在全球化日益加速的今天，我们更应该关注文化对沟通的影响。通过增强跨文化意识，尊重和理解不同文化背景的人们，更好地进行有效沟通，促进世界的和谐发展。

3. 跨文化背景下的护患沟通障碍　由于人的背景、信仰、职业、地位和文化程度的多样性，他们所患的疾病种类和严重程度也各不相同，在接收外来信息时，人们往往会根据自己的文化背景及其所决定的思维方式来理解和解释这些信息，从而增加了沟通的复杂性和挑战性。

（1）文化符号体系的差异：符号体系不仅是辨别不同文化的标志，也是人们沟通的重要手段。它由语言符号和非语言符号两部分构成。由于历史、地域和种族传统的复杂性，全球的文化符号体系呈现多样性的特点。对于来自不同文化背景的人们来说，要进行有效的沟通，他们必须依赖于特定的符号体系。然而，由于不同文化之间的符号体系各不相同，这导致了跨文化沟通中的分歧和误解。文化符号体系中语言符号的差异是跨文化护理中常见的障碍。语言不仅是文化的载体，也是护理工作中最重要的沟通工具。例如，收集资料、采集病史、心理护理、核对患者信息及健康宣教等环节都离不开语言沟通。我国有56个民族，大部分民族都有自己独特的语言和语言规则。即使是同一语言，在不同地区也可能存在方言差异。此外，随着社会的发展，许多国际友人在中国期间也需要获得相应的医疗保障，或国内护理人员去国外学习和工作的情况也屡见不鲜。在临床工作中，经常可以看到医护人员听不懂来院就诊的患者及其家属提出的要求，而患者也听不懂医护人员的询问，这就是双方语言不通造成的障碍。这种语言上的差异可能无法保证护患沟通过程中信息的准确性，导致护理人员无法真正理解和满足患者的需求。

（2）生活方式差异：是指个人或群体在某种价值观念的引导下，进行生存实践的各种生活活动的形式。由于文化背景的多样性，不同国家和民族的生活方式存在显著的差异，如东西方国家饮食、家庭观念的差异。

（3）习俗差异：习俗是指在特定历史和地理背景下形成的习惯和传统，尽管它们没有法律的强制性，但人们往往会遵守这些习俗以避免冒犯他人。在中国，一些少数民族有其独特的习俗。例如，满族和锡伯族禁止食用狗肉；回族、塔吉克族和维吾尔族则禁食猪肉。在一些地区，数字和词语可能具有特殊的含义或意义。中国一些地区可能对数字"4"有所忌讳，数字"4"和由"4"组成的数字被视为不吉利的禁忌。这是因为"4"的发音与"死"的发音在某些语言中非常接近或完全相同。因此，在中国一些地区，人们避免使用数字"4"和带有"4"的房间号码；欧美人可能特别忌讳数字"13"和"星期五"；而日本文化中，数字"4"和"9"及其组合也可能被视为不吉利的数字。在中国文化中，人们初次见面时会互相握手；而在日本文化中，初次见面时则会互相鞠躬。东方人和西方人对美的认知也存在显著差异。如果护理人员在与患者的沟通中违反了这些特殊的风俗习惯，可能会导致沟通障碍甚至冲突。

（4）时间观念的差异：在一些民族文化中，时间被视为神圣的，非常重视时间，认为守时是可靠的表现，人们对待时间的态度非常严谨。他们非常重视时间的规划，习惯按照钟表来集中精力做事，并且很少变更计划，不喜欢被打扰。对于不守时的人，这些文化背景下的人们可能会感到极度恼火。相比之下，另外一些民族文化对于时间持有较为宽松的态度，对时间的表述相对模糊，具有一定的弹性。在这些文化中，人们可能不太计较时间的精确性，更注重的是享受当下和与他人的互动，而不是严格按照时间表来安排活动。因此，在与具有守时观念的患者约定时间时，应遵守时间并避免迟到，同时也要理解某些患者可能不习惯过于严格的准时约定。这种时间观念的差异在跨文化交流中可能会导致误解和冲突，因此需要引起足够的重视和尊重。

（5）空间习俗的差异：不同地域的外国人对交谈时的空间距离有不同的期望，应避免过于接近或过于远离对方。过于接近可能会使某些人感到不舒服；而过于远离则可能给人冷漠或不友好的印象。

（6）文化认知体系差异：文化首先是一种认知和感知，由世界观、人生观和价值观三个核心部分组成。在跨文化沟通中，尽管我们可能不会特别关注自己的世界观、人生观和价值观，但它们作为隐藏在文化背后的认知，却在潜移默化中影响和塑造我们的交流方式。无论东西方民族还是汉族与少数民族，在沟通过程中都存在难以逾越的障碍和差异。这主要是因为来自不同文化背景的人在沟通时，其假定的前提是各异的，并据此对外界的信息刺激作出不同的反应。

（7）某些主观障碍：如文化晕轮效应、文化触角效应以及文化认知不足均会影响跨文化沟通的效果。当沟通者存在文化晕轮效应时，对某种文化的一个方面产生强烈的偏好，他们可能会对该文化的其他方面也产生积极的看法，这种"爱屋及乌"的心态可能导致他们对该文化的整体评价过高，而这并不基于对该文化的全面和客观了解。在跨文化沟通中，这种效应可能会导致误解，因为沟通者可能无法看到自己偏好的文化中的不足或负面特征。当沟通者存在文化触角效应时，对某种文化或其某个方面持有反感或负面看法时，他们可能会对该文化的整体评价过于消极，忽略了其积极和有价值的一面。这种"城门失火，殃及池鱼"的心态可能导致沟通者在跨文化交流时过于挑剔，无法公正地评价不同文化之间的差异和价值；当沟通者的文化认知不足时，沟通者可能对跨文化沟通的理解过于狭窄，认为只要语言畅通就没有障碍。他们可能认为只要能够正确使用外语，就能够有效地传达和接收信息。然而，跨文化沟通并不仅仅涉及语言，还包括对不同文化背景、价值观、习俗和信仰的理解。这种心态可能导致沟通者无法充分理解和尊重不同文化之间的差异，从而在交流中产生误解和冲突。

4. 跨文化背景下的护患沟通策略　在护理工作中，护士需要了解和学习不同文化的民族行为方式，特别是不同的传统习惯和照顾方式。运用这些知识，护士可以为不同民族或国家的患者提供既有共性又各具特色的护理服务。此外，护士还需要掌握一些沟通策略，以便更好地与患者进行沟通。

（1）不断学习提升自己的适应性：首先，正确对待文化差异是进行有效跨文化沟通的基础。为了减少沟通障碍和冲突，沟通者应该对文化差异持有宽容和积极的态度。在沟通前，双方应充分了解彼此文化的差异，并做好相应的心理准备。护理管理者应提供跨文化理论知识的培训，通过多种方式，如授课、电影、录像和阅读背景资料，帮助护理人员深入了解不同文化的特点和差异，了解得越多、越详细，沟通效果就越好。在沟通过程中，针对浅层面的文化符号差异，应采取灵活的应对措施；对于深层面的规范体系和认识体系差异所导致的沟通障碍，应准确识别并寻求解决方案，将原则性和灵活性相结合。在沟通结束后，总结经验教训，深入探讨沟通规律。其次，保持积极的沟通心态对于跨文化沟通至关重要。在沟通中，应避免文化晕轮效应和触角效应等主观障碍的影响，保持客观公正的态度。积极心态有助于保持自己文化的特色和优势，同时尊重对方文化，避免侵犯或过度退缩。退缩心态可能导致无法有效沟通或牺牲自己文化的利益，而侵略心态则可能引发冲突和误解。因此，应秉持积极心态，努力寻求文化上的共同点并相互适应。最后，在沟通中求同存异是实现文化认同的关键。在暂时搁置文化差异的基础上，积极寻找两种文化的共同点并相互适应。为了实现这一目标，沟通双方应平等对待彼此文化，避免盛气凌人的态度。在思维上，要打破跨文化沟通中的思维定式，尽可能做到客观公正。关注思维定式问题有助于减少沟通障碍和焦虑感。在跨文化交流中，面对符号含义的变化和不确定性，可能会产生焦虑感，这种焦虑感可能阻碍不同文化群体间的交流。为了消除焦虑感，我们应加强沟通和交流，并努力适应对方文化。

（2）加强语言及非语言学习：①语言交流。语言交流是实施跨文化护理的重要前提，而提高护理人员的交流技巧则是保证护理质量的关键。在语言交流方面，培训医护人员学习多种语言，尤其是常用的少数民族语言、方言和外语，以增强他们的语言沟通能力；医院也可提供翻译服务或配备专业的语言翻译人员，以确保患者能够得到准确的医疗信息和服务；同时鼓励医护人员参加跨文化培训课程，提高他们对不同文化背景的认知和理解，结合不同人群的文化背景、信仰及语言习俗采取不同的沟通表达方式。例如，欧美人在见面时喜欢问候，而中国人则更喜欢询问对方的饮食起居情况，在交流用语上，我国对老年人的称呼常常使用"老"字表示尊重，然而在西方文化中，老年人往往不愿意被称呼为"老"，因为他们认为自己还没有到"老"的程度。②非语言交流。在非语言交流方面，西方人特别是美国人和法国人在谈话时喜欢使用手势来辅助信息的表达，而中国人则有所不同。即使是同样的手势或非语言行为，其表达的意义在不同文化中也可能存在差异。例如，中国人习惯于用点头表示同意或肯定，摇头表示不同意或否定；而在印度、尼泊尔、巴基斯坦等国家，摇头则表示同意，点头则表示否定。另外，尽管有些非语言的交流表达的意思相同，但表达的方式却不同。例如，在表达欢迎或送别时，西方人习惯拥抱，而中国人则习惯于握手；西方人耸耸肩、一摊手表示不知道、无可奈何，而中国人则会摇头、缄口无语。③为患者提供语言和文化方面的支持和指导，使他们能够更好地理解和配合护理工作。

（3）重视价值观念的差异：受不同文化的影响，东西方在价值观念上存在许多差异。例如，在中国文化中，患者往往被视为弱势群体，家庭成员通常会承担起全部的生活护理责任，这导致了患者对家庭成员的过度依赖。相比之下，西方文化更注重个人的自理和自立能力，人们更倾向于依靠自己的力量解决问题。因此，在临床护理工作中，护理人员应评估患者的价值观念差异，并采取有针对性的护理措施。例如，对于依赖性较强的患者，护理人员可以在病情允许的情况下鼓励和培养他们的自理能力，并在必要时给予协助；对于自尊心较强的患者，护理人员应注意保护其自尊心，并掌握好关心的尺度。

（4）尊重患者的民族习俗、文化背景和信仰：在跨文化护理中，尊重患者的民族习俗、文化背景和信仰是至关重要的。护士应该避免对患者的习俗、文化背景和信仰进行评判或歧视。在与患者交流时，应该尊重患者的语言和习惯，使用适合患者的语言和方式进行沟通和交流，确保信息传递的准确性和有效性。还要学会倾听和观察，以更好地理解对方的意图和需求。例如，针对一些文化中禁忌的数字，护理人员在交流、安排床位等过程中，应尽量避免使用。此外，某些文化背景下的患者可能更加注重隐私和尊严，护士与患者沟通时需要保护患者的隐私和尊严。此外，一些民族在手术前会进行祈祷，护理人员应提供必要的场所，并且在祈祷时尽量回避，避免在患者正前方走动。此外，不同国家和民族都有自己的传统节日，护理人员应适时向患者表达祝福，以示尊重。最后，不同文化中对于健康和疾病的观念和态度可能存在差异。护士需要了解这些差异，以便更好地理解患者的需求和期望。例如，某些文化背景下的患者可能更加注重预防和保健，护士可以为其提供更多的健康教育和保健指导。

（5）创造温馨的环境：包括物理环境与人文环境。由于各国、各民族文化背景的差异，人们对于空间距离的需求也有所不同。护士在护理不同国家和民族的患者时，应充分考虑到他们的文化背景和个人空间需求。在交谈时，要注意保持适当的距离；在病室安排上，也要根据患者的文化习惯进行合理安排。此外，医院还应注意为患者创造一个适宜的病室环境，包括保持温度和湿度适中、空气新鲜流通，以及保持病室的安静和床铺的整洁干爽。通过提供一个舒适的环境，可以帮助患者保持稳定的情绪，从而更好地应对治疗。另外，为了减轻患者对陌生环境的紧张和不安，当患者刚入院时，责任护士应以热情的态度迎接他们，并向患者详细介绍病区环境、医院的各种规定和设备、入院须知、主管医师和责任护士等，以帮助他们更好地了解并适应住院生活。

 知识拓展

文化休克

文化休克，也被称作文化震惊或文化震撼，是指个体从熟悉的文化环境转移到陌生的文化环境时，由于价值观、信仰等方面的差异而经历的一种心理和生理上的不适，这会导致个体出现混乱和紧张的情绪。具体表现为生理、心理和情绪三方面的反应，如焦虑、恐惧、沮丧、绝望等。大量的临床实践已经证明，患者在住院期间可能会产生文化休克，面临各种适应问题，甚至产生恐惧心理。文化休克是影响疾病治疗和护理的重要因素，需要得到医护人员的关注和重视。

（二）与听力障碍患者或家属沟通

听力障碍是指各种原因导致的听觉系统功能障碍，从而影响听觉能力。听力障碍往往影响到患者的心理健康、日常生活与社会参与，给医患沟通带来巨大的挑战。对于有听力障碍的患者，护士可以通过以下方式进行沟通并注意沟通要点，为听力障碍患者提供更贴心、专业的护理服务，更好地满足患者的需求，建立良好的沟通关系，提升护理效果。

1. 沟通策略

（1）使用文字、图片、手势和面部表情：在与听力障碍患者沟通时，文字、图片、手势、面部表情、目光、手语等肢体语言和书面语言是非常有效的工具。通过书写文字或使用图片，可以更直接地传达信息，减少因听力障碍导致的沟通障碍。同时，使用简单的手势、面部表情如指向、挥动、皱眉等，也能帮助患者更好地理解。

（2）保持耐心和放慢语速：由于听力障碍患者可能无法快速理解语言信息，因此在与他们沟通时，保持耐心并放慢语速是非常重要的。给予他们足够的时间去理解和回应，确保信息能够被完全接收和理解。

（3）使用扩音设备和助听器：如有可能，使用扩音设备和助听器可以大大提高听力障碍患者的听觉能力。这些设备能够放大声音，使患者更好地捕捉到声音信息。确保这些设备处于良好状态，并正确使用，以提供最佳的听觉效果。

（4）提供书面材料和实时翻译：对于一些复杂的或不常用的词汇或信息，提供书面材料或实时翻译是非常有用的。这可以帮助患者更好地理解，并确保信息的准确性。如有需要，可以寻求专业的翻译服务，以提供更准确和专业的信息。

2. 沟通注意事项

（1）保持近距：与患者保持较近的距离，以便他们更好地捕捉到口型和面部表情，有助于理解。例如，当向患者解释病情时，护士可以靠近患者并保持眼神接触，以确保他们能够清晰地听到和理解。

（2）简化语言、提供清晰的指示和信息：避免使用复杂或含混不清的词汇和长句，尽量使用简单、直接明确的语言。例如，当护士向患者解释如何使用药物时，护士可以使用简单的语言描述药物的名称、用途和使用方法，确保患者能够准确理解药物的使用方法和注意事项。

（3）强调关键词：在表达时，强调关键词汇，使其更加突出，便于患者捕捉和理解。

（4）鼓励患者表达：在沟通中，鼓励患者表达自己的意见和需求，给予他们足够的反馈空间。

（5）创造无障碍环境：首先确保周围环境安静，减少噪声干扰，以便患者集中注意力，更好地理解护理人员的指示和信息。再者需要选择一个照明良好的房间，这样有助于患者看清面部表情和嘴唇动作，有助于理解护士的意思。

（6）注意患者的情绪变化和需求：听力障碍患者可能会因为沟通障碍而感到焦虑或沮丧。通过细心观察和耐心倾听，及时了解患者的情绪变化，给予鼓励和支持，帮助他们缓解焦虑和压力。同时，鼓励患者保持积极的心态，参与社交活动，促进身心健康。

（三）危重患者抢救时的沟通

抢救是指在危急情况下对患者进行救护的行为，由于患者病情的突发性与严重性，往往面临生命的威胁。在抢救过程中，医务人员需全力以赴，争分夺秒。一般来说，值班医生和护士是抢救的主要负责人，但在特殊情况下，需要请示医务处或院领导，组织相关科室进行抢救。各级人员需明确分工，密切合作，确保患者得到及时、迅速且有效的救治。通过这种方式，可以提高抢救的成功率，最大限度地挽救患者的生命。同时，在抢救过程中，医护、护患沟通对于确保信息的准确传递、建立信任关系、提高抢救效率具有重要的意义，也是抢救是否成功的关键因素之一。在抢救医生尚未到达现场的紧急情况下，护理人员应立即监测患者的生命体征，严密观察病情，并迅速采取急救措施。这包括但不限于给氧、吸痰、测量血压、建立静脉通道。在必要时，护理人员还需立即进行心肺脑复苏和止血等操作，为接下来的抢救工作做好准备。同时，他们应及时向医生提供诊断依据，确保抢救工作的顺利进行。

1. 抢救过程中医护、护患沟通的意义

（1）建立护患和医护之间的信任关系：在抢救过程中，由于情况紧急，患者和家属往往非常焦虑和紧张，而护士和医生作为抢救团队的重要成员，通过及时、准确、安慰性的语言，能够使患者和家属感受到医护人员的专业性和关心，从而增强对医护人员的信任感，更愿意配合抢救工作，有利于后续抢救工作的顺利开展，减少医疗纠纷。

（2）改善抢救效果：通过沟通，医护人员可以更加全面地了解患者的病情和病史，从而制订更加精准的治疗方案。同时，护士和医生之间的沟通也能够更好地协调工作，确保抢救流程的顺畅进行，提高抢救效率。

（3）安抚患者和家属情绪：在抢救过程中，患者和家属往往因为紧张和恐惧而产生负面情绪，而医护人员的关心、安慰和支持可以帮助他们稳定情绪，减少焦虑和不安，增强信心和安全感，提高其满意度与配合度。

（4）确保信息的准确传递：在抢救的紧张时刻，信息的准确传递至关重要。护士和医生需要快速获取患者的病情信息、过敏史、用药史等，以便作出正确的抢救决策。同时，家属的担忧和问题也需要得到及时的解答，以缓解他们的焦虑情绪。

2. 抢救过程中医护、护患沟通的技巧

（1）迅速采取救治措施：要牢固树立"时间就是生命"的观念，全力以赴地进行抢救工作。同时，要向患者和家属说明病情的严重性和抢救的必要性，让他们了解治疗的紧迫性。

（2）使用简洁明了的语言，避免使用复杂的医学术语：在抢救过程中，时间非常宝贵，因此医护人员应该使用简洁明了的语言，避免使用专业术语，避免一些非必要的交谈内容，需要提问时要尽可能选择封闭式的问题，只需要让患者回答"是"或"不是"；对无意识的患者，触摸是一种有效的沟通途径，确保患者和家属能够快速理解并作出反应。例如，医生告诉家属，"患者目前处于休克状态，需要立即进行输液治疗"，而不是使用专业术语"患者处于低血容量休克状态，需要迅速扩容"。前者的表达方式更易于家属理解，并使他们更加信任医生的决策。

（3）保持冷静和镇定：在抢救过程中，医护人员应该保持冷静和镇定，避免因紧张而传递错误信息，以稳定患者和家属的情绪。同时，这也能给患者和家属带来信心和安全感。例如，当患者心搏骤停时，医生和护士必须迅速反应并保持冷静，通过准确而专业的操作确保患者得到及时的救治。这样的表现能让患者家属感受到医生和护士的专业素养，增强他们对抢救过程的信任感。同时，冷静的沟通也有助于确保抢救流程的协调和顺畅。

（4）尊重患者和家属的意愿：在抢救过程中，医护人员应该尊重患者和家属的意愿，充分了解他们的需求和期望，在不影响抢救安全的前提下，尽可能满足他们的合理要求。例如，当患者家属请求医生使用某种特定的药物时，医生应在了解该药物的适用性和安全性后作出决定。如需使用该药物，应与家属详细解释其作用和风险；如不适用，应向家属解释原因并寻求其他合适的治疗方案。尊重家属的意愿并给予合理的解释和建议，可以帮助医护人员与家属建立起更加信任的关系。

（5）及时通报病情：在抢救过程中，根据实际情况，护理人员应及时向患者家属或单位通报病情的严重性、原因、进展及预后。这有助于获得家属的理解与配合，从而更好地推进抢救工作。

（6）建立有效的沟通渠道，及时记录沟通内容：及时记录沟通内容非常重要，这有助于确保信息的准确性和完整性，为后续的医疗文书提供依据。这些记录可以为后续的医疗处理提供准确的依据并保护医患双方的权益。可以使用白板、纸笔等简单工具记录患者的病情和抢救过程。

（7）加强团队协作：在抢救过程中，医护人员应该加强团队协作，密切配合、相互协作，以确保抢救工作的顺利进行。通过简短有效的交流，共同应对抢救过程中的各种问题。但是应避免评论或猜测，以免给患者带来不必要的困扰。例如，当一名患者在手术过程中出现意外情况时，医生和护士需要快速而有序地协作来应对紧急情况。护士应及时传递医生的指示并确保手术器械和其他资源到位；医生则需迅速作出决策并指导护士进行必要的操作。这种高效的团队协作能够提高抢救成功率并降低风险。

（8）保证医嘱的准确执行：抢救过程中，在执行口头医嘱时，医生应确保其准确性和清晰度，特别是关于药物名称、剂量、给药途径和时间等信息。执行护士在收到医嘱后，完整复述医生下达的口头医嘱，与医生核对无误后再执行。此外，执行后的口头医嘱应记录在病历上，并提醒医生在抢救后据实补记正式医嘱。

（9）做好核对工作：对于使用过的急救药物空安瓿、药瓶或相关包装等物品，应保留以备查证。这些物品应在双人核对无误后才能处理。对于病情变化、抢救经过和所使用的抢救药物等关键信息，护理人员应及时、详细地记录并交班。

（10）密切观察患者和家属的情绪变化：通过观察患者的肢体语言、面部表情及家属的紧张程度，护士和医生可以更好地理解他们的需求和担忧。护理人员应具备强烈的同理心和责任感，关注患者的情感需求，给予他们足够的关心和安慰，要耐心、亲切地询问患者的情况，关注他们的需求和感受。例如，当一名年轻患者遭遇严重车祸时，医生和护士不仅要关注患者的伤势，还要密切观察患者与家属的情绪变化，充分理解患者和家属的焦虑和担忧，采取有效措施减轻他们的紧张状态和焦虑情绪。在沟通过程中，要多给予患者安慰和解释，以增强他们的信心和安全感。这种关注和理解能够增强医患之间的信任关系，并为后续的治疗提供更好的合作基础。

（11）及时汇报：遇重大抢救突发事件或其他涉及法律纠纷的病例时，护理人员和医生应保持冷静，积极救治患者的同时及时向科主任、医务科（白天）、总值班（夜间）汇报。此外，医护人员还需关注医疗费用、住院手续等相关问题。在必要时，应以书面形式向医务科汇报、备案，也可向主管院长请示、汇报。因临床需要，医务科或总值班及相关人员应及时到现场进行协调处理。

（12）做好总结整理工作：抢救工作结束后，负责医生和护士（长）应完成抢救登记和后续处置工作，还应对现场进行评估和初步总结，以便进一步提高未来抢救工作的效率和质量。

（四）与患者远程沟通

在当今快节奏、高效率的社会中，随着科技的进步，远程沟通工具如微信、电话和邮件等已成为医疗护理工作中不可或缺的一部分，在医疗护理中发挥着重要作用，通过这些工具，护士可以更方便地与患者、同事进行沟通交流，为患者提供更好的护理服务。在沟通过程中，护士应注意保护患者的隐私和机密信息，遵守相关法律法规和伦理规范。以下将详细介绍如何通过这些工具进行有效的远程沟通，以便为患者提供更好的护理服务。

1. 远程沟通的主要方式　包括电话、邮件、微信、QQ 等，护士选择合适的远程沟通方式需要考虑患者的实际情况和护理需求，以确保沟通的有效性和及时性。

（1）电话沟通：是一种简单直接的远程沟通方式，方便快捷，护士可以通过电话定期随访患者，了解患者的病情状况、自身认知情况和护理效果等，通过电话收集患者对护理服务的意见和建议，以便不断改进护理工作。在紧急情况下，护士可以通过电话为患者提供紧急护理指导，如急救措施、用药指导等。

（2）微信沟通：微信作为国内流行的社交媒体平台，为护士与患者之间的沟通提供了极大的便利。利用微信的语音、文字、图片和视频等功能，护士可以与患者进行实时交流，向患者发送健康教育信息，如疾病知识、饮食建议等，提高患者的自我护理能力。同时了解病情和护理需求，解答患者的疑问，提供护理建议。此外，还为护理团队的工作提供了极大的便利，护士之间的交流更加方便快捷。

（3）邮件沟通：对于需要更正式交流的情况，如发送通知、资料共享或远程咨询等，邮件是一种较好的选择。护士可以通过邮件向患者发送通知、护理计划和其他相关资料，以便患者提前了解和准备。还可以通过邮件与其他医疗机构的同行进行学术交流和合作，共同提高护理水平。

（4）在线医疗平台：通过专业的在线医疗平台，护士可以与患者进行在线交流，完成随访、评估和健康指导等工作。

2. 注意事项与建议

（1）清晰传递信息：无论采用哪种远程沟通方式，护士应明确沟通的目的和内容，确保信息传达的准确性和有效性，明确沟通目的意味着护士在发起远程沟通之前，必须清晰地知道自己想要达到什么效果。是为了了解患者的最新病情，还是为了传达医生的医嘱，或者是为了解答患者的疑问。不同的目的需要不同的沟通策略和信息准备。例如，如果目的是了解患者的最新病情，护士可能需要提前准备一系列针对性的问题，以确保能够全面、准确地收集到所需的信息。其次，明确沟通内容要求护士对即将讨论的话题有充分的了解和准备。这包括熟悉患者的病情资料、治疗计划、用药情况等，以便在沟通中能够迅速、准确地回应患者或医生的问题，只有如此，才能在沟通中做到有的放矢，避免信息遗漏或误解。在远程医疗环境中，由于各种不可控因素（如网络延迟、信号干扰等）的存在，沟通时间往往比较宝贵，明确沟通的目的和内容有助于提高沟通的效率，护士才可以确保患者能够充分理解并参与到自己的医疗决策中来，从而提高患者的满意度和依从性。

（2）保护隐私：无论使用哪种沟通方式，都应严格保护患者的隐私信息，遵守相关法律法规。由于远程沟通涉及患者个人健康信息的传输、存储和处理，一旦这些信息被泄露或被非法利用，将对患者的隐私权和人身安全造成严重威胁。因此，护士需要确保所使用的远程通信工具和系统符合相关的信息安全标准，不在公共场所或使用不安全的网络进行敏感信息的沟通，同时，护士还应避免在无关人员面前讨论患者信息，以免信息泄露。在需要共享患者信息时，护士应确保只向有合法授权的人员提供必要的信息。

（3）注意沟通的方式方法，掌握远程沟通技巧：①语言规范。沟通过程中，保持语速适中、语调平和，尽量采用简明准确的语言，避免冗长的论述，使人抓不住重点，并根据不同的远程沟通对象采用不同的语言规范，例如，在与患者及家属沟通时，尽量避免采用专业术语，采用患者容易理解的表达方式，而与其他医务人员沟通时，尽量采用医学专业术语，保证语言规范。②及时回应。尽量在收到信息或接到电话后尽快回复，确保患者的需求得到及时满足。③积极倾听。在进行电话沟通时，做到认真、专心倾听他人的讲话，必要时用纸笔记录对方回答的信息，避免遗忘。④应对挑战。在远程沟通过程中，有时会有信号不稳定、语言障碍等挑战。因此，护士需要掌握有效的沟通技巧以应对各种复杂情况。例如，在信号不佳时，可以尝试调整通信设备位置或使用其他通信方式；在面对语言障碍时，可以寻求翻译工具的帮助。

（五）护理交接班时的沟通

交接班沟通是确保临床医疗护理工作连续进行的桥梁，严格执行护理交接班制度是维护患者生命安全的必要保障。

1. 交接班要求

（1）交接班必须按时进行，接班者需提前到达科室，完成物品清点并交接，阅读重点患者的病情记录。

（2）交班者在交班前应完成本班的各项工作，并按照护理文书书写规范要求做好护理记录。整理常规使用的物品，为下一班做好必需用品的准备。

（3）交接班必须做到书面写清、口头讲清、床前交清。接班者如发现病情、治疗、器械或物品交代不清，应立即询问，接班时如发现问题由交班者负责，接班后发生问题由接班者负责。

（4）交接双方共同巡视病房，注意查看患者的病情是否与交班相符，重点查看患者的护理情况，专科护理是否符合要求，以及病室是否达到清洁、整齐、安静、舒适的要求及各项制度落实情况。

（5）对特殊情况者，如情绪、行为异常和未请假外出的患者，应及时与主管医生或值班医生联系，并采取相应的措施，必要时向院部汇报。除向接班护士口头交班外，还应做好记录。

2. 交班方式

（1）书面交班：每班书写护理记录单进行交班，要求字迹整齐、清晰，简明扼要，有连贯性，运用医学术语。实习护士填写交班报告时，带教护士要负责修改并签名。

（2）口头交班：一般患者采取口头交班，要求语言清晰、信息准确。

（3）床边交班：交班者与接班者共同巡视病房，重点交接危重患者及大手术者、老年与小儿患者及异常心理状态的患者。床边交班者要交代病情、静脉滴注的内容及滴速、有无渗漏，特殊治疗情况等。查看全身皮肤有无发红、压疮、烫伤等变化，床铺是否整洁、干燥，各种导管是否脱出阻塞等。

3. 交班内容

（1）患者动态：包括住院患者总人数、出入院、转科、转院、分娩、手术、死亡人数，以及新入院患者、危重患者、抢救患者的病情变化及思想情绪状况等。

（2）患者病情：包括患者的意识、生命体征、症状和体征，与疾病密切相关的检查结果，治疗、护理措施及效果等。

（3）物品：包括贵重物品、常备毒麻药品、抢救物品、器械、仪器等的数量及完好情况。

（4）其他医嘱执行情况：包括重症护理记录、各种检查标本采集及各种处置完成情况等。对未完成的工作，也应向接班者交代清楚。

（六）与患儿的沟通

患病儿童是一个特殊的群体，他们年纪小、病情变化迅速、自理能力差、难以用言语表达自己的需求，需要家长的陪伴。儿童具有生理发育迅速、神经系统发育尚未完善、对疾病的耐受力较差、反应强烈、恐惧不安的特点。对于 3 岁以下的患儿来说，轻微的不适或疼痛就会导致他们烦躁不安、哭闹不止、注意力不集中等表现。在这种情况下，与患儿进行交谈是一项极具挑战的任务。这些都需要医护人员给予更多的关心和交流，通过关爱和抚慰来建立良好的护患关系。因此，护士应掌握与患儿及其家长沟通的技巧，学会关心、理解和体谅，从而为临床护理工作的顺利开展提供保障。

1. 消除恐惧 儿童通常对医护人员感到害怕。在与患儿交谈时，护士应面带微笑，具备一颗慈母般的心，以母亲对待孩子的方式来呵护他们。在与他们交流时，应将他们视为正常的孩子，给予同样的理解和尊重。

2. 亲切呼唤 在交流过程中，护士可以呼唤患儿的名字或昵称，声音要柔和亲切。语言应符合孩子的年龄特点。

3. 严谨问诊 在问诊时，护士应保持严谨的态度，避免不适当的玩笑或恐吓。如需为患儿进行体格检查，应提前耐心解释检查的内容、步骤和可能的不适感。通过有针对性的措施消除他们的疑虑和恐慌，使患儿能够主动配合。

4. 运用间接方式交谈 护士可以通过讲述故事、参与游戏等方式，巧妙地引导患儿谈论他们关心的话题。例如，通过间接交谈，护士可以让患儿感到轻松愉快，更容易将话题引导至与疾病相关的情境中。在此过程中，护士需特别注意，不应让患儿意识到所谈论的就是他们自己，以免引发其恐惧心理而中断交谈。这种间接的方式有助于建立患儿对护士的信任感，使他们更愿意分享自己的感受和问题。

5. 避免使用命令性的语言 护士需要采取恰当的方式与患儿进行沟通交流，恰当的语言表达能够拉近与患儿的距离，避免使用命令性的语言以免惊吓到患儿或引起不愉快的情绪。在进行治疗时，也可运用鼓励性的话语和商量的语气来促进沟通效果，营造一个轻松而舒适的交流环境，充分尊重了患儿的权利，以获得他们的配合。

6. 非语言沟通 护士应该敏锐地观察患儿的身体语言，并通过肢体接触，如抚摸、拥抱、轻拍等，传递出亲切、信任和安全的感觉。同时，护士需要了解患儿的情感特点，从他们的面部表情和身体语言中捕捉病情的线索。

7. 与家长沟通 与患儿的沟通实际上是与家长进行沟通，尤其是在护理工作中。当孩子生病时，家长通常会感到极度焦虑和担忧。与家长交谈时，可以从一些普遍关心的问题开始，使用开放性的提问方式，如"您孩子现在的情况怎么样？"这样可以让家长在轻松的气氛中交谈，从而获得更详细的信息。尽量避免使用封闭性的提问，如"是不是""有没有"等。在与患儿家长沟通时，护士应灵活运用各种语言和非语言沟通技巧，并充分理解家长的焦虑和担忧，与家长建立良好的沟通与合作关系。

（七）与精神疾病患者的沟通

精神疾病是指在各种因素（包括生物学因素、社会心理因素等）的作用下，大脑功能失调而引发的感知、思维、情感、行为、意识等方面的异常，需要医学方法进行治疗的一类疾病。随着社会经济的发展，各种心理应激因素不断增加，精神卫生问题日益突出。当护士与精神疾病患者接触时，除了识别症状外，首要技能是与患者进行有效沟通。沟通不仅是护理工作的开始，也是一种评估方法和治疗手段，探讨与精神疾病患者的沟通交流艺术尤为重要。但是与精神疾病患者的沟通具有极大的挑战性，因为他们大多缺乏自知力或自知力不足，攻击性强，且大脑功能紊乱，他们可能无法像普通人那样表达自己的想法和情感，护理人员可能会遇到收集资料不完整、聆听不充分、缺乏必要的耐心、过早评判等问题，因此需要护士具备更为纯熟的沟通技巧、洞察力和耐心。

1. 与精神疾病患者沟通和建立护患关系的基本原则

（1）以患者为中心：在与精神疾病患者沟通时，护理人员应始终以患者的需求为中心，不能忽略患者的诉求，确保所提供的护理服务都是为了满足患者的健康需求。

（2）以目标为导向：在执行护理计划时，应设定与患者健康需求相关的目标，并始终以目标为导向，以促进患者的康复。

（3）理解、接受患者：由于精神疾病的特殊性，患者可能会出现异常行为。护理人员应理解并接受这些行为，不歧视或嘲笑患者，以友善的态度协助患者发展有效的沟通方式。

（4）促进患者自我暴露：在沟通中，应鼓励患者自我暴露，增加自己对问题的洞察力。护理人员过多的自我暴露可能会给患者带来心理负担，影响沟通效果。

（5）给予希望和鼓励：多数精神疾病患者可能会有自卑心理，在与他们沟通时，护理人员应给予关心和鼓励，帮助他们恢复自信，从而获得良好的沟通效果。

2. 与精神疾病患者沟通的技巧

（1）尊重患者：精神疾病患者往往比较敏感，担心被别人看不起。在与患者交谈时，护士应首先认真介绍自己，让患者认识自己，同时直接称呼患者的姓名。这样做可以让患者感受到平等和被尊重的感觉，避免对他们产生较大的刺激。很多患者缺乏自知力，不承认自己患病，对于此类患者要注意沟通方式，不能直接称其"患者"或"病号"，另外在工作中护理人员要尊重他们的人格和隐私权。

（2）集中话题、控制交谈节奏：交谈时，要围绕治疗和护理的相关内容进行。为了保证交谈的针对性和有效性，护士应提前做好准备，根据患者不同的状态，控制交谈的速度。对于思维敏捷的患者，可以加快交谈速度，话题也可以更灵活；对于思维缓慢或有思维障碍的患者，应放慢速度，逐渐展开话题。

（3）善于引导：对于思维零乱或有思维障碍的精神疾病患者，护士应掌握交谈的主动权，引导患者集中话题。

（4）验证理解：为了保证交谈的有效性和准确性，护士可以在交谈过程中不时地验证自己对患者话语的理解是否准确。可以采取重复患者话语的方法来验证，也可以用自己的语言来重复患者的意思，待患者给予肯定的答复后再继续下面的话题。

（5）给予必要的回应：在交流过程中，护士应针对患者的讲述给予回应，以激发患者继续表达的信心。可以用"是啊""您继续往下说"等语言来回应患者。

（6）"顺藤摸瓜"：在与患者交谈过程中，应特别留意患者无意间透露出的重要信息。这些信息可能隐藏在患者的言语中，需要护士细心发现并抓住时机进一步了解情况。例如，如果患者流露出自杀的念头，护士应高度重视并深入了解情况，评估患者自杀的危险程度，必要时采取相应的防范措施。

（7）不争论原则：在与精神疾病患者交流时，如果意见不同，护士应遵循不争论的原则。不与患者发生正面争论，避免评论性语言引发患者的戒备心理。对于有幻觉症状的患者，不宜与患者讨论他看到的事物是否真实存在，而可以告诉患者："你看到的东西别人都没有看到，但我们十分理解你。"这样可以维护良好的护患关系，促进有效的沟通。

（8）耐心倾听：给予精神疾病患者足够的时间和空间来表达自己的感受和想法，不要打断或评判他们的言语。耐心倾听有助于建立信任关系，使患者愿意与你分享他们的经历和感受。

（9）注意观察：观察患者的非言语行为和情感反应，以便更好地理解他们的需求和问题。例如，观察患者的眼神、面部表情、肢体动作等，以判断他们的情绪状态和意图。

（10）使用简单明了的语言：在与精神疾病患者沟通时，应使用简单明了的语言，避免使用专业术语或复杂的句子结构。尽量使用具体的词汇和简单的句子来传达信息，以便患者更好地理解。

（11）鼓励患者提问：鼓励精神疾病患者提问是促进沟通的重要手段。这可以让他们更积极地参与交流过程，表达自己的困惑和关注点。对于他们提出的问题，应以耐心和友善的态度给予解答。

（12）解读体态语言：在与精神疾病患者交流时，患者往往会特别关注他人的肢体语言和微妙信息，并据此形成自己的认知和态度。因此，在与这类患者交往时，护士应特别注意自己的肢体语言，避免传递出可能被患者误解的信号。同时，护士也要善于解读患者的肢体语言。通过观察患者的面部表情、姿势、手势、步态等非言语行为，护士可以捕捉到重要的信息，更全面、准确地评估患者的状况。患者的面部表情变化、手势的频繁程度和方向、步态的稳定与否等，都可以提供关于其情绪状态、认知状况和行为倾向的线索。

（八）与不同情绪患者的沟通

1. 情绪低落的患者　情绪低落的患者可能伴有悲观、失望、孤独、寂寞等消极情绪。这类患者往往言语较少，语速慢，注意力不集中，反应迟钝。与他们交流可能会比较困难，需要护士展现出足够的耐心，放慢语速，认真倾听他们的诉说。用亲切的态度鼓励他们表达内心的感受，必要时可以重复沟通的内容，并鼓励他们积极参与交流。护士应尽量使用简单明了的语言，并通过实际行动让他们感受到关心和照顾。

2. 愤怒的患者　面对正在发怒的患者，护士不能简单地以暴制暴，更不能以自己的愤怒回应患者的愤怒。有些护士可能会采取不理不睬或逃避的态度，试图暂时缓解患者的情绪。然而，这种回避的态度有时可能只会加剧患者的愤怒，让他们觉得护士不关心、不重视他们。面对愤怒的患者，护士首先应正确看待他们的愤怒，将其视为正常的适应反应或症状表现。其次，护士应主动倾听、保持镇静、了解和分析患者愤怒的原因，并采取适当、有效的措施来安抚他们，避免在冲突中采取防御或过激的行为，保持语调低平并控制语速，避免过度微笑或产生厌恶反应。例如，可以说："看得出你很生气，发生了什么事？"或"可以和我说一说吗？看看我能不能帮助你。"此外，护士应重视患者的意见和要求，明确他们的需求，并及时给予有效的帮助，如果患者的愤怒情绪无法控制，或存在身体受伤的威胁时，应及时寻求帮助。

3. 悲伤、哭泣的患者　在临床工作中，经常会遇到情绪沮丧、哭泣的患者。这些患者可能因为多方求医、治疗效果不佳、病情加重、丧失劳动能力、失去社会支持、身患绝症、遇到较大的心理打击而感到悲观和沮丧。他们可能会表现出失望、冷漠、孤独等情绪，甚至为小事伤心哭泣。对于这些患者，护士不应阻止他们哭泣或发泄情绪，而应给予他们一个释放、减压的空间。护士应该鼓励患者及时表达自己的悲哀，允许患者独处。应用沟通中的鼓励发泄、倾听、同理心、沉默、触摸等原则和技巧对患者表示理解、关心及支持，尽可能地陪伴患者，使患者及时度过悲哀心理期。鼓励他们表达悲伤或哭泣的原因，并尽可能地帮助他们解决实际问题。

4. 要求过高的患者　此类患者对别人要求很高，时常抱怨周围的一切。护士应该理解患者的行为，一般认为过分要求的患者可能认为自己患病后没有得到别人足够的重视及同情，从而以高要求的方法来唤起别人的重视，特别是长期住院的患者更是如此。与此类患者沟通的主要策略包括深呼吸并倾听，避免防御性反应，以温和的语气说话，不要参与到争吵中，并要善于调整和灵活应对，向患者解释护士的角色和功能，在时间和资源允许的范围内同患者共同解决问题，以及寻求同行的帮助以防止护理服务受到影响。

（九）与老年患者的沟通

老年人是社会中一个值得关注的特殊群体。随着社会的老龄化，老年人口的数量越来越多，老年人患病和住院率也高于其他人群。因此，与老年人的沟通是做好老年患者护理的关键。老年人具有视力减退、反应速度变慢、记忆力下降、听力下降等生理特点，以及自信心降低、缺乏安全感、多疑、易怒、恐惧生病或死亡等问题。部分老年人可能还会出现焦虑和抑郁等心理障碍。这些心理特点可能会影响他们与他人的沟通效果，因此与老年人沟通需要一定的沟通技巧。

1. 创造温馨舒适的沟通环境　为了确保沟通的顺利进行，首先要考虑病室的布局是否符合老年患者的需求。室内温度、湿度、采光和通风等方面都要符合老年人的舒适度要求。此外，生活和医疗设施应方便老年患者使用，以增强他们的安全感。在沟通场所方面，应尽量保持安静，以便沟通能够顺利进行。

2. 运用恰当的非语言沟通技巧　通过亲切友善的微笑，可以给老年患者一种亲近和安全感，拉近彼此的距离，消除他们对陌生人的防范心理和敌对意识，从而获得他们的信任。在交谈过程中，保持微笑并注视老年患者的眼睛，避免视线游移不定，让他们感到不被关注，适当运用形象的手势语可以使老年患者更容易理解沟通内容。当老年患者感到痛苦或悲伤时，紧握他们的手或给予身体的接触，可以给予他们心理上的安慰和精神上的支持。

3. 选择恰当的沟通话题　在与老年患者进行沟通时，可以适当增加非医疗性话题的交流。可以聊一些生活琐事、社会新闻、历史文化等老年人感兴趣的话题，以引起他们的兴趣。同时，在沟通中应对老年患者的经历、特长和爱好给予肯定和赞赏，这样可以增强他们的自信心，提高他们对医护人员的信任感。

4. 使用恰当的语速和音量　在与老年患者进行沟通时，语速要适当放慢，音量要适中。说完一句话后应给予一定的时间让老年患者反应。应根据老年患者的听力评估情况，适当提高说话音量，但切忌大声喊叫以免伤害他们的自尊心。

5. 使用简洁、重复的语言　在与老年患者沟通时，应注意使用简洁明了的语言，最好一次交代一件事情，以免引起他们的困惑。对于重要的事情，要耐心地反复交代、解释，直到患者理解并记住为止。必要时可采用书面资料进行提示或告知家属协助患者理解沟通内容。

6. 重视与老年患者家属的沟通 告知家属关于老年患者的疾病和治疗相关信息及需要配合的事项。与家属合作可以更好地满足患者的需求并促进他们的康复。向家属说明患者的身心特点和心理需求，动员家属经常陪伴和探视，以减轻患者的孤独感。

（十）处理投诉的沟通

1. 相关概念 投诉是就医者对医院提供的服务、设施、项目、服务过程或服务效果不满而表达的意见。医院作为一个复杂的运作系统，其中的个体具有复杂的需求和欲望。由于医疗服务的多元化需求和医疗机构服务的局限性，即便医院服务再出色，也无法让每位就医者完全满意。加之各种主客观原因，医疗机构的服务难免有不足之处，因此，就医者的投诉是无法完全避免的。

2. 处理投诉的意义 害怕患者投诉的观念需要转变，应正确看待投诉。投诉的表象是患者对医疗服务的不满，但其本质是患者对医疗机构信赖度和期待度的体现，也是医院的不足之处。研究表明，在所有对医疗服务不满意的群体中，只有不到1/3的人会向医院投诉，而超过2/3的人会选择转到其他医院或向他人传播不满意的经历。这种传播会对医院造成负面影响，甚至降低人们对医院的信任感。因此，处理投诉的意义在于恢复患者对医院的信任感，避免引发更大的纠纷和恶性事件，为持续改进提供依据。

3. 畅通投诉渠道 由于投诉具有积极的意义，应鼓励就医者向院方反映他们的不满。为此，可以采取多种方式，如患者问卷调查、设置意见箱、开设医院网站患者留言板块、开通免费投诉电话、在新闻媒体上有奖征集意见等。此外，还可以聘请患者担任"啄木鸟"，定期暗访医疗服务质量，并在患者中评选最佳意见奖等。

4. 处理投诉的程序 处理投诉时需要展现出严格、认真、主动、高效的工作态度。通过这种方式，可以深入了解问题的根源，切实提高服务质量。这样，才可以将原本的坏事转化为好事，真正减少投诉的发生。处理投诉的基本程序如下。

（1）确认问题：要让投诉者有机会完整地阐述他们的问题。在这个过程中，要全神贯注地倾听，避免使用像"但是""请稍后再来"这样的语言来回应他们，需要确保投诉者感到被尊重和重视。

（2）评估问题：评估问题的严重性，了解这个投诉是否涉及重大的安全问题或者是对医院的服务产生了重大影响。此外，还要了解投诉者除了经济补偿，是否还有其他的要求或期望。

（3）互相协商：在处理投诉的过程中，需要与投诉者进行协商。首先，我们要明确我们能提供的解决问题的上限和下限条件。其次，我们需要了解投诉者的具体要求，以及这些要求是否合理。同时，我们还要考虑争执对医院口碑的影响。此外，我们要评估医院方面是否有过失或责任。

（4）处理问题：在确定了解决方案后，需要采取行动来解决问题。先要明确由谁负责处理问题，以及处理问题的时间限制。之后要确保解决方案的实施，并确保问题得到妥善解决。否则，如果解决方案没有得到执行，可能会导致前功尽弃，甚至对医院造成更坏的影响。

5. 处理投诉的要点

（1）不得推却，尽快处理：在接待投诉时，要提醒自己代表的是医院而不是个人。不能推却或回避投诉，要尽快处理就诊者的投诉，以免时间拖延导致投诉者更加不满。一般情况下，护理人员在接受投诉后要立即作出反应，对于严重的问题要立即向上级领导汇报并寻求解决方案。

（2）选择合适的场所，单独沟通：医院是一个繁忙且充满各种声音的地方，不利于安抚投诉者的情绪。如果投诉者在公共场所大声诉说或吵闹，不仅会影响医院的正常工作秩序，还会对医院的声誉造成不良影响。因此，在处理投诉问题时，应该选择一个合适的场所，与投诉者进行单独沟通，以便更好地解决问题。

（3）认真倾听并做好记录：当投诉者提出投诉时，他们可能情绪激动，心中充满不满。作为护理人员，需要耐心倾听投诉者的诉说，理解他们的感受，并尝试平息他们的情绪。运用共情技巧来设身处地地思考和分析投诉者所面临的问题，以找出问题的关键所在。同时，在倾听的过程中做好记录，包括投诉者的陈述、要求和期望等。这不仅可以让投诉者感受到护理人员的重视和关注，还可以为后续解决问题提供重要的依据。

（4）保持冷静，积极主动：面对投诉者时，护理人员需要学会控制自己的情绪，以诚信为本，以真诚打动人，以礼貌为主，积极主动地改善与投诉者的关系，即使他们的言行过于激烈，也不能与他们发生争辩或争吵。我们需要坦诚地承认自己的不足之处，并及时采取补救措施。如果问题涉及双方的责任，我们需要先解决自身的问题，并请对方配合解决问题。如果投诉者对问题有误解，护理人员需要以他们能够接受的方式指出问题实质。注意，与患者争辩、急于得出结论或一味道歉都是不可取的。

（5）采取行动，协商解决：这是处理投诉的关键环节。为了防止问题扩大化或复杂化，以及失去患者的信任，护理人员需要认真对待这一环节的工作。将采取的措施和所需的时间告知投诉者，并征得他们的同意。如果可能的话，可以邀请投诉者参与选择解决问题的方案或补救措施。护理人员不能对投诉者表示自己无能为力，也不能作出不切实际的承诺，需要充分估计解决问题的条件和时间，并留有一定的余地。

6. 对"难应付"的投诉者的沟通技巧

（1）感情用事者：这类投诉者的情绪通常较为激动，他们可能会哭闹、表达强烈的情感，首先保持冷静，给予他们适当的空间来发泄情绪，其次表示理解，尽力安抚他们的情绪，最后告诉他们会有解决问题的方案，让他们知道事情正在处理中。在沟通中，语气要谦和但也要有原则，避免被他们的情绪左右。

（2）正义感表达者：这类投诉者往往认为自己代表着广大人民的利益，他们的话语可能慷慨激昂，首先对他们的观点表示肯定，其次对其反映的问题表示感谢，再次告知他们，医院的发展确实离不开广大就医者的支持与爱护，最后鼓励他们提出建设性的意见，共同为医院的发展出谋划策。

（3）固执己见者：这类投诉者往往坚持自己的观点，不愿意听取他人的建议，首先表示理解他们的立场，并力劝他们从互相理解的角度解决问题，其次耐心劝说，根据医院的服务特性解释所提供的处理方案，并尽力说服他们接受。

（4）有备而来者：这类投诉者通常对投诉事宜有所准备，了解相关法律法规，甚至会记录处理人的谈话内容或录音，首先处理人必须清楚了解医院的服务政策及相关的法律法规，其次在沟通中，充分运用政策和技巧，语气充满自信，最后明确表示希望解决投诉者的诚意，并尽量满足他们的合理要求。

（5）有社会背景、有宣传能力者：这类投诉者通常具有较高的社会地位或媒体影响力，如果不满足其要求可能会实施曝光，首先谨言慎行，其次当不能满足其要求时，及时上报有关部门进行研究，最后迅速、高效地解决此类问题，以避免事态扩大。

第二节　团队合作与协调沟通

团队合作与协调是护理工作中不可或缺的一环。正如名言所说："单丝不成线，独木不成林"，只有通过团队协作，才能发挥出最大的力量。在护理工作中，团队合作包括护理团队中的协作沟通，以及护理团队与其他医疗团队的协作沟通。每个团队成员都有自己的专长和职责，为创建并保持团队的高效，每一名成员都要保持开放的沟通交流、相互尊重并共同决策，沟通中非常重要的一点就是需要具备调整自己的沟通方式以适应团队其他成员的需求，并根据环境而调整的能力。团队成员只有紧密合作、协调一致，才能确保患者的护理需求得到全面满足。有效的团队合作能够提高工作效率、降低差错率，为患者提供更加安全、优质的护理服务。同时，团队成员之间的沟通与协调也能够促进彼此的成长与发展，提升个人与团队的整体实力。因此，应重视团队合作与协调，努力营造和谐、积极向上的工作氛围，为患者的健康保驾护航。

一、基本概念

（一）团队及团队精神

1. 团队　是指为实现某一目标，由相互协作的个体所组成的正式群体。团队有三种类型：问题解决型、自我管理型和跨功能型。团队合作对于达成组织目标至关重要。

2. 团队精神　是成员与他人合作的精神和能力的体现。全体成员的向心力、凝聚力是其核心。团队精神的形成并不要求团队成员牺牲自我，相反，发挥个性与特长保证了成员共同完成任务目标，而明确的协作意愿和协作方式则产生了真正的内心动力。一个高效运作的团队能充分发挥整体优势与合力，为患者提供优质、高效、低耗、全方位、全过程的服务。团队成员的和谐关系是实现治病救人的团队目标的根本保证。在护理团队内部，特别强调护士之间的协同与配合。

（二）团队沟通及团队建设

1. 团队沟通　是团队成员之间交流信息、分享想法和解决问题的过程，成员之间通过语言、符号和行为等媒介，传递和交换信息、观念、情感和意见，有效的团队沟通需要建立开放的沟通氛围、倾听他人意见、及时反馈及处理冲突。团队沟通不仅是信息的传递，还包括情感、理解和信任的建立。团队沟通对于团队目标的实现、决策、协调、协作和创新都至关重要。团队沟通的目标是促进成员之间的理解、协调和协作，以达到共同的目标或完成特定的任务，具有互动性、目的性、多样性、动态性、情感性。团队沟通是实现团队目标的关键因素之一，良好的团队沟通可以提高成员之间的信任、理解和协作，增强团队的凝聚力和向心力，从而提高团队的工作效率。在团队沟通中，可能会存在一些障碍，如语言或文化差异、信息不对称、缺乏信任、沟通风格不匹配等。这些障碍可能导致信息传递不准确、误解或冲突，影响团队的效率。为了提高团队沟通的效果，成员需要掌握一些基本的沟通技巧，如倾听、表达、非语言沟通、反馈等。同时，还需要了解和适应不同的沟通风格和文化背景，以实现有效的沟通和协作。同时团队领导力对团队沟通有重要的影响。一个好的领导者应该具备良好的沟通能力，能够促进成员之间的交流和理解，激发团队的创造力和协作精神。同时，领导者也需要关注和解决团队中存在的沟通问题，促进团队的和谐和发展。

2. 团队建设　是指通过一系列活动和策略，提高团队成员之间的凝聚力、协作能力和绩效水平的过程。团队建设包括培养团队精神、建立信任、提升团队技能等方面。

二、护理团队中的有效沟通

在临床护理工作中，由于护士之间职务和职责的差异，以及知识水平和工作经验的不同，可能会导致他们产生不同的心理状态，从而引发矛盾和冲突。然而，护理工作非常强调团队合作，因此，建立良好的护际关系是确保护理质量的关键，而有效的沟通是建立良好护际关系的前提。护理团队中的有效沟通能够提高护理质量和效率，促进团队成员之间的协作与配合，形成和谐的工作氛围，增强团队的凝聚力和战斗力，护士们应该共同努力，相互尊重、理解和支持，以实现共同的目标，为患者提供更加优质、专业的护理服务。

（一）护理团队概念及建设护理团队的方法

1. 护理团队的概念　护理团队是由护理人员组成，为了提供高质量的护理服务，满足患者的需求，以提高患者的满意度为目标，成员之间相互合作、协调和补充，共同开展护理工作的集体。护理团队中每个成员都有自己的角色和职责，他们需要具备专业的护理知识和技能，能够独立完成基础护理操作，同时也需要具备良好的沟通技巧和团队协作精神，能够与其他成员有效配合，共同完成复杂的护理任务。护理团队建设是一个长期的过程，需要团队成员之间的相互信任和理解，共同成长和提高。通过不断学习和实践，提高团队的护理质量和服务水平，从而为患者提供更加优质的护理服务。

2. 建设优秀护理团队的关键

（1）设定明确目标：为护理团队设定一个清晰、具体、可实现的目标。这个目标不仅为团队提供了方向，也能激发团队成员的内在动力，使他们觉得自己的工作是有价值的，从而更愿意为团队的成功付出努力。

（2）培养共同理念：建立互信、和谐的工作环境是团队成功的基石。团队成员需要明白，只有整个团队共同努力，才能实现共同的目标，并确保每个人的利益得到保障。

（3）强化团队精神：鼓励团队成员相互支持、协作和互助。团队精神是团队凝聚力和向心力的源泉，通过增强信任、沟通和激励，可以推动团队目标的实现。

（4）优化组织结构：确保团队的组织结构合理、高效。通过确立目标、培训、实施计划、评估效果等步骤，不断优化和改进团队的运作方式，从而提高服务质量和团队的整体竞争力。

（5）明确期望值：明确团队的期望和要求，使每个团队成员都明白自己的责任和角色。

只有所有成员都朝着共同的目标努力，才能确保团队的和谐与成功。

（6）实施规范管理：确保团队的管理活动有序、持久。通过制订和执行行为规范，对护理人员的仪容、仪表、仪态和服务礼仪进行规范，形成一套高效、规范的工作流程，从而提升护理服务的质量和效率。

 知识拓展

责任制护理

在整体护理中，责任制护理小组是典型的护理团队，其中责任护士发挥着至关重要的作用。责任护士通常由具备较高护理专业水平的护理人员担任。他们负责带领一组辅助护士组成责任制护理小组，全面负责一定数量床位的患者的护理工作。在责任护士的指导下，辅助护士负责完成日常的治疗和护理任务，在责任护士不在场的情况下，辅助护士需对分管床位的患者承担全面责任。在护士长的领导下，责任制护理小组需对患者实行 8 小时在班、24 小时负责的制度。他们需做好患者的入院介绍，全面了解所负责床位患者的病史、饮食、生活和心理状况，制订护理计划，参与医生的查房工作，预防各种并发症，做好恢复期患者的护理，办理患者的出院、转科或转院手续，并及时完成护理小结。护士长作为实施责任制护理的具体领导者和组织者，需抓好行政、技术和各级护理人员的管理工作。他们的职责是确保责任制护理小组能够高效地执行各项任务，为患者提供优质的护理服务。

（二）护理团队有效沟通的重要性

1. 保障医疗护理安全　良好的护际沟通能够促进护理人员之间的互相帮助和互相监督，共同识别护理工作中的不安全因素，降低差错和纠纷的发生率，及时发现和解决潜在问题，为医疗护理安全提供坚实的保障。

2. 提高护理质量　良好的护际沟通是护理工作顺利进行的基础。通过相互信任和密切协作，护理人员能够更好地满足患者的需求，提高患者的参与度和配合度，确保医院医疗护理活动的顺利进行。这种关系也有利于提高护理管理水平，进一步优化医疗护理质量。

3. 提高工作效率　良好的护际关系能够减轻护理人员的工作压力，缓解紧张情绪，激发积极向上的工作热情。在和谐的工作氛围中，护理人员能够更好地发挥主观能动性，增强团队协作能力，提高整体效能，从而提高工作效率。

4. 促进身心健康　建立良好的护际关系，需要护理人员从自身做起，保持勤奋、敬业的精神，顾全大局，虚心向同行学习。这种积极的态度和行为不仅有助于形成融洽、和谐的工作氛围，也有利于护理人员陶冶情操、维护身心健康。

（三）护理团队有效沟通的策略

任何形式的人际沟通障碍都可能对正常的护理工作产生负面影响。因此，在护理团队中建立良好的沟通策略是必不可少的内容。

1. 信息清晰、准确　护理人员应具备良好的语言表达能力，能够准确传达信息，避免因误解或歧义导致不必要的麻烦。在交接工作时，应确保接班者对患者的病情、治疗计划和护理要求有全面了解。

2. 倾听　倾听同事的意见和建议也是提高团队凝聚力和工作效率的重要途径。

3. 非语言沟通　在团队中，一个肯定的眼神、一个鼓励的手势都能激发团队成员的积极性和创造力。

4. 定期召开团队会议、组织培训、团队建设及分享会等活动　这些活动可以创造一个轻松的环境，使大家更好地相互了解，增强团队的凝聚力、加强团队成员之间的交流与合作，提高团队成员沟通能力，营造相互尊重、支持、宽容和信任的氛围，为患者的健康努力，共同提升护理服务质量。同时，为了团队的和谐稳定，团队成员应避免为小事产生不必要的冲突和隔阂。在工作之余，应加强自身学习，充实自己。

5. 换位思考，凝聚团队力量　每个人都有其独特的优点和不足，正如尺有所短，寸有所长。在团队中，应尝试换位思考，站在他人的视角看问题。这种转变能够深化对他人思想的理解，接纳不同的观点，学习他人的长处，从而改进自己的不足。团队工作时，应积极互助，提供帮助或寻求帮助，因为友爱互助是强化团队意识的纽带。

6. 掌握技巧，实现高效沟通　在沟通过程中，应多赞扬，少批评；多倾听，少插话；多帮助，少旁观。善于运用沟通技巧营造和谐的团队沟通氛围。团队成员应相互关注，积极交流，降低心理防线，确保信息有效流通，从而使团队沟通更加顺畅有效。

7. 态度胜于技巧　在团队沟通过程中，要避免因为年长或职位高而采取命令式或压制性的沟通方式。同样，不应只在需要时才与人交往。沟通的关键在于尊重他人，真诚的态度能够建立沟通的桥梁，成为有效沟通的法宝。

8. 摒弃个人主义　护理工作的性质决定了必须以团队的形式进行协作。护理人员的共同目标是更好地完成工作，为患者提供优质服务。因此，必须正确处理集体利益与个人成就之间的关系。在出现意见分歧时，应以患者的利益为出发点来解决问题。

9. 注意沟通场合与方式，建立良好的沟通渠道　确保团队成员之间有畅通的沟通渠道，以便及时传递信息和反馈，护士在提出自己的意见时，态度要诚恳认真，并选择合适的场合和方式。应避免在他人面前直接指出医生或护士同行工作的不足。

10. 建立相互理解尊重、友爱帮助、开放透明、诚实信任、和谐民主的沟通环境　护士长作为护理团队的管理者和协调者，应以真诚的态度对待每一位护士。要严格要求自己，以身作则，对待所有护士都要一视同仁。平易近人，保持耐心和热情是建立和谐关系的基石。对于下级护士，护士长应多用情，少用权，利用非权力因素去感染和引导下属，应以自己的品德、才能和情感去感染和激励团队成员，而不是采用专制的管理方式。当发现问题时，应选择合适的场合与时机进行批评，避免产生对立情绪。其他护理人员应学会换位思考，理解护士长的难处，尊重并服从管理。明确自己的工作目的是帮助患者恢复健康，而非为某个人工作。护士之间、护士与实习护士之间应相互帮助、共同学习，形成良好的学习氛围。年轻护士应虚心求教，展现奉献精神；年长护士则应关心年轻护士，以身作则，做好"传、帮、带"。带教护士应尊重并关心实习护生，认真带教。实习护生则应尊重带教护士，主动学习，勤奋工作。鼓励团队成员积极分享观点、提出问题和建议，做到诚实讲话，避免差错的发生，更好地为患者服务。

11. 建立团结的工作关系　在面对工作中的困难时，应正确对待和处理护理差错。一个有团队精神、识大体、顾大局的护士绝不会把过错推给别人，更不会在患者面前议论其他医护人员的不足。正确协调不同级别、不同年龄护理人员之间的关系是促进良好护际关系的又一重要方面。不同级别的护士应明确自己的职责范围，在自己的职权范围内开展工作。同时，不同层次的护士间应相互学习、相互尊重、相互支持。护士长在协调关系中应起到关键作用。护士长不仅是病区护理管理工作的组织者和指挥者，也是护士间相互关系的协调者。因此，护士长必须了解团队成员的情况，了解每个人的优点和不足，以及个人情况。同时，护士长应具备清晰的组织能力和指挥能力，能够有序地组织各项工作，处事公平，充分发挥每个护士的积极性。

三、多专业团队协作的挑战与解决方案

多专业团队协作是指护理团队与其他医疗相关团队的协作，团队成员共同合作、完成任务。在合作中，团队成员围绕相同的工作目标，跨越彼此不同的专业领域界限，向患者提供间接的专业服务。多专业团队协作需要不同学科、不同领域的人员相互合作、沟通，打破学科之间的壁垒，加强学科之间的联系和互动，提高医疗服务的整体性和连续性。多专业团队协作能够充分发挥各个专业的优势，从不同角度看待患者的情况，不同专业的人员可以针对患者的具体情况进行讨论和协作，制订更加科学、合理的护理方案，为患者提供更加全面、个性化的护理服务，提高患者满意度、护理质量与工作效率。多专业团队协作需要护士与各个专业的护士相互交流、学习，这有助于提升护士的专业技能。通过与其他专业人员的合作，护士可以了解自己专业以外的知识和技能，拓宽知识面，提高自己的综合素质。因此，应该积极推广多专业团队协作的护理模式，加强不同专业和学科之间的合作与交流。但是多专业团队协作在护理实际工作中确实面临一些挑战，如沟通障碍、角色冲突、意见分歧等，这就需要医护人员具备有效的沟通技巧，加强团队建设，界定不同专业在团队中的角色与职责，形成不同专业之间的依赖关系。

（一）多专业团队协作的概念

多专业团队协作是指多个专业领域的团队成员共同合作，为了实现某个特定的目标或完成某项任务而形成一个团队。这些团队成员来自不同的专业背景，他们各自拥有独特的技能和知识，通过协作和交流，共同完成任务或项目，实现优势互补。多专业团队协作是一种高效的工作方式，能够充分发挥不同专业背景的团队成员的优势和潜力，提高团队的创新能力、执行力和竞争力。在临床实践中，多专业团队组成主要包括医生、护士、技师、药剂师、营养师、心理医生或心理咨询等，根据不同的临床需要和患者需求，还可以加入其他专业背景的人员，共同协作完成患者的诊疗和管理。多专业团队协作能够充分发挥不同专业人员的优势和特长，为患者提供全面、专业的医疗服务。

（二）多专业团队协作的挑战

1. 不同专业背景的沟通障碍　专业背景差异会导致沟通障碍，如语言、术语和理解差异。

2. 工作流程不协调　不同专业的团队成员在工作内容和流程上存在差异，可能导致工作重复、疏漏或延误，影响医疗质量和患者安全。

3. 缺乏信任　不同专业的团队成员在文化背景等方面存在差异，往往会出现互不信任的情况。

4. 目标不一致　由于不同的成员关注点不同，往往会出现目标不一致的情况，从而影

响团队的合作。

（三）多专业团队协作的策略

1. 建立共同语言与沟通机制　为了解决沟通障碍问题，可以建立共同语言和沟通机制。首先，制订统一的术语和语言规范，确保团队成员能够准确理解彼此的意思。其次，建立定期的团队会议、研讨会等沟通活动，促进团队成员之间的交流和合作。最后，采用多种沟通方式，如电话、邮件、视频会议等，以满足不同团队成员的需求。

2. 明确分工与协作流程　为了解决工作流程不协调的问题，可以明确各专业的分工和协作流程。首先，根据患者的需求和病情，确定各专业在团队协作中的角色和职责。其次，制订详细的工作流程和时间表，确保各专业能够按照规定的时间和质量要求完成工作。最后，建立跨专业的协作小组或团队，促进不同专业之间的合作和协调。

3. 提供培训与教育支持　为了提高团队成员的专业素养和协作能力，可以提供跨专业的培训和教育支持。首先，针对不同专业的团队成员进行培训和教育，提高他们的专业知识和技能水平。其次，组织跨专业的研讨会、培训班等活动，促进不同专业之间的交流和学习。最后，建立知识共享平台或数据库，方便团队成员查阅和学习相关知识和技能。

4. 强化跨部门合作与沟通　为了加强与其他部门的合作与沟通，可以采取以下措施：首先，建立跨部门会议制度，定期召开会议，讨论协作事宜和问题解决方案。其次，建立信息共享平台或数据库，方便各部门之间传递和共享信息。最后，建立跨部门的协作小组或团队，促进部门之间的合作和协调。

5. 激励机制与团队建设　为了增强团队成员的归属感和凝聚力，可以采取以下措施：首先，建立激励机制，对表现优秀的团队成员给予奖励和表彰。其次，组织团队建设活动，如户外拓展、聚餐等，增强团队成员之间的交流和合作。最后，建立团队文化和工作氛围，让团队成员感受到团队的温暖和支持，增强团队成员的归属感和凝聚力，促进团队协作的长期发展。

本章小结

思考题

1. 患者，女，26岁。因异位妊娠急诊入院手术。作为一名护士，你认为术后宜采用哪种护患关系模式？根据此护患模式，如何与患者建立良好的护患关系？

2. 你正在为一名来自完全不同文化背景的患者提供护理服务。在沟通中，你可能会面临哪些沟通障碍？你将采取哪些沟通策略，更好地与患者沟通？

更多练习

3. 护理人际沟通会在临床实践中带来哪些益处？

（王　倩　徐　丽）

第四章　护士语言沟通

教学课件

学习目标

1. 素质目标

具备基本的语言沟通素养，提高护士语言沟通技能，培养护士语言交流中的实践应用能力。

2. 知识目标

(1) 掌握：护士语言沟通的含义、作用及原则。

(2) 熟悉：交谈的含义、作用、原则及交谈的过程。

(3) 了解：护士语言沟通的复杂性。

3. 能力目标

具备一定语言沟通能力和技巧，掌握语言交谈中有效交谈的策略、礼貌用语和用语禁忌，提升沟通能力。具备良好的语言沟通技能，加强与患者、家属的情感连接。

案例

【案例导入】

　　王大爷，72 岁，因突发心肌梗死入住心内科。王大爷入院初期，对治疗和护理配合度不高，经常按照自己主观意愿行事。一天，责任护士小李发现王大爷没有按时服药，便耐心询问其药的原因。王大爷表示自己觉得吃那么多药太麻烦，另外对药物是否能有作用表示怀疑，同时指出当下自己疼痛症状已经缓解，没有必要再服药。认真倾听后，小李首先表示非常理解王大爷，因为自己的爷爷得过一样的病。同时小李也强调口服药物治疗是非常重要的治疗手段，不可忽视，并详细介绍了心肌梗死恢复期的护理要点，让王大爷对疾病的系统治疗有了准确的认知。此后，王大爷态度有所转变，积极配合治疗和护理。

【请思考】

　　在临床工作中当护士面对老年患者，应该如何运用语言沟通技巧进行交流？

【案例分析】

　　语言是一种经由约定俗成的符号系统所形成的交流工具，它承载着人们的思想和情感，是人际沟通的纽带和桥梁。正如孔子所言："言不顺，则事不成"，语言在人际交往中的重要性不言而喻。在医学领域，希波克拉底曾说过："医学有两件东西可以治病，一是语言，二是药物"，这说明了语言在医学中的重要作用。在临床工作中，学会如何运用语言艺术进行护患沟通，以及掌握常用语言沟通技巧是十分重要的。通过适当的语言沟通，医护人员可以更好地了解患者的病情和需求，同时也可以缓解患者的不良情绪，增强治疗效果。本章将通过介绍常用的语言沟通技巧等内容，探讨如何运用语言艺术进行护患沟通。

第一节　概　　述

　　随着护理学学科的发展及整体护理模式的实施，语言沟通在护士工作中的重要性越来越被人们重视，护士如果不能有效地与患者进行语言沟通，将会在临床护理工作中寸步难行。

一、护士语言沟通的含义、作用及原则

（一）护士语言沟通的含义

　　护士语言沟通是指护理人员在与患者进行交流时，通过语言、表情、姿势等方式传达信息、情感和态度，以达到治疗、护理和关怀的目的。护士语言沟通是一种重要的护理技能，它可以建立患者与护理人员之间的信任和合作关系，提高患者的满意度和依从性，促进患者的康复和健康。其含义包括以下几个方面。

　　1. 护士语言沟通是医疗服务的重要组成部分　在医疗过程中，护士需要与患者或家属进行有效的沟通交流，以了解患者的病情、需求和问题，并提供相应的护理服务。

　　2. 护士语言沟通可以建立良好的护患关系　护士通过友善、耐心和专业的沟通交流，能够赢得患者和家属的信任和配合，从而建立良好的护患关系。

　　3. 护士语言沟通可以提高医疗服务的质量　通过有效的沟通交流，护士能够更好地了解患者的病情和需求，为患者提供更加精准的护理服务，从而提高医疗服务的质量。

　　4. 护士语言沟通需要遵循一定的原则和方法　护士需要使用礼貌、清晰、简洁的语言，注意倾听和尊重患者和家属的意见，以及掌握相关的沟通技巧和方法，才能够达到良好的沟通效果。

　　综上所述，护士语言沟通是医疗服务中不可或缺的一部分，它有助于建立良好的护患关系，提高医疗服务的质量，同时也需要遵循一定的原则和方法。

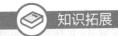 知识拓展

古人表达礼貌的用语有哪些？

古人通过语言来表达尊重和敬意的方式有很多种，如使用敬语、谦语、委婉语等。敬语是指对别人表示尊敬的语言，如"您""阁下""足下"等；谦语是指表示自己谦虚的语言，如"鄙人""在下"等；委婉语是指用委婉的方式来表达自己的意思，如"不便直言""恕我直言"等。这些语言的使用，反映了古人对他人的尊重和礼貌。

（二）护士语言沟通的作用

护士语言沟通在护理工作中起着非常重要的作用，主要表现在以下几个方面。

1. 建立信任关系　在医疗环境中，患者往往处于弱势地位，他们可能会感到焦虑、恐惧和无助。通过有效的语言沟通，护士可以向患者传递关心、支持和尊重，让患者感受到被关注和被重视。这种积极的沟通方式有助于建立起护士与患者之间的信任关系，使患者更愿意与护士合作，共同努力实现治疗目标。

2. 传递信息　护士语言沟通是护士向患者传递信息的重要途径。护士需要用简洁、明确、易懂的语言向患者介绍疾病的相关知识、治疗方案、药物的用法用量、注意事项等，以帮助患者更好地了解自己的病情和治疗过程，提高患者的治疗依从性。

3. 缓解焦虑和恐惧　患者在生病期间往往会出现不同程度的焦虑和恐惧情绪。护士语言沟通可以帮助患者缓解这些情绪，让患者感到安心和舒适。护士可以通过安慰、鼓励、倾听等方式，给予患者情感上的支持，让患者感受到被理解和被关心。

4. 促进健康教育　健康教育是护理工作的重要组成部分。通过语言沟通，护士可以向患者传授健康知识和自我护理技能，帮助患者养成良好的生活习惯，预防疾病的发生和复发。这对于提高患者的生活质量和健康水平具有重要意义。

5. 提高护理质量　有效的护士语言沟通可以减少因沟通不畅而导致的护理差错和事故的发生。通过与患者进行充分的沟通，护士可以更好地了解患者的需求和期望，及时调整护理方案，提供更加个性化的护理服务。这有助于提高护理质量，提升患者的满意度。

总之，护士语言沟通是护理工作中不可或缺的一部分。作为一名护士，应该注重培养良好的沟通技巧，善于运用语言和非语言沟通方式，与患者建立有效的沟通，为患者提供优质的护理服务。

（三）护士语言沟通的原则

1. 尊重原则　是指在与患者进行语言沟通时，要尊重患者的人格、权利和尊严。如不使用侮辱性的称呼、嘲笑患者的身体状况、不尊重患者的宗教信仰或文化背景等。尊重原则还包括尊重患者的自主权。护士应该在与患者进行沟通时，尊重患者的选择和决定，例如，在提供医疗建议时，应该给予患者充分的信息和选择的机会。同时，护士还应该保护患者的隐私权，不泄露患者的个人信息或病情。

2. 诚信原则　是指在与患者进行语言沟通时，要诚实守信，不夸大或隐瞒病情，不说空话、假话。这意味着护士应该向患者提供真实、准确、完整的信息，如病情、治疗方

案、药物的用法用量、注意事项等。诚信原则还包括遵守承诺和履行责任。护士应该按照承诺为患者提供护理服务，如按时给予药物、进行治疗操作等。如果由于某种原因无法履行承诺，应该及时告知患者并提供解决方案。此外，诚信原则还要求护士保守患者的隐私，不泄露患者的个人信息。护士应该尊重患者的隐私权，保护患者的个人信息不被泄露。

3. 关爱原则 是指在与患者进行语言沟通时，要关心患者的身心健康，体贴患者的需求和感受，给予患者温暖和关爱。这意味着护士应该关注患者的身体和心理状况，了解患者的需求和感受，并采取相应的措施来满足患者的需求和缓解患者的痛苦。关爱原则还包括给予患者情感支持和鼓励。护士应该用温和、亲切的语言与患者交流，让患者感受到被关心和被爱护。在患者情绪低落时，护士应该给予患者鼓励和支持，帮助患者树立信心，积极面对治疗。此外，关爱原则还要求护士尊重患者的个人空间和隐私。护士在与患者交流时，不应随意触碰患者的身体或询问患者的私人问题。如果需要进行身体检查或护理操作，应该事先告知患者，并在操作过程中尊重患者的意愿和感受。

4. 简洁原则 是指在与人交流时，要尽可能简洁明了地表达自己的意思，避免冗长和复杂的表达方式。简洁原则在护士与患者的沟通中非常重要。护士需要在短时间内获取患者的信息，并提供准确的护理建议。因此，简洁明了的表达方式可以帮助护士更好地与患者沟通，提高工作效率。例如，在询问患者的症状时，护士可以使用简短的问题，如"你有什么不舒服"而不是"请告诉我你的症状和不适"。这样可以让患者更容易理解问题，并快速回答。另外，护士在解释护理建议时，也应该尽量简洁明了。例如，在告诉患者如何正确服用药物时，护士可以使用简单的语言，如"请在饭后服用，每次一片，每天三次"，而不是"请按照药品说明书上的指示服用"。

5. 易懂原则 在护士与患者的沟通中，易懂原则可以帮助护士更好地与患者沟通，提高患者的满意度和治疗效果。患者可能来自不同的背景，有不同的文化水平和健康素养，因此护士需要使用简单、易懂的语言来与患者交流。例如，在解释医疗术语时，护士可以使用通俗易懂的语言，如"发烧"而不是"发热"，"吃药"而不是"服药"。这样可以让患者更容易理解和记忆。另外，护士在与患者交流时，也应该注意语速和语调。过快或过慢的语速、过高或过低的语调都会影响患者的理解。护士应该使用适当的语速和语调，让患者感到舒适和放松。例如，一位患者因为发烧来到医院就诊，护士在询问病史时，使用了一些专业术语，如"体温""发热""恶寒"等，导致患者听不懂。这时候，护士就可以应用易懂原则，用通俗易懂的语言来询问患者，例如"你感觉自己的身体热吗？有没有怕冷的感觉？"这样患者就能更好地理解护士的问题，并且能够更准确地回答。

6. 倾听原则 是指护士在与患者沟通时，要全神贯注地倾听患者的意见、需求和感受，不打断患者讲话，给予患者足够的时间和空间表达自己的想法和情感。倾听原则是护士在与患者沟通时需要遵循的重要原则之一。它要求护士全身心地投入与患者的交流中，认真倾听患者的话语，理解患者的需求和感受，并给予患者足够的关注和尊重。倾听原则的具体内容包括全神贯注地倾听、不打断患者的讲话、给予患者足够的时间和空间表达自己的想法和情感、使用积极的身体语言，如眼神接触、点头、微笑等，以及及时反馈患者的话语，让患者感受到自己被理解和尊重。

7. 委婉原则 在需要传达负面信息时，采用温和的措辞可以增强信息接收者的心理承受能力。例如，在临床工作中，当需要告知重症患者如癌症等疾病的实际情况时，医护人员常常面临两难境地。他们既要尊重患者的知情权，又不能过于直接地表达以免对患者造成刺激。在此情况下，使用委婉的语言是一种较好的解决办法。此外，医护人员还应重视心理暗示的作用，培养与患者共情的能力，设身处地地站在患者的角度思考，并尽量使用温和、含蓄的语气。

8. 积极原则　是指护士在与患者沟通时，要表现出积极的态度和行为，让患者感受到温暖和关爱。在运用积极原则与患者沟通时，护士还需要注意自己的语言和表情，要用温和、亲切的语气与患者交流，让患者感受到自己的关心和尊重。同时，护士还需要注意自己的身体语言，如姿势、手势等，要让患者感受到自己的专业和自信。

9. 艺术原则　在护士语言沟通中，艺术性至关重要。护士应以真诚的态度，从关爱出发，加强与患者的情感交流。她们应努力做到态度谦和、语言文雅、声音温柔，让患者感到亲切。艺术性的语言沟通不仅可以拉近医护人员与患者及其家属的距离，还可以化解医患、护患之间的矛盾。因此，护士应注重自身语言修养，注重护士语言沟通的艺术性。

10. 保密原则　是指护士在与患者沟通时，要保护患者的隐私和安全，不泄露患者的个人信息和病情。这是医疗行业的一项基本原则，也是医护人员的职业道德和法律责任。保密原则的实施需要医护人员具备高度的职业道德和法律意识，严格遵守相关法律法规和医疗机构的规定。在医疗过程中，医护人员应该采取措施保护患者的隐私，如使用保密文件夹、加密电脑等。同时，医护人员还应该对患者的隐私信息进行保密，不得将其泄露给任何无关人员，包括同事、亲友等。例如，护士在与患者交流时，要注意保护患者的隐私，不要在公共场合谈论患者的病情；在书写病历时，不将患者的个人信息泄露给他人；在询问患者的病史和家族史时，护士要选择一个安静、私密的环境，避免其他人员听到；在为患者进行身体检查时，拉上窗帘或屏风，避免患者的身体暴露在他人面前。这些措施可以让患者感受到护士的尊重和关心，建立良好的护患关系。

二、常见的护士语言沟通方式——交谈

护士语言沟通方式是指护理工作中用于与患者、家属和其他医护人员进行交流和传递信息的方式。在护理工作中，有效的语言沟通是保证护理质量和患者安全的重要环节。护士语言沟通方式包括直接交流、书面交流、符号与图表、护理术语和缩写、非语言交流，以及翻译和传译等。而交谈是护理工作中最重要的语言沟通方式。在医疗护理中，与患者的沟通至关重要，因为这可以帮助护理人员更好地了解患者的状况，提供个性化的护理服务。通过交谈，护理人员可以向患者了解他们的身体状况、心理状态、生活习惯、家庭背景等信息，从而更好地制订护理计划和措施。此外，交谈还可以促进护理人员与患者之间的信任和互动。当护理人员与患者建立良好的关系时，患者会更愿意配合护理人员的安排和治疗，从而有助于提高治疗效果和康复速度，因此交谈是护理工作中最常用的沟通方式。为了提高交谈的效果和质量，护理人员需要具备一定的交谈技巧和语言能力。

（一）交谈的定义及要素

交谈是口头语言沟通的一种形式，也是人际沟通的主要形式之一。交谈是靠语言、非语言和倾听艺术构成的一种现代文明社会的沟通方式，是交谈双方加入的、双向的语言互动过

程。交谈过程涉及五个关键元素，即交谈的五个要素，包括参与者、目的、环境、时间和地点、语言和非语言因素。了解和掌握这些要素可以帮助护士在护理人际沟通中更加有效地进行交流。

1. 参与者　交谈中的参与者是指进行交流的人。在涉及护理活动的交谈中，参与者通常包括护士、患者、家属及其他医护人员。每个参与者在交谈中都有不同的角色和责任，需要根据具体情况进行相应的沟通。

2. 目的　交谈的目的是指交流的目标和意图。在护理中，交谈的目的可能包括了解患者的需求和病情、提供专业建议和指导、传递信息和解释医疗过程等。明确交谈目的有助于双方更好地理解和配合。

3. 环境　交谈的环境是指交流发生的地点和条件。在护理中，交谈的环境可以是医院病房、家庭、社区诊所等。不同的环境可能会对交谈产生不同的影响，因此需要根据具体情况选择合适的环境。

4. 时间和地点　交谈的时间和地点也是交流过程中需要考虑的要素。在护理中，有些交谈可能需要在紧急情况下进行，需要及时反应和行动，而有些交谈可能需要在安静和私密的环境中进行，以保护患者的隐私和尊重。

5. 语言和非语言因素　语言和非语言因素是交谈中至关重要的要素。语言包括口头语言和书面语言，护理人员需要使用清晰、准确、简洁的语言与患者进行交流。非语言因素包括身体语言、眼神交流、面部表情等，这些因素可以传达更多的信息和情感。

（二）交谈的特点

1. 交谈的基本特点　交谈通常包含以下几个特点，理解和运用这些特点可以帮助人们更好地进行交流，提高沟通的效果和质量。

（1）相互性：交谈是一种双向的沟通方式，参与者之间相互交流、互动和回应。它不仅仅是简单的信息传递，而是一种相互影响和共享理解的过程。

（2）口语化：交谈常通过语言进行，参与者使用语言表达思想、观点、感受和需求。语言是交流的主要工具，可以通过语言的选择和运用来达到不同的交流效果。

（3）即时性：交谈是一种实时的沟通方式，参与者在同一时间和空间内进行对话。即时性使得交谈更加直接、生动和有效，可以实时解决问题、回应需求和交流情感。

（4）目的性：交谈通常有明确的目的和意图，参与者希望通过交谈实现某种目标，如交流信息、解决问题、建立关系等。交谈的目的性使得参与者更加有针对性地进行交流。交谈的意义和效果也会受到其他因素的影响，包括环境、文化、身份关系等。参与者需要根据这些影响因素来选择合适的语言和交流方式，以获得更好的交流效果，实现交谈的目的。

（5）非语言交流：交谈不仅包括语言沟通，还包括非语言交流，如面部表情、姿态、眼神、手势等。非语言交流可以传递更多的情感和意图，丰富和补充语言交流的信息。

2. 护理交谈的特点　在护理交谈活动中，护理人员与患者或患者家属之间进行的交谈呈现一些独具的特点。具体来说，这些特点包括以下几个方面。

（1）专业性与通俗性：护理人员知晓医疗术语和患者病情，能够为患者及其照顾者解释疾病、治疗方案、医疗程序、护理内容等相关信息，因此护理人员在与患者及其照顾者交谈时，就会涉及大量的专业术语和知识。这时既要确保信息的准确传达和理解，又要使不同认知水平的患者能理解深奥的医护专业术语，因此就需要护理人员根据患者及其照顾者的理解程度进行通俗的解释，以保证交谈的有效性。

（2）关怀性与注重倾听：护理人员在交谈中应常表现出关怀性。护理人员用温柔的语气和亲切的表情与患者交流，关心患者的感受和需求，能够为患者提供情感上的支持，可以增强患者的信任和依从性。此外，护理人员还应用适当的身体语言和面部表情传达关心和理解，帮助患者更好地理解和接受护理内容。同时，护理交谈还应体现在注重倾听上。护理人员应注重聆听患者的意见、想法和感受，对于患者的需求和问题，可以提供详细和具体的回答，关注患者的身体和心理状况，细心观察和记录患者的反应和表现，以便及时调整护理方案。

（三）交谈的原则

1. 交谈的基本原则 是在进行交流和沟通时需要遵守的基本准则和规范。掌握交谈的原则可以帮助护理人员与患者建立有效的沟通，提高护理质量和患者满意度。以下是一些常见的交谈原则。

（1）尊重原则：在交谈中应尊重对方的观点、感受和权利，不嘲笑、诋毁或贬低对方。

（2）公正原则：在交谈中应公正客观，不偏袒或歧视任何一方。

（3）倾听原则：在交谈中应倾听对方的意见和需求，不打断或插嘴，给予对方足够的沟通空间。

（4）清晰原则：在交谈中应清晰明了地表达自己的意思，避免使用含混不清或模棱两可的语言。

（5）互动原则：在交谈中应积极参与互动，回应对方的问题和观点，促进信息的流动和交流。

（6）尊重隐私原则：在交谈中应尊重对方的隐私权，不透露对方不愿意分享的个人信息。

2. 护理交谈的原则 在护理交谈中，除了上述的基本交谈原则，还有一些特别的原则。

（1）同理原则：护士应设身处地地理解和体验患者的感受和需求，表达出对患者的关心和同情，给予患者积极的支持和鼓励，让他们感到被关心和理解。但应注意，同理原则应以尊重原则为前提，避免对患者的感受和需求进行主观推测。

（2）友善原则：护士应用温和、亲切的语言和表情与患者交谈，营造融洽的氛围。

（3）保密原则：护士应在交谈中尊重患者的隐私和保密权，不向他人透露患者的个人信息，保护患者的个人信息不被泄露。如涉及隐私话题的交谈，护士应优先选择安静、私密性良好的交谈场所。

（4）灵活性原则：护患在交谈中同样遵循护患关系的前提条件，根据不同的护患关系模型选择恰当的交谈方式。对于指导合作型，护士应鼓励患者自主思考和决策，尊重患者的选择权，根据患者当前状况适当地给出建议或指导；对于主动被动型，护士应在给出专业性的建议基础上获得反馈，确保患者或相关照顾者能够得到有效信息。

（5）有效性原则：护士应确保交谈的信息明确、准确，避免模糊或误导性的表达。与患者交谈中应考虑对方理解能力和知识水平，避免使用过于专业或复杂的术语，确保患者能够理解；不要假设患者的需求或感受，而是直接询问他们的意见和感受，确保得到的信息是患者真实的需求和感受。

（6）文化敏感原则：护士应尊重和理解患者的文化背景和信仰，充分重视影响护患交谈的文化因素，努力提供与患者文化相一致的交谈方式，避免言语或行为上的冲突。

护理交谈的原则旨在建立良好的护患关系，促进患者的健康和康复。通过遵守这些原则，护士能够更好地与患者进行有效的交流和沟通，提供个性化、安全和高质量的护理服务。

（四）交谈的作用

护理交谈的作用包括以下几点。

1. 信息交流　护理人员与患者进行信息交流，包括病情、治疗计划、用药指导等。这种交谈通常是双向的，护理人员为患者提供信息，同时也倾听患者的问题和需求。

2. 情感支持　护理人员与患者进行情感支持的交谈，包括倾听患者的痛苦、恐惧和焦虑，给予他们情感上的安慰和支持。这种交谈通常需要护理人员具备共情的能力，向患者展示关心、理解和同理心。

3. 健康教育和疾病监测　护理人员与患者进行教育和指导的交谈，包括健康知识的传授、康复计划的解释和生活方式的指导等。这种交谈通常需要护理人员用简单明了的语言，以确保患者能够理解和遵循。通过交谈，护理人员还能够监测到患者的病情和康复进程，评估治疗的效果，并及时调整护理计划。

4. 共享决策　旨在确保患者在充分理解相关信息的基础上作出知情同意的决定。护理人员与患者进行共享决策的交谈，包括治疗方案的选择、护理计划的讨论等。这种交谈通常需要护理人员与患者合作，共同制订适合患者的护理方案。

5. 建立信任　通过友好和倾听的交谈方式，护理人员可以建立起与患者之间的信任关系，使患者感到被关心和理解。有效的交谈可促进患者参与，提高他们的自主性和主动性。

6. 促进协作　通过交谈，护理人员可以与其他医护人员进行信息交流，确保关键信息的传递和沟通的连贯性，实现信息的共享。

（五）交谈的类型

根据不同的分类依据，交谈可分为不同的类型。

1. 根据交谈人数分类　可以将交谈分为个别交谈和小组交谈。

（1）个别交谈：是指在特定环境下限于两个人之间进行的信息交流。个别交谈的双方一般能就某些问题相互讨论，双方能够更加深入地了解对方，并且能够更加关注和回应对方的需求和问题，双方也更容易敞开心扉，使信息的交流和传递更加顺畅。个别交谈可以帮助护士与患者建立信任和亲近感，促进有效的信息传递和理解。在护理人际沟通中，护士与患者或家属之间进行的一对一的交流就属于个别交谈。例如，护士为新入院患者进行入院指导，或为即将手术的患者进行术前指导，或对患者进行一对一的心理疏导等均属于个别交谈。

（2）小组交谈：是指两个人以上进行的交谈活动。小组交谈参与人数多，为了保证交谈效果，一般需要有人组织交谈过程，以保证交谈目标的实现。参与人员数量一般控制在3～7人，最多不超过20人。交谈的内容通常围绕一个主题展开。小组交谈因形式更加灵活、随机，更易促进患者之间的互动和支持，提供共享经验和知识的机会，帮助患者更好地应对疾病和康复过程，同时需要护士管理和引导交流过程，确保每个参与者都能够有机会表达自己的观点和需求。在护理工作中，护士为多个患者或家属进行的健康宣教就属于小组交谈，如科室定期举办的患者座谈会。此外，带教老师对小组实习生的指导、医护人员交班、病例讨论等也属于小组交谈。

2. 根据交谈场所和交谈双方接触的情况分类　分为面对面交谈和非面对面交谈。

（1）面对面交谈：是最常见、最传统的交谈方式，交谈双方处于同一个空间，在彼此视觉范围内，可借助面部表情、身体语言和语音语调等方式传达更多的信息和情感，有助于双方更好地理解和交流，达到交谈的预期目的。面对面交谈是护理工作中最常见的交流形式，通过面对面交谈可以提供更直接的互动和反馈，提高交谈的效果和质量。

（2）非面对面交谈：可以认为是在更大的空间范围实现的信息传递形式，借助电话、网络、视频等通信方式实现的跨越空间的交谈。非面对面交谈的优点是方便快捷，可以随时随地进行，使交谈双方不再受空间和地域的限制，也能避免面对面交谈可能发生的尴尬场面。但非面对面交谈双方无法直接看到对方的面部表情和身体语言，也存在信息传递不完整、交流效果不如对面交谈理想的缺点。非面对面交谈需要护士进行清晰、准确和有效的表达，能够倾听和理解对方的需求，通过语音语调传达情感和信息，实现解答疑惑、健康宣教、心理咨询和康复指导的目的。在护理工作中，护士接听患者床旁呼叫铃或接听电话，护士对已出院患者的电话、网络随访，社区居家患者的家庭指导均属于非面对面交谈。

3. 根据交谈的主题和内容分类　可分为一般性交谈和治疗性交谈。

（1）一般性交谈：在护理工作中一般性交谈指护士与患者或患者照顾者之间进行的日常的非专业性交流。一般性交谈主要为了解决日常生活中的问题，这种交流一般不涉及专业性目的，交谈内容没有限制、自由灵活。一般性交谈可以包括问候、寒暄、聊天等内容，旨在建立良好的人际关系和亲和力，增强患者的情感支持和安慰。如护士主动为新入院的患者介绍病房环境、主治医生和责任护士，帮助患者熟悉病房和住院流程等的交谈即属于一般性交谈。

（2）治疗性交谈：治疗性交谈区别于一般性交谈。在护理工作中，治疗性交谈指护士与患者之间进行的专业性的交流。治疗性交谈旨在帮助患者理解和应对疾病、康复或健康问题，促进患者的自我认知和自我管理能力的提高。治疗性交谈需要护士具备良好的沟通技巧和专业知识，能够倾听和理解患者的需求，提供有效的信息和指导。

 知识拓展

治疗性沟通与治疗性交谈

治疗性沟通与治疗性交谈都是在治疗环境中采用的沟通方式，但在定义、方法和范围上仍存在一些差异。治疗性沟通是以帮助患者寻求自助或他助资源、建立良好的社会支持系统、积极应对疾病、减轻痛苦、恢复健康为目标的沟通过程。治疗性沟通属于治疗范畴，是治疗的一种方式，其手段或工具是沟通，而不是药物或手术。治疗性交谈更侧重于通过言语和非言语的交流方式，在一个护患交谈过程中进行自由流动的对话，侧重于帮助患者明确自己的问题，以寻找解决办法的交谈方式。与治疗性交谈相比，治疗性沟通的涵盖范围更广一些，包括多种形式和内容的交流，而治疗性交谈更侧重于特定的问题、具体的对话。

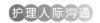

（六）交谈的过程

一个完整的交谈过程，可分为三个阶段：启动阶段、展开阶段、结束阶段。

1. 启动阶段　是交谈的开始部分，目的是引发对话的兴趣和注意，为引入主题做铺垫。在这个阶段，人们通过问候和寒暄来建立联系和互动。在护理工作中，启动阶段常发生于患者新入院、医护查房、变更责任护士、晨间护理、交班等情景。启动阶段应注意以下几点。

（1）通常是从自我介绍、问候语开始，交谈语气应自然平和，给患者留下一个良好的形象，以便建立信任的护患关系。例如护士为患者进行晨间护理，护士："李大爷，早上好，我是您今天的责任护士王丽。您今天感觉怎么样啊？昨晚睡得好吗？"应注意的是，启动阶段的问候语应符合情景，不可随心所欲。中国文化中寒暄常常会问候"您吃了吗？"但在医院工作情境中应对这句话的应用情景加以调整，使其变为一句带有目的性的治疗性交谈用语。例如问候一位术前禁食的患者可以将"您吃了吗"改为"您有吃东西吗？"以了解患者是否遵医嘱禁食；对于非特殊饮食的患者可改为开放式问答，如询问"您今天吃的怎么样？"或是"您今天胃口如何？"留给患者自主回答的空间，护士也能直接了解患者的饮食情况，以便为患者调整饮食护理计划。

（2）交谈时应注意态度要温和、自然，使用礼貌用语，根据患者的姓名、年龄、性别、职业给予合适的称呼，并通过非语言动作使对方感到被尊重。在与患者进行交谈时，护士应该表现出友好、亲切的态度，通过微笑、目光接触和轻声的问候来展现出自己的关心和尊重。可以使用"先生""女士"等；对于年长的患者还可以结合自己年龄给予患者亲切称呼，如"叔叔""大爷""阿姨""爷爷""奶奶"等；如知晓患者的职业技能应结合对方职业给予尊称，如退休教授应称呼"王教授""王老""王老师"等。

（3）注意启动阶段不宜过长，注意时间控制，避免闲聊。启动的目的是引出交谈的主题，因此不宜过长，不能无休止地寒暄、问候，影响主题的展开。护士应该适时转入正题，根据患者的情况和需求，引导对话的方向，例如通过启动阶段得知患者有不适感，即可过渡到展开阶段就此询问患者的症状、疼痛感受或需要提供的护理服务等。同时，护士需要尽量控制交谈时间，使交谈更加高效，并为后续的工作留出足够的时间。

2. 展开阶段　是交谈的核心部分，也是交谈的实质性部分，目的是深入交流和表达意见。启动阶段后，应顺势围绕交谈的目的全面展开，通过这个阶段切入、展开、强调和交流交谈的内容。交谈的主题应视具体情况而定。在这个阶段，人们也可以通过提问、分享信息和观点来扩展对话的内容，对进一步想探讨的问题也可以实施提问，护士需要充分发挥引导、倾听和表达的能力，以促进有效的沟通和理解。

护理工作中展开阶段一般围绕治疗性交谈内容展开，常见的治疗性交谈内容分为评估性内容和治疗性内容。①评估性内容：主要收集患者的疾病相关信息，一般包括患者疾病的主诉、个人基本资料、健康史、家族史、生活习惯、禁忌、心理健康情况等能为医务人员提供生理、心理、社会和环境适应全面健康资料的信息。评估性交谈不仅为收集信息，同时也为发现问题，探索问题产生的原因或矛盾点。交谈时护士应准确、简明的捕捉患者语言所传递的信息，并能准确记录和转述，为后续诊断治疗提供依据，同时应注意评估内容的全面性和个性化，医院常借助结构性评估表格辅助护士采集评估性内容。②治疗性内容：治疗性交谈目的是解决患者当前的、潜在的健康护理问题，如为患者解释疾病的成因、治疗方式、并发症、药物作用、用药方式、患者需要配合的要点、康复需要注意的问题等，鼓励患者积极参与治疗和护理的过程，促进患者自我护理能力的提升。此外，心理疏导、情感安慰也属于治疗性内容。护士积极的语言能使患者获得情感上的安慰，缓解紧张、焦虑、恐惧等不良情绪，给患者和家属以正向的支持和鼓励。患者良好的心态也能提升患者对抗疾病的信心，促进康复。

展开阶段内容可概括为三个部分：①深入交流：展开阶段应围绕谈话的主题深入交流，如通过治疗性交谈评估患者健康情况，获取患者健康信息，了解患者的需求、关注点和期望。可通过询问开放性问题，倾听患者的主诉，并通过回应和追问来进一步探索患者的健康状态和感受来实现。当护士与患者讨论他的疼痛管理问题时，护士可以先通过开放式提问询问患者当前疼痛现状，护士："您能告诉我您现在哪里痛吗，并形容一下痛的感受吗？"患者："背部，特别痛，就像刀一直割那样。"护士可以进一步追问："疼痛时间有没有规律，有没有特定触发因素？您是否尝试过一些缓解疼痛的方法？"还可结合疼痛测量法具体内容，将专业语言转述为患者可理解的语言评价患者疼痛的程度，护士："如果用 0~10 分形容您的疼痛程度，0 分表示无痛，10 分表示剧痛，分数越高痛感越强，1~3 分表示轻度疼痛可以忍受且不影响睡眠；4~6 分表示中度疼痛，虽能忍受但已影响到睡眠；7~10 分表示剧烈疼痛，无法忍受，一般女性生产就是 10 分。您认为自己可以打几分？"通过这些问题，护士可以更深入地了解患者的疼痛情况，并为进一步的讨论提供基础。②表达意见：护士作为专业照护者可为患者提供专业知识和经验，给予患者建议和解释，帮助患者更好地理解疾病的原因和治疗方案。例如，就上述疼痛管理问题，护士可以针对患者当前现状分析疼痛产生的诱因，分享一些关于疼痛管理的专业知识和建议，如提供不同的缓解疼痛方法和注意事项，告知不同种类药物的治疗作用和副作用，帮助患者更全面地了解自己的疼痛问题，并与患者合作制订适宜的疼痛管理计划。③扩展对话内容：展开阶段也是扩展对话内容的机会，护士可以通过提问、分享信息和观点等方式，进一步探讨患者关心的问题，并引导患者更全面地思考和表达。当护士感知到患者对治疗方法感到紧张恐惧时，护士："我感觉您有些疑惑和紧张，我可以跟您讲述一些关于接下来治疗的详细信息，您有哪些疑问或者需要了解的方面吗？"患者："我感觉对这个治疗过程还不太清楚，能给我解释一下吗？"

展开阶段应注意以下几点。①建立护患关系：交谈过程中，应注意站在对方的角度解答问题、理解和尊重对方的感受，灵活运用各种交谈技巧。护士应该尽量避免直接否定患者的观点或感受，而是以理解和支持的态度回应，建立起互信和合作的关系。②围绕主题展开交谈：展开阶段是患者表达真实需求和感受的机会，护士应鼓励患者畅所欲言，说出自己的真实需求和感受，不压抑或干扰患者的思考和表达。护士可以通过提问和回应来展开对话，帮助患者更充分地表达自己的想法。有时，交谈过程中会出现偏离交谈主题的情况，这时护士应该根据实际情况加以调整，避免过多与交谈主题无关的信息干扰患者的思考。③灵活运用交谈技巧：护士需要具备灵活运用各种交谈技巧的能力，以便更好地引导和促进对话。倾听技巧、提问技巧和激励技巧等都可以帮助护士更好地与患者交流，并促进信息的交换和共享。此外，还可以运用心理学、人文关怀的方法技巧，增强护患沟通的效果。

3. 结束阶段 是交谈的收尾部分，目的是总结对话内容并达成共识。在这个阶段，人们可以通过感谢、总结和提供进一步支持来结束对话。例如，护士："非常感谢您的提问和分享，希望我的回答能解答您的困惑。如果您还有其他问题，随时可以问我。同时，请放心，我会在治疗过程中一直陪伴您。"患者："谢谢您这么细致的解答，我现在对治疗过程更清楚了，也感到更加放心了。"结束阶段应注意以下两点。

（1）选择恰当的结束时机：事实上，每一次谈话都应找到一个自然的终止点。结束时机一般为交谈双方不再有新的提问，交谈的内容双方了解，双方都感到愉悦且达到交谈的目的。此外，当对方感到不适时也应尽快结束交谈。例如，患者频繁打断谈话，或对方开始转移注意力，这些细节可通过观察患者的表情、手势等肢体语言反应加以判断。

（2）为下一次交谈做好铺垫：交谈接近尾声时，恰当的结束语可为下一次交谈做好铺垫。如简短的总结，约定下一次交谈的时间、内容等，也可以表达"您还有其他需求随时叫我"，给予对方肯定答复。

以上即为交谈过程的三个阶段。需要注意的是，现实中的交谈过程往往具有随机性，各阶段也没有明显的界线，应灵活应对，随机应变。

（七）护患交谈的策略

护患交谈是护理工作中非常重要的一部分，它涉及护士与患者之间的沟通和互动，旨在建立良好的沟通关系，满足患者的需求，提高护理质量。下面是一些护患交谈的策略。

1. 文明礼貌，建立良好的沟通氛围　在交谈开始时，护士应该用友好和尊重的语气与患者交流，为患者营造一个安全和舒适的环境，尽力建立信任关系。例如，护士可以根据给予患者亲切且能表达尊重的称谓，关心患者的感受，并尽量回答患者的问题。

2. 倾听患者　护士应该倾听患者的意见、需求和担忧，给予他们足够的时间来表达自己的感受。通过积极倾听，护士可以更好地理解患者的需求，从而提供更好的护理服务。例如，当患者表达疼痛或不适时，护士可以使用开放性问题来进一步了解患者的症状和感受。

3. 语言简洁通俗　护士应该避免使用专业术语或复杂的语言，而是使用简洁通俗的语言与患者交流，这有助于患者更好地理解护士的指导和建议。例如，护士可以使用图画、图片或模型来解释复杂的医学概念，还可以通过列举日常生活常见的事例将专业的术语通俗化解释。

4. 尊重患者的隐私和个人空间　在交谈过程中，护士应该尊重患者的隐私和个人空间。例如，需要探讨患者涉及隐私的病情信息，应选择在私密的环境中进行交谈，如选择私密性良好、不易被打扰的谈话间、会议室等，并确保患者的个人信息不被泄露。此外，护士与患者交谈时，应保持恰当的社交距离，对于无听力障碍的患者及其家属可保持 0.5～1.2 米的个人距离，这种距离有利于营造友好而亲切的气氛，同时满足人际距离的基本要求；对敏感患者及其家属或异性患者，可采用 1.3～3.5 米的社交距离，以减轻对方的紧张情绪。

5. 用肢体语言和面部表情传达信息　除了言语交流，护士还可以借助肢体语言和面部表情来传达信息，使患者感受到亲切和信任，帮助患者更好地理解护士的意图和关怀。

6. 提供明确的指导和建议　护士在与患者交谈时，应该提供明确和肯定的指导和建议，不可出现模糊不清、模棱两可或错误的答案。如护士对自己的答案存有疑虑，应向患者委婉解释清楚，切忌自以为是，避免出现错误答案误导患者，必要时寻求其他人员协助。

7. 合理安排交谈时间　护士应该合理安排交谈时间，以确保有足够的时间与患者交流，使其能表达自己的想法和感受。同时注意围绕谈话主题进行，除治疗性交谈需要外，如出现患者和家属过多闲聊话题，护士应注意及时将话题拉回中心主题。

8. 尽量避免干扰　在交谈过程中，护士应该尽量避免干扰，如手机的打扰或其他患者的打断，保持专注和专一，以便更好地与患者交流。如遇到被干扰的情况，应及时向患者表达歉意，以示对患者的尊重。

9. 鼓励患者提问　护士应该鼓励患者提出问题，并耐心解答，确保患者清楚明白自己需要做什么，并提供必要的支持和教育。这有助于患者更好地理解他们的疾病和治疗方案，并增强他们对护理工作的信任和合作。护士应该鼓励患者参与健康管理和护理决策。例如，护士可以与患者讨论不同的治疗选择，并帮助患者权衡利弊，最终作出决策。

10. 及时反馈患者疑问　护士应评估患者的疑问并予以及时反馈，同时需要护士评估自己与患者之间的交谈效果，以确定是否需要调整自己的沟通策略。如面对患者当下无法解决的疑难问题时，应对患者表达歉意，并请求患者允许稍后解答，如问题较为尖锐自己无法解答时，必要时应及时请求其他医务人员协助，或借助推托语留给自己灵活处理的空间，避免直接承诺或拒绝，有助于提高护患交流的质量和效果，避免不必要的冲突矛盾激化。

以上是一些护患交谈的策略，护士可以根据具体情况和需要进行灵活应用。这些策略可以帮助护士与患者建立良好的沟通关系，了解患者的需求、提供专业的护理信息和指导，并确保信息的准确传递和理解，提升患者的护理体验，促进患者的康复和健康。

（八）交谈中的礼貌用语

交谈中的礼貌用语非常重要，它们不仅有助于建立良好的人际关系，而且能够促进有效的沟通。使用礼貌用语可以表达对他人的尊重和关心，使对方感觉受到重视和关注。同时，礼貌用语还可以缓和紧张的气氛，避免冲突和误解的发生。在交流中，使用礼貌用语可以建立信任和友好的关系。人们通常更愿意与那些使用礼貌用语的人交流，因为这表明他们尊重他人并关心他人的感受。使用礼貌用语还可以促进合作和互助，因为人们更愿意帮助那些对他们表示友好和尊重的人。此外，使用礼貌用语还可以提高沟通效率。在交流中，人们通常更愿意听取那些使用礼貌用语的人的意见和想法。因为这表明他们是在尊重和关注他人的前提下进行交流的，而不是仅仅为了表达自己的观点而进行攻击或指责。

经常使用的礼貌用语有以下几种。

1. 称谓语　是指在交流中使用的、表达尊重和友善的词语，用于称呼对方或表达对方的尊重和关心。在社交场合和正式场合，使用称谓语是非常重要的，因为它能够营造出一种亲切、友善的氛围，促进人与人之间的沟通和理解。护士语言交流中的称谓语是护理工作中非常重要的一部分。在护理工作中，护士需要与患者进行频繁交流，而称谓语是表达尊重和礼貌的一种方式。以下是一些常见的护士语言交流中的称谓语，"先生""女士"最常用，适用于所有年龄段和性别的人。"小姐""先生"这种称谓语也较为常用，通常用于称呼年轻的女性或男性。"老先生""老太太"这种称谓语通常用于称呼老年患者。"小朋友"这种称谓语通常用于称呼儿童患者。"先生/女士，请问您贵姓？"这种称谓语通常用于询问患者的姓名。

除根据场合选择称谓语外，使用称谓语还需要注意以下几点。

（1）尊重对方：使用称谓语是对对方的尊重和关心，应依据对方的年龄、性别、职业、身份等使用称谓语。

（2）避免使用不当的称谓：有些称谓可能会让对方感到不舒服或尴尬，因此在选择称谓时应避免使用。

（3）避免重复使用相同的称谓：在交流中，如果重复使用相同的称谓可能会让对方感到单调和乏味，因此应该根据不同的场合和关系选择不同的称谓。

（4）注意语气和语调：使用称谓语时应该注意语气和语调的友善和亲切，避免使用生硬或冷漠的语气和语调。

在护理工作中，护士需要根据患者的年龄、性别、婚姻状况、职业等因素来选择合适的称谓语。同时，护士还需要注意语气和态度，让患者感受到尊重和关怀。

2. 问候语 是社交中非常重要的一部分，它不仅可以帮助我们建立良好的人际关系，还可以传达出对对方的尊重和关心。护士语言交流中的问候语是极其重要的，它们不仅是礼貌的体现，更是建立良好医患关系的基础。在护士与患者交流时，问候语的使用可以营造温馨、亲切的氛围，让患者感受到护士的关心和温暖。

首先，护士会向患者问候，如"早上好""晚上好"等。这些简单的问候语可以传达出护士的友好态度，让患者感到放松和舒适。其次，护士还会使用一些更具体的问候语，例如"您今天感觉怎么样？""您看起来好多了"等。这些问候语能够表达护士对患者病情的关注，增强患者的信心和信任感。最后，护士还会使用一些安慰性的问候语，如"别担心，我们会尽最大的努力为您治疗"等。这些问候语能够减轻患者的焦虑和恐惧感，让他们感到更加安心和放心。

总之，护士语言交流中的问候语是建立良好医患关系的重要手段。通过使用适当的问候语，护士可以传达出友好、关心和温暖的态度，让患者感到舒适和安心。

3. 祝贺语 护士在语言交流中经常使用祝贺语，这些祝贺语可以表达对患者的康复和进步的肯定和鼓励。如"恭喜您，您的病情已经有了很大的改善，这是非常值得庆祝的""恭喜您，您的身体状况越来越好，希望您继续保持这种良好的状态""恭喜您，您已经成功地渡过了这次难关，您的坚强和勇气让我们非常敬佩""恭喜您，您的康复速度非常快，这是非常难得的""恭喜您，您的病情已经得到了有效的控制，这是非常好的消息"。这些祝贺语可以让患者感受到医护人员的关心和支持，也可以增强患者的信心和勇气，帮助患者更好地面对疾病和治疗过程。

4. 感谢语 护士语言交流中的感谢语是指在护士与患者或家属进行沟通时，为了表达感激之情所使用的言语。这些感谢语可以展现护士的礼貌和尊重，增强患者和家属对护士的信任感，促进良好的护患关系。

在护士语言交流中，常用的感谢语包括"谢谢""非常感谢您的配合""感谢您的信任"等。这些感谢语可以用于不同的场合和情境，如患者或家属给予护士帮助时、护士为患者提供服务时、患者或家属对护士的工作表示肯定时等。除了常用的感谢语，护士还可以根据患者的具体情况和需求，使用更加个性化的感谢语。例如，对于年龄较大的患者，护士可以使用"您这么大年纪还这么关心我们，真是太感谢了"；对于病情较重的患者，护士可以说"您的病情让我们非常担忧，但我们会尽最大的努力为您治疗，感谢您的信任和支持"。

总之，护士语言交流中的感谢语是护士工作中非常重要的一部分，通过使用适当的感谢语，护士可以展现自己的职业素养和人文关怀，增强患者和家属对护士的信任感和满意度，为构建良好的护患关系打下坚实的基础。

5. 道歉语 护士语言交流中的道歉语是指在护士与患者或家属进行沟通时，由于某些原因导致沟通不畅或产生误解时，护士需要使用道歉语来表达自己的歉意和诚恳的态度。护士在语言交流中常用的道歉语包括"对不起，我可能没有表达清楚，让您产生了误解""非常抱歉，我可能没有理解您的意思，请您再解释一下""对不起，我的工作疏忽给您带来了不便，我会尽快改正""非常抱歉，我的态度不够好，让您感到不舒服""对不起，我可能没有注意到您的需求，我会更加细心和耐心地为您服务"。这些道歉语的使用可以帮助护士在语言交流中更好地与患者和家属沟通，减少误解和冲突，提高患者满意度。

在使用护士语言交流中的道歉语时，需要注意以下几点。

（1）及时道歉：当出现沟通不畅或误解时，护士应该及时使用道歉语来表达自己的歉意，避免让患者或家属感到被忽视或不被重视。

（2）态度诚恳：在使用道歉语时，护士应该保持诚恳的态度，让患者或家属感受到自己的真诚和诚意。

（3）避免重复：在同一个沟通过程中，护士应该避免重复使用相同的道歉语，以免让患者或家属感到厌烦。

（4）注意语气：在使用道歉语时，护士应该注意语气，避免使用过于生硬或冷漠的语气，以免让患者或家属感到不舒服。

（5）尊重对方：在使用道歉语时，护士应该尊重对方，避免使用冒犯或侮辱性的语言，以免伤害对方的感情。

总之，护士语言交流中的道歉语是护士与患者或家属进行良好沟通的重要手段之一。在使用道歉语时，护士应该注意以上几点，以保持良好的职业形象和患者关系。

6. 征询语　在护士与患者之间的语言交流中，征询语是一种非常重要的沟通技巧。征询语是指护士在为患者提供护理服务之前，先向患者询问他们的意见和感受，以确保患者能够理解和接受护理措施。

护士在语言交流中常用的征询语包括"您好，请问您有什么不舒服的地方吗""请问您需要我帮您测量一下体温吗""请问您需要我帮您换一下药吗""请问您需要我帮您检查一下身体状况吗""请问您需要我帮您安排一下检查时间吗""请问您需要我帮您预约一下医生吗""请问您需要我帮您办理一下出院手续吗""请问您需要我帮您联系一下家属吗""请问您需要我帮您准备一下手术室吗""请问您需要我帮您准备一下药品吗"。这些征询语都是护士在工作中与患者进行有效沟通和交流常用的，以了解患者的需求和状况，并提供相应的护理服务。

在征询语的使用中，护士需要注意以下几点。

（1）用礼貌、亲切的语言与患者交流，让患者感到舒适和放松。

（2）询问患者对于护理措施的意见和感受，以便了解他们的需求和期望。

（3）尊重患者的选择和决定，不要强迫患者接受护理措施。

（4）在征询过程中，保持耐心和关注，不要打断患者的发言。

总之，使用征询语可以让患者感到被尊重和关心，增加他们对护理服务的信任感。同时，征询语也可以帮助护士更好地了解患者的需求和感受，以便提供更加个性化的护理服务。

7. 推托语　护士在语言交流中推托语的使用是一个需要谨慎处理的问题。推托语是指当护士无法满足患者或家属的要求或期望时，使用一些委婉、含蓄的言辞来回应，以避免直接拒绝或引起冲突。

护士在语言交流中常用的推托语包括"我会尽力而为""我会尽快处理""我会和医生商量一下""我需要进一步了解情况""我需要和同事商量一下""我需要查看一下患者的病情""我会尽力提供帮助""我会尽快回复您""我会尽力协调""我会尽力跟进"。这些推托语可以帮助护士在面对患者或家属的询问或要求时，避免直接承诺或拒绝，从而保持一定的灵活性和自主性。需要注意的是，这些推托语的使用应该适度，并且应该以尊重患者和家属为前提。

在使用推托语时，护士需要注意以下几点。

（1）保持礼貌和尊重：推托语的使用应该是在尊重患者和家属的前提下进行的。护士应该以礼貌、友好的态度回应患者或家属的要求，避免使用过于直接或生硬的言辞。

（2）清晰表达：虽然推托语的使用是为了避免直接拒绝，但护士仍然需要清晰地表达自己的意思。使用含混不清的言辞可能会导致误解或不必要的困惑。

（3）给予合理的解释：当护士无法满足患者或家属的要求时，应该给予合理的解释，说明为什么不能满足他们的要求。这有助于患者和家属理解护士的立场和决定，减少误解和不满。

（4）寻求解决方案：在推托语的使用过程中，护士可以主动提出寻求解决方案的建议。例如，可以建议患者或家属咨询其他医生或专业人士的意见，或者提供一些替代性的建议。

总之，护士在语言交流中使用推托语需要谨慎处理，既要尊重患者和家属的感受，又要清晰地表达自己的意思，同时给予合理的解释并寻求解决方案。

8. 告别语 护士语言交流中的告别语是指在护士与患者或家属进行沟通结束时，护士使用的一种礼貌用语。护士在语言交流中常用的推托语包括"祝您早日康复，再见""感谢您的信任和支持，再见""祝您一切顺利，再见""祝您度过愉快的一天，再见""祝您一切都好，再见"。这些告别语都是比较简单、亲切和友好的，能够让患者感到温暖和安慰。护士在与患者或家属交流时，需要注重言辞的礼貌、得体，让患者或家属感受到温暖和关怀。同时，护士还需要根据患者的病情和情绪，选择合适的告别语，以避免给患者带来不必要的压力和不适。

总之，语言交流中的礼貌用语是非常重要的，它们不仅有助于建立良好的人际关系，还能够促进有效的沟通。我们应该在日常生活中多使用礼貌用语，以表达对他人的尊重和关心，并建立更加和谐、友好的人际关系。

（九）语言交谈中的用语禁忌

护士在语言交谈中需要特别注意用语的禁忌，因为这不仅关系到患者的健康和生命，还直接反映了护士的职业素养和服务质量。以下是一些常见的护士语言交谈中的用语禁忌。

（1）直接称呼患者的床号或病房号码。正确的做法是，使用患者的姓名或昵称进行称呼。

（2）使用过于专业或技术性的术语，导致患者听不懂或不理解。

（3）使用过于直接或生硬的语气或措辞，患者感到不舒适或受到冒犯。

（4）使用命令式的语气或措辞。正确的做法是，使用商议或询问的语气进行交流。

（5）使用带有侮辱、贬低或歧视性的语言，伤害患者的自尊心。

（6）使用过于简略或含混不清的措辞，患者误解或产生歧义。

（7）在公共场合大声喧哗或谈论与工作无关的话题，影响其他患者或医务人员的正常工作。

（8）在患者面前谈论其他患者的病情或隐私，引起麻烦或纠纷。

（9）使用不礼貌或冒犯性的手势或动作，伤害患者的感情或尊严。

（10）使用带有宗教、政治或个人信仰的言辞或观点，引起不必要的争议或冲突。

总之，护士在进行语言交流时，应该注重礼貌、尊重和理解患者，以建立良好的护患关系，提高医疗质量和服务水平。

第二节　有效护士患者沟通

护患交流中的沟通技巧是至关重要的，护士要运用有效的沟通技巧来收集患者的病史、症状、体征等信息，以便为患者提供更好的护理和治疗。同时，护士还应该注意保护患者的隐私和权益，让患者感到被尊重和关心。

一、护士语言的沟通技巧

（一）开场的技巧

运用开场技巧对于建立良好的护患关系至关重要。在接待患者时，护士的礼貌、热情和耐心态度至关重要。护士可使用以下开场技巧来开启与患者交流。

1. 礼貌问候　使用友好的问候语，如"您好"或"早上好"来开启与患者的交流。同时，询问患者是否感觉舒适，以及是否需要什么帮助。

2. 自我介绍　向患者介绍自己，包括姓名、职务和职责范围，这样患者能了解护士的背景和他们可以提供的帮助。

3. 解释目的　向患者解释自己的职责和计划，包括定期检查、药物治疗和康复计划等。这样患者能更好地理解自己的病情和治疗方案。

4. 建立信任　用温暖、体贴的话语来表达对患者的关心和关注，以建立信任关系。同时，尊重患者的隐私权和自主权，以维护患者的尊严和权利。

5. 倾听技巧　倾听患者的意见和要求，并表现出对他们的关注和理解，使用肯定性的语言来鼓励患者表达自己的感受和需求。

通过使用这些开场技巧，护士可以建立良好的护患关系，为患者提供更好的护理服务。这些技巧不仅能提高患者的满意度和对护理的信任度，同时也有利于提高护士的工作效率和质量。因此，护士应该熟练掌握这些开场技巧，并在实践中不断改进和完善。

（二）选择话题的技巧

护士在沟通中需要选择适当的话题来与患者交流。以下是几个选择话题的技巧。

1. 考虑患者的兴趣和背景　护士应该了解患者的背景、兴趣爱好和价值观，选择与之相关的话题，以引发患者的共鸣和兴趣。

2. 避免敏感话题　在选择话题时，护士应该避免涉及患者可能感到不适或敏感的话题，如宗教信仰、政治观点等。

3. 关注患者的需求 护士应该关注患者的需求和问题，选择与患者当前状况相关的话题，如身体状况、治疗措施、康复过程等。

4. 引入积极的话题 护士可以选择引入一些积极的话题，如康复案例、健康生活方式等，以激励患者积极面对病情并配合治疗。

5. 灵活转换话题 如果发现患者对某个话题不感兴趣或者感到疲劳，护士应该能够灵活地转换话题，以保持患者的参与度和沟通效果。

通过选择合适的话题，护士可以更好地与患者沟通，建立信任关系，提高沟通效果，从而更好地开展护理工作。

（三）有效倾听的技巧

通过掌握有效倾听的技巧，护士可以更好地与患者沟通，了解他们的需求和感受，从而提供更好的护理服务。护士有效倾听的技巧包括以下几点。

1. 保持开放的心态 护士应该保持开放的心态，接受患者讲述的所有信息，包括他们可能感到不舒服或尴尬的事情。避免打断或过早地给出意见，让患者有足够的时间和空间来表达他们的感受。

2. 集中注意力 护士应该集中注意力在患者身上，避免分心或中断。可以通过保持眼神接触、身体姿势、面部表情等方式来表达对患者的关注和尊重。

3. 提问 护士可以通过提问来更好地理解患者的需求和感受。这有助于患者更深入地表达他们的想法和感受，同时也有助于护士更好地了解患者的病情和需求。

4. 回应 护士应该回应患者的感受和需求，让他们知道自己被听到、被理解和被重视。这可以通过简单的语言、肢体语言或面部表情等方式来表达。

5. 避免打断 护士应该避免打断患者，让他们有足够的时间来表达自己的感受和需求。如果护士需要打断患者，应该先向患者道歉，并解释为什么需要打断他们。

6. 保持耐心 护士应该保持耐心，让患者有足够的时间来表达他们的感受和需求。不要急于给出建议或解决方案，让患者先表达完他们的想法和感受。

7. 给予支持 护士应该给予患者支持，让他们感到被理解和被关心。这可以通过提供情感上的支持、鼓励和支持性的语言等方式来表达。

护士有效倾听的意义在于能够更好地理解患者的需求和问题，从而提供更准确、个性化的护理服务。通过倾听，护士可以了解患者的病史、症状、感受和需求，从而更好地评估患者的健康状况，制订更有效的护理计划。同时，有效倾听还可以增强护士与患者之间的沟通，建立信任和合作关系，提高患者满意度。此外，有效倾听还可以帮助护士发现潜在的健康问题，及时采取干预措施，预防并发症的发生。因此，护士的有效倾听对于提高医疗质量和患者满意度具有重要意义。

（四）提问的技巧

护士在提问时需要掌握一些技巧，以便更好地了解患者的病情和需求。以下是一些提问的技巧。

1. 开放式提问 可以让患者更自由地表达自己的想法和感受。例如，"你最近感觉怎么样"或"你有什么不舒服的地方吗"，这样的提问方式可以让患者更详细地描述自己的病情，有助于护士更全面地了解患者的状况。

2. 引导性提问　可以帮助护士引导患者按照一定的顺序或结构回答问题。例如，"你最近有没有感到疲劳"或"你最近有没有出现咳嗽的症状"，这样的提问方式可以帮助护士更系统地了解患者的病情。

3. 重复性提问　可以帮助护士确认患者对问题的回答是否准确。例如，"你刚才说你的疼痛是中度，是吗"，这样的提问方式可以让护士确认患者的回答，避免误解或遗漏。

4. 鼓励性提问　可以鼓励患者表达自己的意见和想法。例如，"你有什么对治疗方案的建议吗"或"你有什么想和医生沟通的吗"，这样的提问方式可以增强患者的参与感和自信心。

5. 针对性提问　可以针对患者的具体情况进行提问。例如，对于患有高血压的患者，护士可以问："你最近血压控制得怎么样?"这样的提问方式可以更具体地了解患者的病情，有助于护士更好地制订护理计划。

总之，护士在提问时需要注重技巧，同时，也需要尊重患者的人格和隐私，避免提出不适当的问题。

（五）阐述的技巧

护士在阐述时，需要具备清晰、准确、有条理的表达能力。首先，护士能够明确地表达病情和治疗方案，以便医生和其他医护人员能够更好地了解患者的状况和护理的需要。同时，护士还需要具备与患者沟通的能力，能够倾听患者的需求和感受，并给予适当的回应和关怀。在使用阐述技巧中，护士需要注意以下几点。

1. 使用专业术语　护际沟通过程中，护士需要熟悉医学术语和护理专业用语，以便能够准确地表达病情和治疗方案。同时，他们需要能够将这些术语转换成患者能够理解的语言，以便患者能够更好地了解自己的病情和治疗方案。

2. 注重细节　护士需要注重细节，包括患者的病史、症状、体征、检查结果等，以便能够全面了解患者的状况。同时，他们需要能够准确地描述患者的病情和治疗效果，以便医生和其他医护人员能够及时调整治疗方案。

3. 保持冷静　在阐述时，护士需要保持冷静和客观，以便能够清晰地表达患者的状况和护理的需要。同时，他们也需要能够根据患者的反应及时调整自己的表达方式，以便患者能够更好地理解和接受治疗方案。

4. 注重沟通方式　护士需要注重沟通方式，包括语速、语调、表情等，以便能够更好地与患者进行沟通。同时，他们也需要能够根据患者的文化背景和语言习惯进行适当的调整，以便患者能够更好地理解和接受护理。

总之，护士在使用阐述技巧时需要具备清晰、准确、有条理的表达能力，注重细节和沟通方式，以便能够更好地与患者进行沟通和交流。

（六）沉默的技巧

在护理工作中，沉默是一种非常重要的技巧。有时候，患者可能并不需要过多的言语安慰或解释，他们可能更希望得到一些安静和独处的时间。在这种情况下，护士可以通过保持沉默来尊重患者的感受，并给予他们一些私人空间。沉默也可以用于缓解紧张或尴尬的氛围。有时候，患者可能会感到不安或尴尬，而护士可以通过保持沉默来减轻这种情绪。例如，当患者谈论一些敏感或私人的话题时，护士可以保持沉默，让患者感到更加自在和舒适。此外，沉默还可以用于给予患者思考和反思的时间。有时候，患者可能需要一些时间来思考自己的问题或决定，而护士可以通过保持沉默来给予他们足够的空间和时间，这可以帮助患者更好地理解自己的问题，并作出更明智的决定。

在护理工作中，沉默扮演着至关重要的角色。以下是沉默在护理工作中的几点作用。

1. 建立信任　沉默可以传达出对患者的尊重和关心，使患者感到被理解和接纳。通过保持适当的沉默，护士可以建立起与患者之间的信任关系，从而更好地满足患者的需求。

2. 给予患者空间　沉默有时是必要的，因为患者可能需要一些私人空间来处理自己的情感和思绪。护士可以通过保持沉默来尊重患者的隐私，并给予患者足够的时间来表达自己的感受。

3. 倾听与观察　沉默也是倾听和观察的时刻。在患者说话时，护士可以通过保持沉默来更加专注于倾听患者的言语和观察患者的非言语信号。这有助于护士更好地理解患者的需求和感受，从而提供更加个性化的护理服务。

4. 避免干扰　在某些情况下，沉默可以避免干扰患者的情绪或思维过程。例如，当患者正在经历疼痛或焦虑时，护士可以通过保持沉默来减少对患者情绪的干扰，从而让患者更加专注于自己的感受和需求。

沉默并不意味着不关心或不关注，护士应该时刻关注患者的需求和感受，并在适当的时候给予必要的帮助和支持。同时，护士也应该尊重患者的意愿和隐私，并在需要的时候与患者进行适当的沟通。沉默在护理工作中具有多种作用，可以帮助建立信任、给予患者空间、倾听与观察及避免干扰。因此，在护理实践中，护士应该学会恰当地运用沉默来提高护理质量，促进患者康复。

（七）反馈的技巧

反馈的意义在于它能够提供一种双向的交流和沟通，帮助个人和组织更好地了解自己的表现和成果，从而作出相应的改进和优化。反馈可以来自他人，也可以来自自我的反思和评估。通过反馈，个人可以了解到自己的优点和不足，从而有针对性地进行改进和提升。同时，反馈也可以帮助组织更好地了解员工的表现和需求，从而制订更加合理的人力资源政策和计划。因此，反馈在个人和组织的发展中都扮演着重要的角色。护士语言沟通中，反馈的技巧主要包括以下几点。

（1）明确目标：在护士与患者及其家属开始进行反馈之前，要确保双方都明确了解期望的治疗效果和护理目标。例如，对于一位术后需要康复训练的患者，护士可以清晰地说明"我们的目标是让您在2周内能够自主行走一定距离，提高生活自理能力"，这有助于确保反馈是针对具体的康复进展和目标，而不是泛泛而谈。

（2）具体化反馈：护士提供具体的例子和数据来支持反馈。例如，在告知患者血糖控制情况时，可以说"您昨天的空腹血糖是7.8mmol/L，比前天的8.5mmol/L有所下降，这说明您最近减少甜食摄入有了一定效果"，避免使用模糊或含糊的语言，以便患者能够清楚地理解。

（3）保持积极的态度：尽管反馈可能涉及患者病情的负面信息，但护士保持积极的态度非常重要。以建设性的方式提供反馈，而不是批评或指责。例如，对病情反复的患者说

"这次的指标不太理想，但这只是暂时的，我们一起调整治疗方案，相信很快会有好转"。

（4）倾听对方的观点：护士在提供反馈之前，先倾听患者及其家属的观点和想法，这有助于建立信任和尊重，并确保反馈是基于对方的理解和认识。例如，耐心听完患者对治疗方案的疑虑后，再给出专业的解释和建议。

（5）鼓励自我反思：护士应鼓励患者进行自我反思，以帮助他们认识到自己在康复过程中的不足并采取行动。例如，对一位不按时服药的患者说"您想想看，不按时服药是不是会影响治疗效果呀，咱们一起找找原因，看看怎么能改进"，这有助于培养患者的自我管理意识和自主性。

（6）提供解决方案：在提供反馈时，护士应提供一些切实可行的解决方案或建议，以帮助患者克服问题或实现健康目标。例如，对睡眠不好的患者说"您可以试试睡前听一些舒缓的音乐，或者把枕头垫高一点，看看能不能改善睡眠"，增加反馈的实用性和可操作性。

（7）保持一致性：护士应确保自己的反馈是连贯和一致的。不要在不同时间或场合给出不同的护理建议，这可能会让患者感到困惑或无所适从。例如，关于饮食控制的要求要始终保持统一标准。

（8）尊重对方的感受：在提供反馈时，护士应尊重患者的感受和情绪。避免使用过于严厉或具有攻击性的语言，以免伤害患者的自尊心。例如，当患者对治疗感到恐惧时，护士应温和地说："我知道您害怕，但这是为了让您尽快好起来，我会一直陪着您的。"

（9）给予正面激励：护士在提供反馈时，不要忘记给予患者正面激励和肯定。例如，对积极配合治疗的患者说"您一直这么坚强乐观，积极配合各项治疗，相信您一定会很快康复的"，这可以帮助患者建立自信，并更好地应对疾病带来的挑战和困难。

（10）持续跟进：在提供反馈之后，护士应持续跟进患者的情况以确保对方已经采取了适当的行动或作出了改进。例如，定期询问患者"上次和您说的锻炼方法您坚持做了吗？效果怎么样"，这可以帮助加强反馈的效果，并确保问题得到解决。

二、护士语言沟通中的实践应用与能力培养

在护理工作中，语言沟通技巧具有极其重要的意义。对于患者来说，语言沟通是一种心理上的支持和帮助，能够减轻他们的痛苦和焦虑，增强他们的信心和勇气。对于护士来说，语言沟通的技巧是他们必须掌握的基本技能之一，能够帮助他们更好地与患者沟通和交流，建立良好的护患关系。

（一）护士语言沟通实践范例

1. 与绝症患者沟通

（1）护士应该保持耐心和同情心，倾听患者的感受和想法，并给予积极的回应和支持。

（2）护士可以运用一些安慰性的语言和行为，如轻轻拍打患者的肩膀、握住患者的手、给予温暖的拥抱等，以缓解患者的紧张和焦虑情绪。不要使用空洞的安慰语言，如"别担心""会好起来的"等。这些话语可能会让患者感到更加不安或失落。相反，尝试使用更具实质性的语言，如分享一些具体的医疗信息、治疗方案或成功案例。

（3）护士还可以为患者提供一些心理上的支持和建议，如鼓励患者保持积极的心态、

指导患者进行放松和呼吸练习等，以帮助患者更好地应对疾病带来的心理压力。

（4）护士应该尊重患者的隐私和尊严，避免在公共场合讨论患者的病情和隐私信息。护士要尊重患者的感受和决定，不要试图说服他们接受某种治疗或改变他们的想法。给予他们足够的尊重和理解，让他们知道你支持他们的决定，并愿意陪伴他们度过这段艰难的时期。

2. 与危重患者沟通

（1）护士需要倾听患者的感受和想法，并表达出对他们的理解和同情。通过倾听，护士可以更好地了解患者的需求和问题。在面对危重患者时，护士需要保持冷静和自信，以便在紧急情况下作出正确的决策。

（2）护士需要向患者传递积极的信息，让他们感到安全和放心。护士可以通过给予患者支持和鼓励来增强他们的信心和勇气。例如，告诉患者他们正在接受最好的治疗，或者鼓励他们坚持下去。

（3）护士需要向患者提供有关病情和治疗的信息，并解释每个步骤的目的和意义。这有助于患者更好地了解自己的状况，并作出明智的决策。

（4）护士需要从细节入手给予患者体贴入微的照顾。例如，确保患者的舒适度，提供适当的饮食，保持清洁等。这些细节可以让患者感到被关心和重视。

（5）护士在安慰危重患者时，尊重他们的隐私是非常重要的。不要在不适当的时间或场合讨论他们的病情。如果遇到任何问题或困难，应该及时寻求专业意见和支持。这有助于确保患者得到及时的治疗和护理。

3. 与老年患者沟通

（1）护士需要倾听老年患者的抱怨、担忧和疑虑，并尽可能理解他们的感受。通过倾听，护士可以更好地了解患者的需求和问题。

（2）护士需要以温和的态度对待老年患者，避免使用过于专业或冷漠的语言。用亲切的语言和表情与患者交流，使他们感到被关心和尊重。

（3）老年患者通常会感到自己不再年轻，因此护士需要给予他们鼓励和肯定，让他们感到自己仍然有价值。例如，可以称赞他们过去的成就或肯定他们的努力。

（4）如果老年患者需要帮助或建议，护士可以给予他们适当的建议和支持。但是，护士需要注意不要过度干涉或代替医生的治疗方案。

4. 对于残疾患者

（1）护士需要倾听患者的感受和想法，并尽力理解他们的处境。通过表达同情和理解，护士可以与患者建立信任并引发共鸣。

（2）残疾患者可能因为身体上的限制而感到自卑或孤独。护士需要尊重患者的尊严和权利，避免使用歧视性的语言或态度。接纳患者的残疾状态，并表达出对他们的关心和支持。

（3）护士可以提供有关残疾患者的护理、康复和适应方面的信息，帮助患者了解他们的状况和可行的解决方案。同时，护士可以介绍相关的资源，如社会服务、志愿者组织等，以帮助患者获得更多的支持和帮助。

（4）护士可以鼓励患者积极面对残疾，并寻求自我发展和自我提升的机会，包括参加康复训练、社交活动、职业培训等，以帮助患者重建自信和生活质量。

（5）护士可以为患者提供身体上的帮助，协助患者进行日常生活活动，如进食、洗澡等。同时，护士可以提供心理支持，如倾听、安慰、鼓励等，以帮助患者缓解焦虑、抑郁等情绪问题。

（6）护士可以帮助患者建立社交网络，与其他残疾患者或支持者建立联系。这可以帮助患者获得情感支持和互助，同时也可以促进他们之间的交流和理解。

5. 与抑郁患者沟通

（1）护士应该保持耐心和同情心，以理解患者的痛苦和不安。他们应该倾听患者的抱怨，并给予积极的回应，以表达对患者的关心和支持。

（2）护士应该提供有关疾病和治疗的信息，以帮助患者更好地了解自己的状况。他们应该向患者解释治疗计划和预期结果，以及可能出现的副作用和注意事项。这有助于患者对自己的病情有更清晰的认识，并减轻他们的恐惧和不安。

（3）护士还可以通过提供实际帮助来安慰患者。他们可以帮助患者解决日常生活中的问题，如饮食、穿衣、洗漱等。这些小事情可能会让患者感到无助和沮丧，因此护士的帮助和支持是非常重要的。

（4）护士还可以为患者提供情感上的支持。他们可以鼓励患者保持积极的心态，并提供一些放松和缓解压力的方法。他们还可以与患者的家人和朋友沟通，让他们了解患者的状况并提供帮助。

6. 与患者家属沟通

（1）倾听和理解：护士需要倾听患者家属的担忧和感受，并表达出对他们的理解。通过倾听，护士可以了解家属的需求和感受，从而更好地安慰他们。

（2）提供信息和支持：护士可以向患者家属提供有关疾病和治疗的信息，以帮助他们更好地理解患者的状况。同时，护士可以提供一些支持性的建议，例如如何照顾患者、如何应对情绪问题等。

（3）鼓励积极心态：护士可以鼓励患者家属保持积极的心态，相信治疗会带来好的结果。通过肯定和鼓励，护士可以帮助家属增强信心，减轻焦虑和压力。

（4）提供情感支持：护士可以通过安慰、拥抱、握手等方式向患者家属提供情感支持。这些简单的举动可以传达出护士的关心和同情，帮助家属缓解情绪上的痛苦。

（5）尊重和同理心：护士需要尊重患者家属的感受，并表达出同理心。通过尊重和理解，护士可以与家属建立信任和亲密的关系，从而更好地安慰和支持患者家属。

7. 与死者家属沟通

（1）倾听和理解：护士需要倾听家属的感受和想法，理解他们的悲痛和失落。不要打断或争论，只是倾听，让家属感受到被理解和被接纳。

（2）表达同情和安慰：护士可以用温暖的语言表达对家属的同情和安慰。在安慰家属的过程中，护士需要注意自己的言辞和态度，用温和、亲切的语言与家属交流，避免使用过于专业或冷漠的词汇。此外，护士还需要保持耐心和倾听，让家属有机会表达自己的情感和感受。例如，"我理解你现在的心情，我也感到很难过"或"我知道你现在很痛苦，但请相信时间会慢慢冲淡这一切"。

（3）给予建议和支持：护士可以给予家属一些建议和支持，如告诉他们如何应对悲痛、如何寻求心理帮助等。这可以帮助家属更好地应对悲痛和困难。

（4）尊重隐私和界线：在安慰家属时，护士需要尊重他们的隐私和界线。不要过度询问或干涉他们的私人生活，而是给予适当的关心和支持。

（二）护士语言沟通能力的培养

护士的语言沟通能力对于护理工作效果和患者护理质量起着至关重要的作用。良好的语言沟通可以帮助护士在工作中与患者、家属和同事建立起信任和理解的良好关系；可以帮助护士清晰地传达医嘱和治疗计划给患者，以确保患者正确理解并遵医嘱执行；可以让护士成为一个很好的倾听者，去倾听患者的需求和担忧，并提供专业的建议和支持；同时，良好的语言沟通还能帮助护士应对各种障碍，如语言障碍、情感障碍、文化差异和时间压力等。然而，护士语言交流能力的培养是一个需要不断努力的过程，需要护士保持积极的学习态度和持续地练习。而语言交流能力的培养离不开语言修养的支撑和语言沟通技能的训练。

1. 护士应具备的语言修养　语言修养是指个体在语言表达和交流中所具备的素养和修养，它包括语言的准确性、得体性、礼貌性和有效性等方面。护士的语言修养是其专业素养的一部分，它对于与患者和医疗团队的有效沟通和协作至关重要。通过准确、得体、礼貌和有效的语言表达，护士可以增强患者的信任感，提高护理质量，并促进患者的康复过程。以下是护士应当具备的语言修养。

（1）坚定的政治立场和高尚的职业道德：是每一个职业都应遵循的前提准则。语言修养既是个人素养的体现，也是一个职业内在精神的反馈。护士作为医疗系统的重要成员，肩负着治病救人、救死扶伤、促进健康的职责和使命，护士的一言一行代表着医疗专业人员的整体形象，因此应时刻谨记不得出现有损国家形象和职业形象的不当言论。

（2）温和友好，耐心倾听：语言不仅能传递信息，同时也是情感交流的媒介。言为心声，气随情动，护士的语言不仅是专业的知识交流，更是职业态度的表现。护士应该用友善的语言和态度与患者和家属进行交流，给予他们安全感和信任感，耐心倾听患者和家属的问题、关切和需求。

（3）清晰准确，言能达意：医学具有较强的专业性，护士与其他医疗人员进行有效的沟通时应正确运用医学专业术语，进行清晰、精准、高效的沟通。但护士和患者间存在着专业知识的信息差，大多数患者无法理解医学的专业术语，与患者交谈时就应考虑和顾及患者的知识背景、理解能力和感受，选择用简单、明了、通俗的语言将医学术语加以转化，并尽可能口语化、形象化，确保他们能够理解医疗信息和专业的指导。

（4）文明礼貌，尊重隐私：礼貌用语是社交礼仪的需要，也是建立良好、和谐、信任的人际关系的最简单做法。护士应以礼貌和尊重的态度对待患者、家属和同事，遵循正确的沟通礼仪，避免使用冷漠、傲慢或不尊重的语言。此外，护士应该遵守医疗保密法律法规，不泄露患者的隐私信息，尊重患者的隐私权，慎守患者家务及秘密。

（5）沟通多元化，尊重文化：护士需要根据患者的特点和需求选择合适的沟通方式，包括口头交流、书面交流、肢体语言等，提高交流的效果。面对患者的不同背景、文化差异，需要护士更加细致入微地倾听和理解；同时，在与患者交流的过程中，护士需要展现出关怀、耐心和同理心，让患者感受到关爱和支持。

（6）具备审慎性和同理心：护士应该对患者和家属的情绪和感受保持敏感，用同理心和关心的话语和他们进行交流。同时护士应不断反思自己的交流方式和效果，及时调整和改进，通过培训、学习和实践不断提升语言修养。

2. 护士语言沟通能力的提升方式　语言除了是一种沟通工具，还是一种情感的表达方式。语言沟通能力的提升并非一蹴而就。护士可通过学习专业知识、提高语言表达能力、共情能力、学习沟通技巧及实践与反思，不断提升自己的语言沟通能力，与患者建立信任的护患关系，为其提供更加优质的护理服务。以下是一些可以帮助护士提升语言沟通能力的建议。

（1）业精于勤，术业专攻：护理工作具有较强的专业性，掌握扎实的医学专业知识可以帮助护士更准确地与医生和其他护士进行交流，也能更好地与患者沟通。

（2）注重沟通技巧的培养：护士应该学习和掌握一些有效的沟通技巧，如倾听技巧、提问技巧和表达技巧等。这些技巧可以帮助护士更好地理解患者的需求，并能够清晰地传达信息。

（3）提升非语言沟通能力：除了语言沟通外，护士还应该注重非语言沟通能力的提升，包括身体语言、面部表情、姿势等，这些都可以帮助护士更好地与患者建立信任和理解。

（4）参与角色扮演和模拟情景练习：护士可以参与角色扮演和模拟情景练习，这种练习可以帮助护士更好地应对紧急情况和高压环境下的交流需求，提升护士在不同情况下的语言沟通能力。

（5）参加相关培训和学习活动：护士可以参加一些与语言沟通相关的培训和学习活动，如沟通技巧培训、口语表达课程等。这些活动可以提供一个学习和实践的平台，帮助护士不断提升自己的语言沟通能力。此外，护士也可以与其他同事相互交流、分享经验，互相学习。

总之，护士语言沟通能力的提升需要通过不断学习和实践来完善。护士应该注重专业知识的学习、沟通技巧的培养、非语言交流能力的提升，并不断提高自己的语言素养。这样可以帮助护士更好地与患者、医生和其他护士进行有效沟通，提升护理工作的质量和效果。

本章小结

思考题
1. 简述护士语言沟通的技巧有哪些？
2. 面对残疾患者，护士如何运用语言沟通技巧进行交流？
3. 请简述护士应如何培养自己的语言沟通的能力？

更多练习

（周诗雪　闫媛媛）

第五章 护士非语言沟通

教学课件

学习目标

1. 素质目标

培养护士提升非语言沟通技能的意识，认识非语言沟通的重要性，通过护理实践提升护士识别及解读非语言行为的能力，提升人文关怀素养。

2. 知识目标

（1）掌握：护士非语言沟通的含义、作用。

（2）熟悉：护士非语言沟通的原则、技巧。

（3）了解：护士非语言沟通的能力策略。

3. 能力目标

能够利用所学内容，具备识别非语言行为的能力，解读护理工作中的肢体动作和面部表情；掌握提升非语言沟通能力的技巧，在护理工作中能够运用所学知识提升自己的非语言沟通能力。

案例

【案例导入】

患者李女士，40岁，在一次高处坠落事故后被紧急送往医院重症监护病房，彼时她意识不清。在接下来几周的护理过程中，重症监护病房的护士通过舒缓的触摸和轻柔的对话试图与李女士建立联系，为她提供最大的心理支持。

尽管李女士的意识状态让她无法清晰地回应，但这种持续的、充满爱心的关注并没有白费。当李女士终于逐渐恢复意识时，她告诉护士即使在昏迷中，她也能感受到那份温暖，能够辨认出那位护士的声音。这不仅是医疗护理的胜利，更是人与人之间情感连接的力量证明。

【请思考】

根据以上案例情境，简要陈述非语言沟通有哪些作用。

【案例分析】

语言沟通作为人际交流的主要方式，在护理工作中扮演着关键角色。它不仅迅速传递信息，也是情感和思想交流的重要途径。然而，有效的沟通远不止于此。非语言沟通，如肢体动作和面部表情，与语言沟通并行，共同构成了完整的交流过程。尽管人们常常更关注语言的作用，但实际上大量的信息交流是通过非语言方式完成的。在护理实践中，除了掌握语言沟通技巧，识别和理解非语言信号同样至关重要，这有助于更全面地理解患者的需求和情感状态。

第一节　概　　述

非语言沟通对于语言沟通具有补充、强调、重复和调节的作用，比语言沟通更富有表达力和感染力，因其信息负载量大，非语言行为可以表达语言不能表达的情感与思想，比语言符号更加普遍和生动。在护理工作中，非语言沟通对于调节护患关系有着重要的作用，非语言沟通没有障碍，任何患者，如婴幼儿、重症患者、老年人，都可以通过非语言沟通进行情感传递和信息交流。

一、非语言沟通概念、作用及原则

（一）非语言沟通的概念

非语言沟通是指不以自然语言为载体，而是借助非语言符号，如肢体动作、人际空间距离、仪表服饰等非语言信息作为沟通媒介进行沟通的过程。国外学者将非语言沟通定义为当患者不能口语交流时，任何可用的替代沟通方式。非语言沟通通常是伴随语言沟通的自然流露，对语言沟通起到补充和完善的作用。美国的伯德惠斯特尔在一系列的研究中指出，在大多数情况下，语言交流仅表达了思想的 30% ~ 35%，而 65% 以上的信息是以非语言沟通的形式传递的。更有一项研究表明，对一些信息的传递只有 7% 来自语言沟通，而 93% 的信息内容来自非语言沟通。由此可见，非语言沟通在人际沟通中的重要性。在临床护理工作中，护理人员要善于运用非语言沟通技巧和形式与患者进行沟通和交流。护士要学会从患者的表情、动作和姿势等非语言行为判断患者的感受与需求，从而更好地为患者提供护理服务，提高护理质量，建立良好的护患关系。

（二）非语言沟通的作用及原则

1. 非语言沟通的作用　非语言沟通在人际交往中扮演着至关重要的角色。它不仅为语言沟通增添了生动性和形象性，还在很多情况下提供了更为真实的情感和心理状态的反映。事实上，非语言沟通所传递的信息量往往超过了语言表达，这正是"此时无声胜有声"的意境所在。此外，非语言沟通还能传达那些难以用言语表达的微妙情感和思想，体现了

"一切尽在不言中"的深刻内涵。例如，一个坚定的眼神或一个温暖的拥抱，可以传递出比任何话语都强烈的支持和理解。在人际互动中，非语言沟通的独特功能无可替代，它丰富了我们的交流方式，增强了信息的传递和接收。

（1）传递信息：在沟通中，非语言沟通具有连续性，举手投足间都可以传递信息，沟通双方的仪表服饰、行为举止都透露出行为者的有关信息。非语言沟通在护患沟通中的重要性日趋显著，尤其是对于无法用语言沟通或语言沟通有困难的患者，传递信息的方式主要通过非语言沟通来完成。例如，机械通气患者无法用语言表达，非语言沟通成为唯一的沟通表达方式。护士与语言表达困难的患者进行沟通时，护士需要预估患者可能出现的状况并结合患者的具体情况询问其意图，患者可使用肢体动作，如握拳、点头、摆手、摇头等约定俗成的方式或遵照护士的指令作出相应的动作进行回应，如目光注视等确认其真实表达内容。此外，环境布置同样可以传递信息。例如，家庭环境的装饰布局，显示了房屋主人的生活习惯及爱好等相关信息；医院的环境布置，体现了医院的服务和管理水平等信息，手术室以绿色为主，给人以宁静的氛围，可以缓解患者的紧张情绪。

（2）表达情感：在人际交流中，非语言行为是情感真实性的直接体现。尤其在护患互动中，非语言信号成为传递内心情感的关键。患者的面部表情、身体动作和眼神交流无声地流露出他们的忧虑、无助、不安及焦虑。医护人员则通过坚定的目光、关切的微笑和温暖的肢体接触，向患者传达理解与支持。

（3）调节互动：非语言沟通可以用来协调和调控人与人之间的言语交流状态，如点头、降低声音、改变体位等，所有这些非语言行为都传递着一些不便开口表达信息，起到调节双方互动行为的作用，从而帮助交谈者控制沟通的进行。在医护、护患之间存在着大量的非语言暗示。例如，护士在为患者进行健康宣教时，患者的眼睛看向别处，表现出心不在焉，说明该患者对此健康宣教的内容及方式不感兴趣，此时护士应调整健康宣教的方式方法或者暂时停止宣教。护士在为患者进行病情资料收集时，可以用微笑、点头等示意和鼓励患者继续讲下去。若交谈时，一方突然压低声音或者凑近对方耳边，说明该交谈内容不愿被第三个人知道，那么对方讲话也要降低声音予以回应。

（4）显示关系：非语言沟通可以确定人际交流中双方的相互关系。非语言沟通中的界域语是通过无声的界域来表现双方关系的语言。例如，护士通过和蔼的微笑、适当的距离、舒缓的语气向患者传递友好的关系，而如果护士是不屑的表情、鄙视的眼神、生硬的语气则传递着对患者的厌恶和不满。除了显示护患关系，非语言沟通也显示着护士之间、医护之间的亲疏远近关系。

（5）验证信息：非语言行为比语言行为更具有真实性，更能够传递信息的真实含义。一个人的非语言行为常常是一种对外界刺激的直接反应，往往是无意识的，不像语言沟通是可以有意识控制的。有研究表明，当语言信息与非语言信息传递出不同的甚至有矛盾的信息时，倾向于相信非语言信息。例如，当一个患者腹部疼痛难忍，面部表情痛苦，却说"不是很疼，我感觉还好"，此时非语言行为信息和语言信息内容不一致，护士应该结合非语言沟通行为传递的信息来验证患者的语言信息，从而作出判断。

（6）补充作用：当语言沟通词不达意或者难以表达准确的信息时，非语言沟通起到了补充增强，甚至是替代的作用。孟子是一位擅长辩论的人，他认为有声语言的不足需要用神态去补充，才能更好地达到交流的目的。例如，在为新入院患者进行入院介绍时，一边用语言表达，一边用手指着某个方向，此时肢体语言就补充了有声语言的不足，使患者获得更准确的信息。

2. 非语言沟通在护理中的作用

（1）完善护理人员的个人修养：护士掌握非语言行为的知识与技能，可以改善个人形象，提高个人素养。护士妆容淡雅、护士服干净合体，呈现规范的职业形象，会给患者留下良好的第一印象。护士轻柔的话语、亲切的微笑、规范的职业用语、娴熟的护理技能都能体现护士的良好的个人修养和职业素养，从而为良好的护患沟通奠定基础。

（2）提高护患沟通的效果：在护理工作中，如果护士能够恰当灵活地使用非语言沟通技巧，可以提高护患交流的效果。护士具备观察患者非语言行为的能力，并与语言沟通相结合，能够高效准确地判断患者的想法和行为从而把握沟通的节奏，提高交流效果。

（3）利于建立良好的护患关系：良好的护理形象、恰当地使用非语言行为有利于信息交流，在为患者进行护理时，一个仪表整洁、举止优雅、非语言沟通得当的护士更能使患者产生亲切感和信任感，有利于建立良好的护患关系，从而提升护理质量与效果。

3. 非语言沟通的应用原则　非语言沟通与语言沟通之间存在明显的区别。语言沟通可以通过个人进行语言的组织、沟通渠道的选择，是结构化的，是可以进行准备和控制的。而非语言沟通是连续的，大多数的非语言沟通是习惯性和无意识的，在很大程度上是没有结构的，但是可以通过后天的训练和模仿进行调节。恰当的非语言沟通能够增强沟通效果，反之会削弱沟通效果。为确保非语言沟通的有效性，在应用非语言沟通时，应遵循以下原则。

（1）尊重原则：非语言沟通往往是内在情感的外部显现，它具有自然性和真实性。如果在非语言沟通中流露出不尊重他人的信息，不能平衡自己与对方的需要，总是以自我为中心的方式进行沟通，这样的沟通是很难进行的。只有学会尊重，沟通的过程才是积极和愉快的。尊重是沟通的前提和开始，只有建立在尊重基础上的沟通才能够顺利开展。在非语言沟通的运用中要遵循平等沟通的观念，践行尊重原则。例如，护士在与患者进行沟通时，无论患者的性别、年龄、家庭背景、疾病状况等因素，都要将患者置于平等的位置，时刻尊重患者，维护患者的尊严，不因疾病等其他因素歧视患者。

（2）适度原则：在沟通过程中，为了强调内容、增进沟通效果，往往采用非语言行为，如重音、手势、表情等加以强调，但是凡事过犹不及，如果过多地使用肢体动作或面部表情会喧宾夺主，弱化了语言沟通的内容，反而使沟通效果大打折扣。

（3）得体原则：在人际沟通中要善用非语言沟通，但是这并不意味着越多越好，有声语言与无声语言要相得益彰才能增强沟通的效果。在非语言沟通的应用上要得体，例如，护士的面部妆容、服饰装饰要与年龄、肤色、体型等相适应；行为举止应符合护士礼仪及护理技能操作规范，禁止做某些不得体的动作，如在正式的场合伸懒腰、打哈欠、玩弄铅笔、挖鼻孔等。

（4）反馈原则：在非语言沟通中同样要注重反馈，除自己使用非语言沟通外也要学会洞察和解读对方的非语言行为。护士在与患者进行沟通时，应时刻注意患者的非语言行为所传递的信息，关注患者目光、面部表情、肢体动作的变化，才能够适时调整沟通策略，使沟通更加有效。例如，护士在与患者沟通时，患者左顾右盼或频繁看表，说明患者对此次沟通的内容不感兴趣或者不想继续沟通下去，此时应该适时地转移话题或者停止话题。

（5）符合文化背景原则：注重非语言沟通在跨文化护理沟通中的影响。在不同的文化背景下，相同的表情、手势、姿势、肢体动作传递的信息可能不同，甚至截然相反。例如，"V"形手势表示"胜利"的意思，而对于某些国家的人群，这个手势表示对人不尊敬。护理工作服务对象千差万别，不同人所处的文化背景不同，其价值观、行为习惯不同，因此，在使用非语言沟通时，应充分了解对方的文化背景，学会尊重不同文化的思想意识和行为，才能更好地、恰当地使用非语言进行有效的跨文化沟通，从而提高护理质量。

二、护理中肢体语言与面部表情的解读

人的微妙表情、动作和反应如同一面明镜，映射出内心的真实世界，映照出个体的心理动态和个性特质。在人际交流的舞台上，捕捉并解读这些瞬间的非语言信号，能够帮助我们洞悉对方的真实想法，进而更有效地调节沟通节奏，提升交流的成效。掌握非语言沟通的技巧，不仅能加深我们对他人情绪和意图的理解，还能显著提升我们的沟通能力。非语言行为的解读不能一蹴而就，而是需要持续学习和实践的艺术。

（一）护理中肢体语言的解读

肢体语言，又称身体语言，是指由身体的各种动作代替语言本身来表情达意的一种特殊语言。肢体语言有广义和狭义之分。狭义的肢体语言是指通过头、眼、颈、手、肘、臂、身、胯、腿、足等人体部位的协调活动向交流对象传达信息，借以表情达意的一种沟通方式；而广义的肢体语言除了包括身体与四肢传递的信息之外，还包括了面部表情所表达的意义。西格蒙德·弗洛依德说："如果一个人用眼睛去看，耳朵去听，他确信没有一个凡人能保持住秘密。如果他的双唇紧闭，他会用指尖交谈，背叛无孔不入。"这说明了与他人交流沟通仅仅靠语言获得信息是有限的，只有了解对方语言背后隐藏的真正含义，才能觉察到对方内心的想法，这就需要学习和了解人类肢体语言。

1. 解读头部动作　头，在汉语里也被称为"首"。无论是"头"或"首"字在汉语中都表示排名第一或者非常重要的意思。头是人类肢体语言的指挥官，头部动作非常重要，其一举一动都传递着不同的信息，而且这些信息最能直接表明当事人的基本态度。

（1）点头：是人们在沟通中最常见的一种肢体动作。据调查，人的头部动作中，点头使用频率是最高的，约占61%。在中国、美国、日本及世界上大多数国家的文化习惯中，点头通常都表示认可、认同、赞同和肯定。但是，在印度、尼泊尔等国，点头表示不同意，而以摇头表示同意。当语言还没有形成的时候，人们在交流中主要依靠肢体语言，对于使用频率最高的动作，会被优先进化，并用最简单、最方便、最省力的方式来表达。而随着人类社会的发展，点头的意义就成为社会文化的一部分。微微点头，表示基本同意，用力点头，表示非常同意，点头幅度越大，则表示同意的程度越高。在护理工作中，当护士在倾听患者及家属说话时，适当地配合着点头，则暗示着对方继续讲下去。因此，恰当地使用点头动作可以使沟通变得更加顺畅。

（2）摇头：也是日常生活中比较常见的头部动作，一般表示不同意、否认和拒绝的意思。在生活中，我们也常常可以看到摇头的动作。当面对孩子不合理的需求时，母亲摇头来表达不允许；当学生回答的问题不正确时，老师也会用轻轻摇头的方式暗示答案错误。在护理工作中，当糖尿病患者询问某一种含糖量高的食物是否宜食时，护士可以配合摇头来增强语言沟通的效果。

（3）扭头：是指将头扭到一边，使视线完全脱离或部分脱离原来的沟通对象，表示对当前的事物不感兴趣或表示否定和厌烦。扭头也是视觉阻断的一种变形。扭头最初是起源于婴儿吃奶时的动作，婴儿在吃饱了奶水之后，如果母亲还继续给婴儿喂奶，婴儿就会把头扭到一边，表示拒绝。生活中，我们常常可以观察到扭头的动作。孩子对母亲的批评感到不服气和不满时，又不敢及时反对，就会将头扭到一边；对领导的行为感到不满意的时候，员工会把头扭到旁边。在和朋友们聊天时，你正说得眉飞色舞、兴致正浓，而朋友们一个个都把头扭到一边，这时就该换个话题或把说话的机会交给他人。在护理工作中，当护士对患者进行交谈时，对方已经将头扭到一边，此时应该意识到，对方可能对你的态度不满意或者对你说的内容不感兴趣。

（4）低头：有很多种含义，在不同的场景中其含义不同，需要结合具体的情境去解读。①在某些情况下，低头可以是点头动作的一部分，表示同意或认可。②低头有时候也表示掩饰或回避的意思，人在低头的时候面部表情会隐藏起来，而被隐藏起来的表情大多是消极的表情，这部分表情往往信息丰富，容易暴露内心的想法，需要加以隐藏与掩饰。③低头也表示羞愧，在正常的交流中，如果谈到让对方难为情的事情，对方会不自觉地低下头，感觉羞愧或者不好意思。④当伴随扭头动作时，低头可能表示拒绝或不认同，这种复合动作传递了一种难以面对或不愿接受的情绪。总之，低头是一个简单而又复杂的动作，动作简单而常用，但其含义广泛，需要结合动作发生的具体情况进行仔细甄别。

2. 解读手部动作　每个指头及这些指头所组合起来的手势分别代表着不同的意义，传递着不同的信息，人的感情信息有一半以上是通过手部动作来传递的，手势语言是表达人们内心世界的重要方式。

（1）赞扬指：比较常见，形状简单，大拇指向上伸出，其余四指紧握成拳头状。通常表示夸奖或称赞某人，但有时，赞扬指也表示"好，不错，没问题"，与"OK"手势的意思相似。但是在某些国家和地区，如美国、新加坡、南非以及新西兰，竖起拇指的手势表示搭便车，如果你向来往的车辆作出赞扬指的手势，意在告知过往车里的司机"我想搭便车"；欧洲人用手指计数时，用竖起的拇指表示"1"。在护理工作中，当面对无法用语言沟通的患者，如重症患者、气管插管的患者，他们对护理人员的悉心照护表达感谢与认可时，会用赞扬指表达内心的感谢。当护理人员接收到此非语言信息时，也会为自己的工作得到认可而满足和开心。

（2）指责指：是食指独立向前伸出，约与手臂在一条直线上，其余四指紧握在一起。当某人做错什么事情的时候，或者我们要表示对某人的警告、不满和愤怒时，常常会不由自主地作出这个动作，并指向某人。在日常的交流和沟通中，这种手势语是一种不礼貌的做法，会给对方传递批评、指责和埋怨的意思，影响沟通效果。因此，在护理工作中应避免使用该肢体语言。

（3）"OK"指："OK"指的手势需要五个指头都参与，大拇指和示指组成一个环形，其三个指头分别展开，形成一个扇面。在不同的文化背景下，其含义有所差别。例如，在我国，"OK"指表示赞同、允许某种行为，在美国"OK"指被认为是一个积极的手势。但在日本却被当成"金钱"的标志，在法国，人们会认为这一手势代表"零"或"一切白费"。在护理工作中，如在手术台上，医护工作者通过"OK"指传递着"可以，没错"的信息。

3. 解读手臂动作　人类的手臂灵活，可作出差异万千的动作，每一种动作折射着人的内心世界与变化，于是，观察这些变化可以洞察对方的内心世界。

（1）折臂手：是一种比较常见的手臂动作，其动作特征是一只手臂的小臂向上折叠，并以手来触摸下巴，而另一只手则被折叠的臂弯托住。在生活中，折臂手通常表示若有所思、犹豫不决或反复权衡的意思。

（2）双插手：是将两只手伸到上衣或裤子口袋里，以约束和隐藏手部的动作。双插手在生活中比较常见，这个动作可能表示对眼前发生的事情漠不关心，任其发展，没有任何参与其中的意思。但在天气寒冷等其他特殊原因下，也会呈现双插手的动作，不具有上述含义。

（3）双摊手：是将两手摊开，双肩微微向上耸起，手心向上，分别置于身体两侧，表示无可奈何、没有办法、无计可施的意思。这个动作通常在篮球或足球比赛中看到，常常表示"我也不知道"或"我也没有办法了"的无奈。

4. 解读腿部动作　在肢体语言分析中，腿和脚的动作会被放在一起进行分析。在日常交流过程中往往关注对方的上半身，尤其是面部表情信息，而腿部动作常常被忽视，但实际上，腿部动作也可以真实地反映沟通者内心的想法。在沟通过程中，常见的腿部动作有以下几种。

（1）小幅度地抖动腿部或摇动腿部，传达着不安、紧张、急躁的情绪。

（2）频频交换架腿姿势的动作，是情绪不稳定或急躁的表现。

（3）二郎腿，即一条腿叠放在另一条腿上，一般在无意识中表示警惕、戒备。有时，二郎腿只是一种辅助性或习惯性动作。

在护理工作中，我们解读这些肢体语言时，应灵活辨析。不能只简单地识别某个单一的肢体动作，而要着重观察综合且复杂的肢体动作所传递的信息。同时，要将其置于语境中加以解读，切勿照本宣科。例如，患者低头的姿势和缓慢的行动，可能给人一种精神不振或者自尊感较低的印象；快速、杂乱且躁动不安的身体动作，表明患者处于焦虑或烦躁的状态；紧握拳头、紧皱眉头可能表示患者的愤怒状态；两眼含泪、全身紧缩、自抱双臂的姿势可能表达了恐惧。因此，我们在解读患者的肢体语言时，不可单独识别某一个动作，要结合整个身体姿势或动作进行解读。

（二）护理中面部表情的解读

面部表情是通过面部肌肉和眼神变化来外化个人情绪的过程，它是跨越文化的情绪表达的主要方式。作为非语言沟通的重要组成部分，面部表情如同情绪的画板，能够传递丰富的情感和信息。人类能够展示多达数千种不同的面部表情，掌握这些表情的含义，有助于我们更深入地理解他人的内心世界，从而实现更有效的沟通。

1. 识别基本面部表情　研究发现，快乐、悲伤、恐惧、愤怒、惊讶、厌恶这6种情绪是人类普遍存在的基本情绪类型。这些情绪都是伴随着人的表情而展现出来，人们往往能够迅速地辨识出这些表情及其含义。这6种常见的面部表情是人类与生俱来的，而不是后天习得的。

（1）快乐：快乐时，眼会微微闪烁，嘴角向两侧展开，形成温暖的微笑，有时伴随着牙齿的露出。

（2）悲伤：悲伤通常使嘴角下弯，面部肌肉显得松弛，整体表情显得沮丧和无力。

（3）恐惧：恐惧时，眉毛上挑并紧缩，形成担忧的皱纹，眼可能因紧张而显得更大或更圆。

（4）愤怒：愤怒时，眉毛会下拉并紧缩，形成明显的皱眉，嘴唇紧闭或紧绷，有时伴随着鼻翼扇动。

（5）惊讶：惊讶时，眉毛会上挑，眼睛大，露出较多的眼白，表达出对突发事件的快速反应。

（6）厌恶：厌恶时，眼显得狭窄，嘴角下拉，整体表情透露出对某事物的反感和不满。

以上6种常见的表情在我们的日常生活中很容易看到和识别，但是要注意，表情也会表里不一。我们在识别对方面部表情信息时要根据当时的语境场景结合语言信息加以分析和判断。

2. 识别眼部动作　人的眼球会随着心理活动的变化而转动。当人产生不同的心理活动或进行不同性质的思考时，其眼球转动也会相应地发生改变，而且不受人的意识控制。

（1）眼球处于起始状态，表明该沟通者的思维活动处于当前事物或当下空间，表示对当前活动的控制、自信和坚定的态度。在生活中，如果人们在说话时，其眼球处于起始状态，即眼球位于眼眶正中央的位置时，说明沟通者的思维正在当前的活动上。

（2）眼球向左转动，表明该沟通者的思维活动指向过去，正在回忆或回想。

（3）眼球向右转动，表明该沟通者的思维活动指向未来，表示推理、计算和思考，对未来尚未发生的事情进行憧憬或想象。

（4）眼球向上转动，表明该沟通者的思维活动指向意识层面，表示判断、思考和分析。

（5）眼球向下转动，表明该沟通者的思维活动指向潜意识，表示对当前的事情感到羞愧和不好意思。一般来说，人在感觉到尴尬或不好意思时，眼球常会向下转动，其目光也会逃离交流对象，此动作会与低头相结合进行。

（6）眼球向左上转动，表明该沟通者思维活动指向过去，对回忆的内容进行加工和推理。

（7）眼球向左下转动，表明对已经发生的事情感到后悔或不好意思。

（8）眼球向右上转动，表明对未来的夸张想象，不合理的憧憬或说谎。

在护理工作中，对患者面部表情的识别有助于护士获得更真实的信息，更好地理解患者的感受和动机。尤其是在对婴幼儿进行护理的过程中，我们主要通过观察患儿的面部表情和其他非语言线索获取患儿的疾病信息，从而作出正确的判断和反应。例如，一个紧皱眉头的患者可能非常焦虑或担忧，一个表情痛苦、直冒冷汗的患者反映了其疼痛的程度。除了获取患者有关疾病的信息以外，学会识别患者的非语言信息，有助于理解患者当前的内心活动。例如，在与患者交谈时，患者直接的目光接触展现出自信和可信度。相反，如果患者目光躲闪低垂则说明他可能感到羞愧或者不自信。如果患者不能保持目光交流，可能暗示着说谎。评估患者时，准确识别和解读非语言信息可以帮助护士更好地进行沟通。

 知识拓展

微表情

微表情是一个正常的表情被完整压缩并在潜意识的支配下，在极短的时间里表达一个人情绪情感体验的一种特殊表情。微表情的五大特点如下。①很完整：微表情是完整表情的微缩版。②时间短：呈现时间在 1/25～1/4 秒。③幅度小：幅度比基本表情小。④能预测：通过微表情可以预测一个人接下来的言谈举止。⑤难控制：微表情不受意识控制。

资料来源：赵天宇. 行为心理学：肢体语言解读与心理分析 ［M］. 北京：北京大学出版社，2021.

第二节　护理实践中的非语言沟通

一、护士非语言沟通技巧

在医院中，人们往往重视口头沟通，即通过以说话发出声音的方式来交流，告知患者或协调工作中的内容，如用药的方式、剂量及一定心理安慰，从而忽视肢体语言给患者带来的内容准确度和接受情感的影响。其实在医院的医疗工作中如果想让护理实践工作具有温度，需要重视规范地使用非语言技巧。

近年来心理学研究进一步证实，患者通过听的方式获得信息占所有信息渠道的11%，通过看与观察的方式占83%，剩下的6%是通过触觉、温度等获得的。护理实践的沟通中也遵循美国传播学家艾伯特梅拉提出的公式：信息的全部表达＝7%语调＋38%声音＋55%肢体语言。下面将通过面部表情、身体语言和客体语言来对非语言沟通技巧进行介绍。

心理学领域的首因效应（primacy effect）指的是个体在初次交往中形成的对他人的印象，这种印象往往具有持久性和难以改变的特点。首因效应凸显了第一印象的重要性，因为它为后续的互动奠定了基础，并对个人的认知和行为产生持久的影响。

在护理实践中，护理人员的首次接触对患者的整体心理状态和后续治疗合作具有深远的影响。护士作为患者的第一接触者，其形象、行为和沟通方式对患者初步信任感的建立至关重要。专业的形象不仅包括护士的着装、仪容仪表，还包括其专业知识、技能和态度。亲切的形象则体现在护士的同理心、耐心和关怀上，这些因素共同作用于患者的感知，影响其对护理人员的接受度和合作意愿。

（一）面部表情

1. 概述　面部表情是非语言表达中主要表达情绪的媒介，是最常用、最有效的技巧。护士的情绪变化及性格特征等信息，都会从一些行为习惯的表情和稍纵即逝的眼神中"泄露"出来。在与患者沟通中如果能关注患者的表情并控制自己的表情就能有效提升护患关系并在护理沟通中把握主动权。

面部表情由眼神、眉毛、微笑和头部动作组成。因为护士在执行护理操作期间需要戴口罩，所以在工作中传达情感信息和确认信息最重要的器官就是眼睛与眉毛。眼睛的眼神能够传递话语，眉毛的变化也可以反映出沟通者的性格和情绪变化。

（1）眼：是非语言沟通中传递情感的重要信息途径。我们需要注意眼神的角度、注视部位、注视时间和注视轨迹。

1）角度：①仰视，在进行某些护理操作时，如更换静脉输液瓶或观察患者上肢静脉注射部位，护士可能需要采取仰视。仰视有助于清晰观察患者的上肢，确保输液管路的正确连接和无渗漏。此外，仰视也常用于评估患者的呼吸状况，如观察胸部的起伏，以及在心肺复苏过程中监测胸外按压的深度。②平视，是护理中最常用的观察角度，它符合人眼的自然视觉习惯，有助于护士准确评估患者的状况。在进行面部护理、口腔护理或观察患者表情时，平视能够提供最直观的信息。例如，通过平视可以观察到患者的面部表情变化，从而判断其疼痛程度或舒适度。③斜视，在护理中用于观察患者的侧面或特定部位，如背部、臀部或四肢。斜视有助于护士在不影响患者舒适度的情况下，检查皮肤状况、压疮风险或进行伤口护理。斜视还可以用于观察患者的体位，确保其处于安全和舒适的位置。④俯视，通常在护士需要从上方观察患者时使用，如在进行床铺整理、更换床单或评估患者的整体状况时。俯视允许护士从高处观察，确保操作的全面性和准确性。在某些情况下，如翻身或转移患者时，俯视可以帮助护士更好地协调动作，减少患者不适。

2）注视位置：是指眼睛在观察过程中停留的点，通常持续时间超过 100 毫秒。这些位置反映了个体在观察时的注意力焦点。注视位置可以帮助研究者了解个体在观察特定刺激时的视觉注意力分配，以及他们如何处理和理解信息。在医疗领域，护士通过观察患者的注视位置，可以判断患者对某些信息的关注程度，从而调整沟通策略。

需要注意的是，注视位置中存在一些被视为敏感的注视区域，如直接注视对方的眼睛过久可能会引起不适，而注视对方的私密部位则可能被视为不尊重。若无临床需要，护士应避免这些区域，以免造成患者的不适或误解。在不同的社交距离下，目光接触的区域也有所不同。在近距（1 米以内）交流时，应主要注视对方的眼睛与鼻尖形成的小 3 角区域；而在远距（1~3 米）交流时，目光可以稍微放宽，注视对方的额头与肩膀形成的大三角区域。

3）注视时间：是指眼睛在某一注视点停留的持续时间。这个指标反映了个体在该点上投入注意力的深度。在人际交流中，注视时间是表达关注和尊重的重要非言语信号。根据梅瑞宾的沟通公式，非语言沟通占据了沟通效果的大部分比重，其中面部表情和目光交流占据了重要位置。注视时间的恰当控制有助于建立信任，促进信息的有效传递。护士通过适当的目光接触，可以传递关怀和理解，增强患者的安全感。

通常推荐的目光接触区域是所谓的社交凝视区域，即以双眼为上线，唇心为下顶角所形成的倒三角区域内。这种目光接触被认为是礼貌且舒适的。目光接触的时间应适度，既不宜过长以免造成不适，也不宜过短以免显得冷漠。

在护患沟通中，护士应保持适当的注视时间，注视时间的长短和频率可以传达护士对患者的关注程度和尊重。一般而言，注视时间应占整个沟通过程的 1/3~2/3。这意味着在与患者交谈时，护士的目光应与患者保持连续的接触，但不应过度，以免造成不适或侵犯感。对于异性患者，每次目光对视的时间应控制在 10 秒以内，以避免不必要的误解。护士也应根据患者的反应和沟通内容适时调整注视时间。例如，在患者讲述重要信息或表达情感时，适当增加注视时间可以显示护士的专注和同理心。相反，在讨论较为敏感或私人的话题时，适当减少注视时间可以给予患者更多的个人空间。

在护理操作中，尤其是涉及患者术后伤口等敏感区域时，护士的注视时间需要谨慎。过长的注视可能会被患者解读为对伤口的过分关注，从而引起患者的不安。护士应保持专业和敏感，适时解释自己的行为，通过有效沟通，如解释观察的必要性或操作的进展，来平衡注视时间与患者的心理舒适感以减轻患者的不安情绪。

此外，在跨文化护理中，注视时间的规范可能因文化背景而异。不同文化对目光交流的接受程度和解读方式存在差异，护士在与来自不同文化背景的患者沟通时，应考虑这些差异，灵活调整自己的非语言沟通方式。

4）注视轨迹：是指个体在交流过程中，视线移动的路径和持续时间。从下往上看的视线轨迹可能暗示着尊重和谦卑，而从上往下看则可能传达出权威和控制。

在护理实践中，护士与患者之间的注视轨迹不仅反映了双方的沟通状态，还可能传达出关心、尊重、紧张、不安等情感信息。恰当的注视轨迹有助于提高沟通效率，确保信息的有效传递。因此，注视轨迹的分析有助于理解护患双方的心理状态和沟通效果。护士也应意识到自己的视线轨迹对患者情感状态的潜在影响，并据此调整自己的行为，以促进积极的护患互动。

当护士与患者的视线接触后迅速避开，这可能被解读为护士在传递某种情绪波动，如紧张、不安或缺乏自信。

（2）眉：护士的眉毛要做到干净有型，表达出专业与亲和的职业状态。

皱眉通常表达不喜欢、厌恶。所以护士在与患者沟通中，即使在思考问题也应注意不要皱眉。扬眉中单侧上扬表达傲慢清高，或者对说话者表达内容产生怀疑；双眉上扬一般表达异常欣喜或惊讶，有时对方同意和支持也会有这样的表情。

需要注意的是，眉毛动作传达信息比较复杂且瞬息万变，其中任何一个变化都可能在展示或者表达人心理上突然的转变与波动，所以护士在与患者沟通中使用眉毛传递信息要慎重。

（3）嘴：嘴部的动作可以凸显人的性格和患者此时的情绪状态。

1）舔嘴唇：这一动作通常与个体的情绪紧张或焦虑有关。在护理过程中，观察到患者频繁舔嘴唇可能是其内心紧张或不安的外在表现。护理人员应对此给予关注，通过适当的沟通和安慰，帮助患者缓解紧张情绪。例如，可以通过平和的语气询问患者的感受，提供必要的解释和支持，以减轻其焦虑。

2）撇嘴：撇嘴动作往往表达了患者的不满或轻蔑。在护理实践中，护理人员应敏感地捕捉到这一信号，及时调整沟通策略。例如，如果患者对护理措施或治疗计划表现出不满，护理人员应耐心倾听患者的意见和建议，解释相关决策的原因，并尽可能地满足患者的合理需求，以建立信任和尊重的护患关系。

3）咬嘴：咬嘴行为可能表明患者正在经历压抑或痛苦，或者在认真倾听和思考。护理人员在观察到这一行为时，应根据具体情况作出反应。如果患者表现出痛苦，应及时询问其不适的原因，并提供相应的护理措施。若患者是在认真倾听，护理人员应保持耐心，确保信息的清晰传达，并在适当的时候给予患者反馈的机会，以促进双方的有效沟通。

4）微笑：是嘴部动作的一种，也是拉近彼此关系最有效的表情。三分沟通七分微笑。但是要结合医院的场合和沟通者的所处心境来表达。切记不要在患者悲伤和痛苦的过程中用微笑的表情向患者告知信息和做相应护理操作沟通。

三度微笑：①一度，远距离（3米以上），表达看见，嘴角微微上扬即可。②二度，3米以内交际距离。问候对方"您好，身体好点了吗？"两唇微微张开。③三度，两人距离较近（1米以内），表达友善的情感，分享喜悦等。微笑时嘴部露出上8颗牙齿。

（4）头部动作：另一种有效的表达方式。在与患者沟通和操作中，由于护士戴口罩，有时不方便进行语言沟通，和患者约定运用头部的动作表达信息不失为一种有效的表达方式。

2. 面部表情的应用

（1）信息传递：在护理沟通中，面部表情的应用是构建有效沟通桥梁的关键。护士的表情管理不仅影响着患者的情绪状态，还能够在无形中传递出对患者生命尊严的尊重。在宣教和病情告知的关键时刻，护士的表情选择尤为重要，它能够直接影响患者对信息的接收和理解。

1）喜悦的表情：一个真诚的微笑能够传递出对患者努力的肯定，以及对未来康复的乐观态度，这种积极的情绪传递能够激发患者的积极心态，增强他们战胜疾病的信心。在这种情况下，护士的表情不仅仅是一种信息的传递，更是一种情感的支持，它能够帮助患者建立起对未来的希望。

2）鼓励的表情：当需要患者配合治疗措施时，护士的表情应透露出坚定和支持。此时，护士的表情管理需要更加细致和周到。坚定的眼神和鼓励的微笑能够让患者感受到护士的专业性和可靠性，从而更愿意信任并遵循医嘱。护士的表情在这里起到了增强患者信心和配合度的作用，是护理过程中不可或缺的一部分。

（2）辅助患者理解信息：面部表情的适当运用，能够帮助患者更好地理解信息，减少沟通中的误解和焦虑。在医疗环境中，患者往往处于脆弱和不确定的状态，他们对于复杂的医疗信息可能感到困惑和不安。此时，护士的表情能够作为一种辅助工具，帮助患者解读和接受这些信息。在解释复杂的治疗方案时，护士可以通过温和的表情和耐心的态度传递对患者的理解和关怀。这种表情的运用让患者感受到被理解和关怀，从而降低他们的焦虑感，使他们更容易理解并接受医疗信息。

（二）身体语言

在护理实践中护士经常需要运用身体上肢和下肢完成全套护理工作，并且时常需要碰触到患者。例如给患者翻身、静脉穿刺寻找血管或者辅助患者进行康复功能训练等过程中，难免会运用肢体语言。

1. 手

（1）手部温度与清洁：体现职业素养与患者关怀。在触碰的过程中，护士手部的温度和干净程度，能让患者感受到护士的职业素养和是否能站在患者角度想问题。例如，在接触患者之前将手焐热可以让患者感到体贴。手部专业消毒可以让患者感受到护士对患者尊重和专业性。

（2）手势：增强护患互动与信任。手势沟通作为一种非言语交流方式，能够有效地辅助语言沟通，帮助患者更好地理解护理人员的指示，同时也能够传递出护理人员的关怀与支持。

1）指向手势：护理人员将手臂伸直，示指自然伸直并指向所需指示的方向或物体。这种手势通常用于引导患者注意特定的位置或物品，如在指导患者前往检查室时，或者指示患者注意观察某个医疗设备，旨在引导患者的注意力，明确指示患者所需关注或执行的动作。该手势有助于患者理解护理人员的指示，确保护理操作的正确执行。

2）轻拍或轻触：在患者表现出紧张或不安时，护理人员轻轻将手掌放在患者的肩膀或手臂上，或者轻拍患者的手背。这种触摸通常是轻柔且短暂的，能够传递关怀和支持，帮助患者放松并减轻焦虑，缓解患者的紧张情绪，增强其对护理人员的信任感。

3）点赞手势：护理人员通过竖起大拇指或作出点赞的手势，向患者传达正面的反馈和鼓励。这种手势在患者完成某项任务或表现出积极态度时使用，能够增强患者的自信心和积极性，以及其对治疗过程的积极参与和信心。

4）避免使用的手势：护理人员应避免使用可能引起误解的手势，如用示指直接指向患者，这可能被视为不礼貌或指责；双手抱胸可能被解读为防御或不耐烦。这些手势可能会在无形中增加患者的心理压力，影响护患关系。同时，应根据患者的文化背景和个人习惯调整手势的使用，确保沟通的适宜性和有效性。

2. 下肢 下肢稳定性可以保证操作流畅与专业形象。护患沟通中，下肢尽量避免进行多余的工作并保持稳定。例如，衔接两个操作动作的时候使用"V"形步，能够进行各个方向移动的同时保证操作过程中动作的稳定；接待患者时候使用"丁"字步，可以展示护士的优美体态。

（三）客体语言

客体语言作为非语言沟通的一种形式，通过服饰、配饰等物品传递信息，对护士与患者之间的交流具有重要意义。

1. 人际距离 人际距离是一种重要的客体语言，不同的文化和个体对人际距离的舒适感不尽相同。人际距离在护理实践中非常重要，能够影响患者与护士之间的沟通和关系，因为它涉及患者的隐私、舒适度、安全感及护理工作的效率和质量，所以护士需要灵活地调节与患者之间的距离。

（1）分型：人际距离可以分为以下几种类型。

1）亲密距离：这是最接近的距离，通常在 0 ~ 45 厘米。在护理实践中，这种距离通常用于进行个人护理，如更换伤口敷料或进行注射。亲密距离需要患者的同意，并且护理人员应当尊重患者的个人空间。

2）个人距离：此距离范围在 45 厘米到 1.2 米。在护理实践中，这通常是与患者交谈时保持的距离，或者在进行一些不涉及直接身体接触的护理实践时的距离。

3）社交距离：这个距离范围在 1.2 ~ 3.7 米。在护理实践中，这通常是护理人员与患者或家属交谈时保持的距离，或者是在进行团体活动时的距离。

4）公共距离：这个距离范围超过 3.7 米，通常用于大型会议或演讲。在护理实践中并不常见，但在进行大型健康教育活动时可能会用到。

（2）空间距离的应用：在护理实践中，空间距离的应用是人际沟通中一个微妙而重要的方面。护士与患者之间的空间距离不仅影响着沟通的效果，还直接关系到患者的舒适度和安全感。恰当的空间距离管理能够增加患者的信任感，增强沟通的效率，同时也是对患者个人空间和隐私的尊重。

1）尊重个人空间与隐私：护士在与患者沟通时，应根据患者的需求和舒适度来调整与患者之间的空间距离。在西方文化中，个人空间的概念较为明显，人们通常在交谈时保持一定的距离，以避免侵犯对方的个人空间。而在一些东方文化中，人们在交流时可能会更接近对方，以示亲密和友好。因此，护士在与患者沟通时，需要考虑到患者的文化背景，避免因为文化差异而产生的误解或不适。护士在与来自不同文化背景的患者沟通时，应展现出文化自信和民族自信，通过学习和理解，适应和尊重患者的文化习惯。这种文化敏感性不仅能够促进护患关系的和谐，还能够提升护理服务的整体质量。

2）促进信任与沟通效率：适当的空间距离能够让患者感到安全和舒适。在进行身体检查或治疗操作时，护士需要靠近患者，但同时也要确保患者不会感到被侵犯。例如，在进行静脉注射时，护士可能会需要靠近患者的手臂，但应避免不必要的身体接触，以免让患者感到不适。在这种情况下，护士可以通过语言和非语言的方式，如使用温和的语气和适当的手势，来告知患者接下来的操作步骤，以减少患者的紧张感。

2. 服饰选择　在医疗环境中，护士的着装应简洁、专业，同时需考虑患者的舒适感和心理需求。护士的着装不仅是专业形象的展示，更是职业素养的体现。在护理实践中，护士制服的整洁度与合身性是塑造专业形象的关键要素。制服应始终保持清洁无瑕，避免任何污渍或破损，以体现护士的慎独精神和对职业的尊重。制服的尺寸应恰当，既不宜过紧以妨碍护理操作的灵活性，也不宜过松以免影响工作效率。颜色的选择通常遵循医院的标准，以白色或淡色调为主，这些颜色象征着专业、清洁和无菌，有助于营造一个宁静和信任的医疗环境。

（1）制服统一：护理人员的着装可以传递专业、信任和关怀的信息，有助于建立与患者及其家属的良好关系。通过统一的制服，护理人员能够迅速被识别，这对于在紧急情况下快速响应和协调工作至关重要。

（2）颜色与材质选择：服饰的颜色对患者的心理状态有着显著的影响。在护理实践中，护理人员的服饰颜色和材质选择对于患者的心理健康和护理工作的效率都有着重要的影响，服饰颜色的选择应综合考虑其对患者心理状态的影响，以及文化背景和环境氛围的适应性。

白色制服：在医疗环境中占据着核心地位，其在普通病房和门诊等常规医疗环境中的广泛应用，源于其象征纯洁、清洁和专业的形象。白色制服能够增强患者对护理人员专业能力的信任感，同时在视觉上传达出无菌和卫生的信息。白色制服的材质会优先考虑易于清洁和耐脏的面料，如棉混纺或聚酯纤维，这些材质不仅能够保持制服的卫生标准，还能在频繁的清洁过程中保持其外观和功能性。

浅蓝色制服：主要用于老年人居多的特需病房和老年科。老年患者由于生理和心理的变化，往往更容易产生悲观情绪。在这种背景下，浅蓝色作为一种温和而宁静的色彩，能够有效地为患者营造一个平和、理智且纯净的环境。这种颜色不仅能够减轻患者的焦虑感，还有助于他们放松身心，从而更好地适应医疗环境和接受治疗。

绿色制服：尤其是橄榄绿色，是手术室的标志性颜色。这种颜色的选择考虑到了手术环境下的特殊需求，如在无影灯下减少对视力的刺激，以及在长时间手术中保持制服的清洁度。绿色制服传达出生机勃勃的氛围，有助于患者保持积极的心态。对于手术室和急诊室的护理人员，建议选择具有抗菌、耐高温、易清洗特性的专用手术服材质，以满足严格的无菌操作要求。

粉色制服：多用于妇产科和儿科，旨在营造一个温馨、亲切的治疗环境。粉色给人以柔和、温暖的感觉，能够有效地安抚患儿的抗拒和恐惧情绪。在材质上，儿科护理人员的服饰应选用柔软、亲肤的棉质面料，以减少对儿童敏感肌肤的刺激，同时确保服饰的舒适性和透气性。

（3）个人防护：在面对特殊环境，如传染病区等高风险区域时，护士的着装要求更为严格。必须穿戴适当的个人防护装备，如N95口罩、一次性手套和防护服等，以确保自身和患者的安全。这些装备的正确使用和处理，遵循医院规定的流程，是防止交叉感染的重要措施。在这一过程中，护士不仅展现了专业的自我防护意识，也传递出对患者生命健康的深切关怀，进一步强化了亲切友好的护理形象。通过这些细节的精心管理，护士能够在维护专业形象的同时，为患者提供更加人性化和高质量的护理服务。

在传染病区等高风险环境中，护士的个人防护措施是确保患者安全和维护医疗质量的关键。正确戴口罩是基本要求，护士必须确保口罩紧密贴合面部，完全覆盖口鼻部位，以防止空气泄漏，从而有效阻挡病原体的传播。在摘除口罩时，应遵循严格的卫生操作规程，避免触摸口罩正面，以减少污染风险。此外，一次性手套的使用同样重要，护士在接触患者或进行无菌操作前必须佩戴，确保手套完全覆盖手部，避免在操作过程中滑脱。在接触不同患者或操作前后，及时更换手套是防止交叉感染的有效措施。

在处理防护服时，护士应遵循"由内向外"的原则脱下，以避免外部衣物被污染。防护服的丢弃应严格依照医疗废物处理规定，以防止病原体的进一步传播。手部清洁是个人防护的另一个重要环节，护士应熟练掌握六步洗手法，使用肥皂和流动水彻底清洁双手，特别是在接触患者前后、操作前后及处理医疗废物后。洗手时间应不少于 20 秒，以确保彻底去除手部的微生物。指甲的管理和修剪也不容忽视，应保持短而干净，边缘平滑，以防止刮伤患者或影响操作。

3. 头发管理　同样是塑造护士专业形象的一部分。长发应束起，避免散乱，以减少在护理过程中的潜在污染。在手术室等特殊环境中，护士应戴头套，确保头发不外露，进一步降低感染风险。通过这些细致入微的个人防护措施，护士不仅展现了对患者健康的深切关怀，也体现了其慎独专业的职业素养，同时在无形中传递出亲切友好的服务形象，为患者营造一个安全、舒适的医疗环境。

4. 饰品佩戴　在护理实践中，护士的着装和个人装饰应遵循简约原则，以确保工作的高效性和专业性。在工作场合，护士应避免戴过多或过大的饰品，这些装饰物可能会干扰护理操作，甚至在不经意间成为潜在的污染源，影响患者的舒适度和安全。在不影响工作的前提下，护士可以选择戴简单的耳环、手表等小巧饰品，这些饰品不仅能够体现护士的个人品位，同时也符合职业形象的要求。

在进行无菌操作或直接接触开放性伤口时，护士必须严格遵守无菌原则，彻底摘除所有可能污染操作区域的饰品，包括戒指、手链等。这一措施是为了防止微生物通过饰品传播，确保患者接受最安全、最洁净的护理。通过这样的细节管理，护士不仅展现了对专业规范的尊重和对患者健康的高度重视，也传递出一种严谨、细致的工作态度，进一步强化了护士慎独专业的形象。同时，这种对细节的关注和对患者健康的考虑，也体现了护士亲切友好的服务理念，有助于建立和谐的护患关系，提升患者的满意度和信任度。

 知识拓展

护士有效沟通——手绘图解

ICU 病房中的护士在护理实践中经常遇到护患沟通不畅的挑战，如患者因戴着呼吸设备难以言语，以及患者口音重导致的沟通障碍，这些都是需要解决的实际问题。护士们便想到制作图解版护理需求表，将日常护理中常用的词汇和动作转化为直观的图像和文字，不仅解决了沟通的技术问题，更体现了对患者的深切关怀。这种方式，实现了尊重患者的自主权，让患者能够更清晰、更直接地表达自己的需求，减轻了患者的焦虑，增强了他们对治疗的信心，同时也提高了护理工作的效率。

二、护士非语言沟通的实践应用与能力培养

（一）与特殊患者沟通中的应用

在护理实践中，特殊患者的沟通需求往往需要护士采取更加细致和个性化的方法。儿童患者、老年慢性疾病患者及不能用语言表达的患者，他们的沟通方式和情感需求各有特点，因此护士在与这些特殊群体沟通时，非语言沟通技巧的运用显得尤为重要。

1. 儿童患者的沟通

（1）温和与友善：儿童患者的沟通需要护士展现出特别的敏感性和适应性。儿童因其年龄特点，对环境的感知和人际互动有着独特的方式。在与儿童患者沟通时，护士的面部表情和身体语言应更加柔和且亲切。微笑、点头和轻拍肩膀等简单而温暖的动作能够有效地传递出友好和关怀的信息，帮助儿童患者感到安全和舒适。

（2）调整肢体动作：护士应采取适当的肢体动作，如蹲下身体与儿童保持平视，这样可以减少儿童的压迫感，让他们感到被尊重和平等对待。这种亲近的姿态有助于减少儿童的压迫感，让他们更容易建立信任。通过这样的互动方式，护士传达了对儿童的尊重和平等对待，营造了一种温馨和融洽的医疗环境。这种细致入微的关怀不仅有助于提高儿童的舒适感，也促进了治疗过程的顺利进行。

通过这些非语言和语言的沟通技巧，护士能够更好地与儿童建立联系，促进有效沟通，从而为儿童提供更加贴心和个性化的护理服务。

2. 老年慢性疾病患者的沟通 老年慢性疾病患者在面对长期的治疗和护理时，往往伴随着情绪的波动和心理的挑战。在这种情境下，护士的沟通方式对于患者的心理健康和治疗依从性具有显著影响。

（1）耐心与理解：是护士在与老年患者交流时不可或缺的品质。在沟通中，非语言信号扮演着关键的角色。持续的目光接触不仅传递专注和尊重，更让患者感受到被倾听和理解。稳定的身体姿态，如保持直立和放松的坐姿，能够给予患者专业和自信的印象，从而增强他们的信任感。此外，温和的语气和适度的语速可以缓解患者的紧张情绪，为他们创造一个舒适和安心的沟通环境。

（2）适度肢体接触：是建立与老年患者之间情感联系的重要方式。护士可以通过轻轻地触摸，如拍拍患者的手或肩膀，传递关怀和支持。这些微妙的肢体接触能够为患者带来温暖和安慰，有助于建立起一种深层次的信任和情感纽带。

3. 不能用语言表达患者的沟通 对于那些因各种原因无法用语言表达的患者，护士的非语言沟通技巧成为连接患者内心世界与外界的桥梁。在这种情况下，护士需要运用更加细腻和敏感的非语言手段来与患者沟通。

通过肢体接触、眼神交流和面部表情，护士能够跨越语言障碍，与患者建立起信任和理解的桥梁。这种沟通方式不仅能够提升患者的舒适度和满意度，还能够促进患者的康复过程，为他们提供更加人性化和全面的护理服务。

（1）肢体接触：是一种强大的非语言沟通方式。轻轻握住患者的手，这种简单的动作可以传递出温暖和安慰，让患者感受到护士的关怀和支持。这种接触不仅能够缓解患者的孤独感，还能够在无形中建立起信任和安全感。对于患者来说，这种非言语的交流方式有时比

言语更直接有力。

（2）眼神交流：眼神交流也是非语言沟通中的重要元素。护士通过鼓励和理解的眼神注视患者，可以传达出对他们的尊重和理解。即使患者无法用言语回应，他们也能够通过护士的眼神感受到被看见和被听见。这种眼神的交流能够让患者感到自己不是孤立无援的，而是被护士和医疗团队所关心和支持。

（3）面部表情与肢体语言：护士还可以通过面部表情和肢体语言来表达情感和态度。例如，微笑可以传递出积极和乐观的情绪，点头则可以表示对患者感受的认同。这些非语言的信号虽然简单，但却能够深刻影响患者的情绪状态和治疗体验。

（二）能力培养

在护理实践中，非语言沟通技巧的培养对于提升护理质量和患者满意度起着决定性的作用。护士在日常工作中应积极运用非语言沟通，如面部表情、身体语言和肢体接触等，这些技巧能够超越言语的局限，直接传达关怀和理解。通过不断的实践和经验积累，护士能够更精准地把握患者的需求，提供更加个性化和细致的护理服务。

护士应将非语言沟通视为提升护理质量的关键工具，通过持续的学习和实践，不断提高自身的非语言沟通能力，以更好地服务于患者。护士通过非语言沟通展现出的专业素养和人文关怀，能显著提升患者的信任感和满意度，进而促进患者的康复过程。

非语言沟通技巧的培养还能够增强护士的自信心和职业成就感。当护士能够有效地与患者沟通，无论是通过言语还是非言语方式，都能够感受到自己的工作对患者产生的积极影响，这种成就感是护理职业中不可或缺的一部分。

1. 系统化训练与实践　在护理教育与实践中，非语言沟通技能的培养被视为提升护理质量的关键因素。为此，实施一套系统化的训练与实践计划显得尤为必要。

（1）模拟训练：通过创建多样化的模拟场景，覆盖护理实践中可能遇到的各种沟通挑战。在这些场景中，每个角色都具备详细的背景信息，护士需要通过被分配到的不同角色进行模拟演练。此外，训练过程中应有专业的观察员对护士的非语言沟通进行实时监控，确保训练的准确性和有效性。模拟结束后，参与者应进行深入的反思和讨论，分析此次沟通的成功与不足，从而为技能的提升奠定基础。

（2）反馈与修正：建立一个有效的反馈机制对于技能的提升至关重要。在模拟训练结束后，资深护士或沟通专家应立即提供反馈，指出护士在非语言沟通方面的亮点和改进空间。这种即时反馈应针对每位护士的个性化表现，提供具体的指导建议，帮助他们明确自己的优势和需要改进的地方。为了确保技能的持续进步，应建立一个持续的跟进机制，监督护士将反馈转化为实际行动，并在后续的训练中观察到明显的进步。

（3）日常实践：将非语言沟通技巧融入日常护理工作是确保技能持续提升的关键策略。护士应在日常工作中主动运用这些技巧，无论是在查房、交接班还是患者教育等环节，都应注意自己的肢体语言和面部表情。同时，培养护士在不同情境下调整非语言沟通方式的能力，如在面对焦虑患者时，通过稳定的眼神和温和的肢体动作传递安全感。资深护士在日常工作中应监督新护士的实践，提供及时的指导和支持。此外，定期组织案例分享会，让护士们交流实际工作中的经验，促进团队间的学习和成长，进一步强化非语言沟通技能在实际护理中的应用。

2. 持续学习与反思　非语言沟通能力的提高需要护士不断地学习和积累经验，这可以通过以下途径实现。

（1）文献研究：护士应定期投入时间进行文献研究，以更新和扩展其对非语言沟通的理解，包括阅读专业期刊、研究报告和书籍，探讨非语言沟通在护理领域的最新研究成果。通过这些方式，护士能够掌握非语言沟通的理论基础，了解其在不同文化和医疗环境中的应用差异。此外，文献研究还能够帮助护士识别和理解非语言沟通中的潜在障碍，如文化误解和非语言行为的歧义，从而在实际工作中更加灵活地应对跨文化沟通的挑战。

（2）案例分析：是护士从实践中学习的重要方法。通过分析成功和失败的沟通案例，护士可以直观地看到非语言沟通的实际效果，并从中提取宝贵的经验教训。这种分析应包括对沟通过程中非语言行为的细致观察，以及对患者反应的深入解读。通过反思自己在沟通中的表现，护士能够识别出哪些非语言行为是有效的，哪些可能导致误解或冲突，并在未来的实践中加以改进。案例分析还有助于护士建立批判性思维，学会从不同角度审视沟通过程，以促进个人沟通技能的全面发展。

（3）同行交流：是护士之间知识共享和经验传递的重要平台。通过与同事讨论非语言沟通的策略和技巧，护士不仅能够获得新的视角和建议，还能够激发创新的沟通思路。这种交流可以是正式的研讨会，也可以是日常的工作讨论。在交流中，应鼓励护士进行开放和诚实的对话，分享自己在特定情境下的成功经验或遇到的困难，以及如何通过非语言沟通技巧来解决问题。这种互动不仅能够增强团队凝聚力，还能够促进整个护理团队在非语言沟通能力上的共同进步。

3. 情感共鸣与同理心培养　非语言沟通不仅仅是技巧的运用，更是情感的传递。在护理实践中，非语言沟通的深层次价值在于情感的共鸣与同理心的体现。培养护士的同理心和情感共鸣能力，对于提升非语言沟通能力至关重要。

（1）情感共鸣：是护理工作中的核心要素，它要求护士能够深刻理解患者的内心世界和情感需求。护士应通过细致的观察和敏感的洞察力，识别患者的情绪变化，并通过非语言行为表达出真诚的关心和支持。例如，当患者表现出焦虑或不安时，护士可以通过一个简单的握手、一个鼓励的眼神或一个温暖的微笑来传递安慰。这些细微的非语言行为能够跨越言语的界限，直接触及患者的情感，建立起信任和安全感。同时，护士还应学会尊重患者的个人空间，通过保持适当的身体距离来体现对患者隐私的尊重，从而在无形中增强沟通的效果。

（2）观察与适应：在与患者的互动过程中，护士应具备敏锐的观察力，能够捕捉到患者的非语言信号，如面部表情、肢体语言和声音的微妙变化。这些信号往往能够揭示患者的真实感受和需求。基于这些观察，护士应灵活调整自己的沟通方式，以更好地适应患者的情感状态。例如，面对情绪低落的患者，护士可以通过柔和的语调和缓慢的语速来降低沟通的紧张感；而在与积极乐观的患者交流时，护士则可以采用更加活跃和开放的肢体语言。这种适应性沟通策略有助于护士与患者建立更深层次的情感联系，促进有效的沟通。

（3）持续反思：沟通后的反思是提升非语言沟通能力的重要环节。护士应在每次与患者的互动后，进行深入的自我反思，评估自己的非语言行为是否恰当，是否真正传达了关心和理解。这种反思应包括对沟通过程中每一个细节的回顾，如身体接触的时机、面部表情的控制及眼神交流的深度。通过不断的自我审视，护士能够识别出沟通中的不足之处，并在未来的实践中加以改进。此外，护士还应学会从患者的反馈中学习，将患者的直接感受作为提升沟通技巧的宝贵资源。

 知识拓展

非语言表情符号

非语言表情符号，通常指的是通过图形、颜色、动态效果等视觉元素来表达情感和信息的符号系统。它们通过直观、多样化的视觉表达，增强了护理人员的沟通能力，有助于提升患者护理的整体质量。随着技术的发展，这些符号在护理领域的应用将更加深入和多样化。非语言表情符号的特点如下。

1. 直观性　表情符号通过形象的图形直接传达情感。

2. 文化适应性　在不同文化背景下仍能传递基本情感。

3. 叙事能力　通过组合使用，表情符号能够构建情感故事，增强沟通的深度。

4. 视觉多样性　表情符号的设计从简单到复杂，从静态到动态，提供了丰富的视觉选择。

5. 应用广泛　表情符号不仅用于日常交流，还可用于教育、培训和患者教育材料。

6. 情感共鸣　表情符号能够唤起患者的情感共鸣，有助于建立护患之间的信任关系。

本章小结

思考题

1. 什么是非语言沟通？其作用有哪些？

2. 有位学生说："我不善于沟通，我喜欢在重症监护室进行实习，因为那里都是重症患者，也没有家属陪同，不太需要进行沟通。"你认为他的想法正确吗？面对语言沟通有障碍的患者，我们如何更好地进行非语言沟通？

3. 简述非语言沟通有哪几种类型。

更多练习

（张冠如　李　洋）

第六章　护理工作中的书面语言沟通

学习目标

1. 素质目标

养成良好的护理职业态度，树立尊重患者、关爱患者的职业情感。

2. 知识目标

（1）掌握：护理书面语言沟通的概念、原则及注意事项。

（2）熟悉：护理书面语言沟通的分类、特点，"互联网+"在护理书面语言沟通中的优势及应用。

（3）了解：护理书面语言沟通的特点、常见类型和技巧。

3. 能力目标

通过书面语言沟通技巧能力的培养，在临床实践中，能规范进行书面语言沟通。熟练运用基于"互联网+"背景下的护理书面语言沟通技巧，通过互联网和患者进行沟通，建立良好的护患关系。

案例

【案例导入】

ICU 护士小陈下班前根据 1 床张阿姨的情况，写下护理记录："患者生命体征平稳，神志清楚，遵医嘱每 4 小时管饲 1 次，下午通过管饲少许，患者无不适。"接班护士小张看了小陈写的护理记录后，无法从小陈的记录中了解患者的具体情况，遂打电话给小陈进行询问，小陈不耐烦地表示护理记录中写清楚了喂了少许，并生气小张打扰了她休息。

【请思考】

在这个场景中，究竟是哪位护士的工作出了问题，为什么？

【案例分析】

　　随着人类文明的发展，人与人之间开始了社会交往，就产生了沟通，所以说有人类的地方，就会有沟通。沟通是信息的交流与共享，人际沟通是信息发出者通过某种形式将一定的信息资料传递给特定的对象，并获得预期反馈的整个过程。人类生活离不开人际沟通，而沟通按照沟通的符号、沟通的渠道、沟通的目的和沟通的意识分为了不同的多种类型，其中书面语言沟通是非常重要的一种。我国古代官员要上奏皇帝时，通常也会用到书面语言沟通的形式，如章、奏、表、议等文体。章是臣子用于谢恩的文体、奏通常是臣子用来弹劾官吏的文体、表是臣子用来陈诉个人意见或衷情的文体、议是臣子发表个人见解的文体，如三国时期蜀汉丞相诸葛亮撰写的《出师表》就是在北伐中原之前给后主刘禅上书的表文，阐述了北伐的必要性及对后主刘禅治国寄予的期望，言辞恳切，写出了诸葛亮的一片忠诚之心，一直被后世广为传颂，由此可见书面语言沟通的重要性。书面沟通在人际沟通中有着重要的功能，自古至今，人类用自己的智慧创造了多种沟通的形式，以往书面沟通的主要方法是以信件等文字资料为主，而随着互联网技术的不断发展，书面沟通的形式也越来越多样。

第一节　概　　述

一、书面语言沟通概述

　　书面语言沟通是人类在交流时将思维过程转换为文字表达的途径，是指通过书面语言如书写和阅读的方式进行信息传递和交流的方式，是人际沟通中一种较正式的形式。书面语言沟通是人类有了文字之后被广泛采用的一种沟通形式，文字是语言的记录，人类的语言起源时间较晚，约为人类物种出现后的 20 万年之后，而最早有文字记录的历史大约在 7000 年前，有了文字，人类活动才能被准确地记录下来。国际辅助语协会认为，世界上有 2500 ~ 3500 种文字，而被广泛使用的文字和有全球影响力的文字却屈指可数，包括英文、中文、西班牙文、法文、阿拉伯文、俄文等。

（一）特点

　　书面语言沟通主要是通过文字或图形符号等表达、记录和传递信息与思想情感，与口头交流相比，书面语言沟通主要存在以下特点。

　　1. 超时空性　相较口语，书面语言沟通不会受到时间和空间的限制，信息的传达依赖于文字，可以在任何时间和地点进行，通过阅读和研究来进一步理解和分析。所以在几千年后我们依然可以从先辈留下的文字语言中，了解他们的精神世界和过往的丰功伟绩。

2. 准确性和规范性 一般情况下，书面语言比口头语言更有逻辑和条理，使用者需要最大可能地保证书面语言的准确性和规范性。书面语言沟通时要准确表达思想和信息，在使用时需要符合通用的文法和语言习惯，选择合适的词汇和句式，遵循语法规则和文体要求，并注意语言的连贯性和条理性，避免歧义和误解，尽可能清晰地传达自己的意思。

3. 正式性和权威性 书面语言通常需要遵循一定的规范和约定，具有一定程度的正式性，而很多时候书面语言沟通会被认为是一种相对口语交流更权威的表达方式，特别是在正式场合中。使用者需要正确使用词汇、语法、标点，避免错别字和有歧义的文字，并且需要展现出专业性和可靠性，使信息接收者对内容产生信任和尊重。

4. 持久性和可追溯性 书面沟通的语言可以经过仔细的推敲与修改，依赖于文字记录，可以被长期保存，方便后续查看和管理，具有持久性和可追溯性的特点，内容更容易保存和传递，为后续的查阅提供可靠的依据。

书面语言沟通的过程中信息发出者可以对发出的信息反复核对、修改，信息接收者也可以反复推敲、琢磨之后再予以反馈，因此书面语言沟通也存在一定的局限性，一方面，信息传递不如口头语言便捷，据统计，用 1 个小时写出来的书面沟通材料仅需要 15 分钟左右就可以说完。另一方面，信息接收者对信息的反馈比较慢，无法确保发送者所发出的信息是否收到，另外，沟通的过程受双方语言文字、修养水平的影响等，无法确定发出的信息是否得到正确理解。

（二）常见类型与技巧

书面语言沟通的常见类型有书面报告、书信或电子邮件、传真或手机短信、公函、通知公告、书籍、论文、工作计划、工作总结等。为确保书面语言沟通顺畅，需要注意以下重要的技巧。

1. 清晰明了 用简洁明了的语言表达观点，避免使用复杂的句子结构和专业术语，以确保读者容易理解。

2. 正式礼貌 保持正式和礼貌的语气，使用适当的称呼和敬语，对待对方态度友善。

3. 结构有序 将信息组织成清晰的段落和章节，并使用标题和小标题来帮助读者理解文本结构，强调重要的内容。

4. 遵循规范 根据不同的书面沟通类型，遵循相应的规范和格式，如商务信函的标准格式或学术论文的引用规范。

5. 校对和编辑 在发送之前，仔细检查和校对文本，纠正语法、拼写和标点符号的错误，并确保内容逻辑合理。

二、护理书面语言沟通概述

护理人际沟通是护理人员在工作过程中与患者、家属、医生及其他人员进行信息传递和交流的过程。对于护士来说，沟通不仅仅是人们彼此间信息的传达与交流，更是人与人之间情感连接的桥梁。学习并掌握人际沟通的知识和技能，能够帮助护士更好地在工作中了解患者及其家属的需求、病情和感受，从而在工作中赢得患者信任，并由此建立良好的护患关系，为患者提供个性化的护理服务，帮助患者感受到关怀和支持，减轻他们的焦虑和恐惧，促进患者疾病康复，维护与发展其身心健康。

1. 概念　护理书面语言沟通是指护理人员运用文字、图表等符号在护理工作中处理日常事务、解决问题、交流信息的一种行为方式，是根据护士工作特点在护理工作的各个方面和各个环节中所进行的书面沟通形式，它是医疗护理、教学和科研工作的重要资料，具有特殊的书面格式。护理人员可通过阅读病历、护理记录、交接班记录等获取患者的健康信息，为后续给患者实施准确的护理措施提供依据。

目前，随着信息技术的不断发展，大部分医院已经逐步应用电子病历书写系统，要求护理人员使用计算机进行各种护理记录，有些医院也建立了以整体护理程序为框架的计算机信息管理系统，护理记录能够在系统中勾选，实现了护理记录的自动化和智能化。护理记录是患者住院病历的一部分，是对患者的病情变化情况和护理工作内容的详细记录，具有法律效应，在处理医疗纠纷时也会成为重要的法律凭据，它不但能反映医院正规化、规范化的管理水平，而且能反映每个护理人员的知识水平和基本素质。因此护理书面语言沟通在日常护理工作中占据了重要的比例，这要求护理人员除了有扎实的护理基础理论和技术外，还要掌握熟练的书面语言沟通技巧。

2. 分类　护理书面语言沟通是医疗护理工作的重要内容，自从南丁格尔1840年在英国圣托马斯医院内创建了世界上第一所正规护士学校后，护理工作制度和护理工作记录制度逐渐完善，护理书面语言沟通的应用也在不断扩大并走向正规化。在护理工作中，书面语言主要用于护患交流和医护人员之间的内部交流。

（1）用于护患之间交流的书面语言：主要是对患者及家属开展健康宣教或健康指导，如医院橱窗或宣教栏中的健康教育手册、疾病知识指导、健康科普知识、风险告知清单等，这类书面语言要求内容准确、文字精练、通俗易懂，最好能够图文并茂，以帮助患者及家属快速掌握内容要点。

（2）用于医护人员内部交流的书面语言：主要是指护理记录、交接班报告等。根据书面语言沟通的内容和特点不同，将用于医护内部交流的书面语言分为以下三种类型。①护理记录：是使用最为广泛的护理书面语言，是护理工作过程中所书写的一切文字形式，主要包括有体温单、医嘱单、患者入院评估单、治疗单、医嘱处置单、一般患者护理记录、危重患者护理记录和手术记录、患者出院记录等。护理记录准确记录了患者的病情变化情况，是护理工作中不可缺少的部分，适用于护理工作的各个环节，不仅能反映护理工作的内涵、护士的文化素养、思维方式、知识储备和工作能力，更是护理工作价值的体现。②护理管理应用文：是各级护理管理人员在处理各种工作时应用的文体，包括护理工作计划、总结、科室各类规章制度、请示报告、调查报告、管理措施、通知公告等。护理管理应用文具备了应用文共有的功能，并且还具有护理的专业特点。围绕护理工作的各项内容，在传达和落实上级的各类方针政策，联系和处理各级部门的行政事务，以及不同科室和不同单位之间互通信息，以便能及时总结和交流工作经验等。因此，护理管理人员应学好如何正确书写和阅读护理管理应用文，以便能正常开展护理工作，提高工作效率。③护理论文：是以护理学科及其他学科如心理学、康复医学、统计学等为指导依据，经过科学的研究设计、准确的实验记录、翔实的病情观察等获得的数据资料后，再经过整理、归纳总结与统计学分析，撰写形成的护理科学研究文件。护理论文主要包括有护理综述、个案护理报告、系统综述、研究型论文等多种类型。护理工作人员在工作中，如发现无法解决的临床问题时应结合循证护理学理念，深入探究临床工作中需要解决和创新的护理问题，在适当的时候将自己所发现的问题和查阅到的资料整理成论文在国内外期刊上发表。护理论文可以向同行传播和共享知识，不仅能提高自身的综合能力，也对发展护理学科，提高护理质量有着重要的推动作用。护理论文的写作有相应的格式要求和规范，不同类型的护理论文格式要求不一，以研究型论文为例，常用的论文结构包括题目、摘要、关键词、前言、研究对象与研究方法、研究结果、讨论、参考文献等，在护理论文的撰写时需做到选择合适的主题、进行详细的研究设计、明确论文结构、清晰表达观点、合理参考他人的研究证据、注意论文的格式与规范，并且在撰写结束后要花时间回顾，进行反思和修改，确保论文内容结构合理、观点准确。

3. 作用　护理书面语言沟通在临床护理中扮演着至关重要的角色。它是医护人员与患者、家属及其他卫生保健专业人员之间交流的一种方式。

（1）传递准确的信息：护理记录是准确清晰地记录患者的病情、用药情况、护理全过程等信息的重要文件。每班护士通过各种护理记录文书的书写，为下一班次护士、医生及其他卫生保健专业人员提供有关于患者病情变化的基本资料，帮助大家准确了解患者的情况和需要，有助于加强护士之间、医护之间的合作与交流，有助于避免信息传递出现误解或遗漏的情况，确保护理工作的连贯性和高效性。护理论文、护理管理应用文等文字资料可以在全国甚至全世界范围内的护理同行间交流学习，在传播护理理论、分享护理新进展中有重要的作用。

（2）提供评价依据：清晰明了的护理记录和高质量的护理论文，能较为全面地反映医院的医疗水平、护理工作质量、护士的专业能力，是检查和评价医院服务质量和管理水平的客观依据之一，也可以作为医院等级评审、护理人员专业水平考核评价的参考资料。

（3）促进团队协作：通过书面语言交流，如病室交接班记录等，可帮助接班护士了解上一个护士在值班期间病区的情况和患者病情的变化情况等。这种准确的信息具有可追溯性和超时空性，可以提高工作效率，减少潜在的错误和疏漏。

（4）教学科研的重要参考资料：各项护理记录是开展护理教育时最好的教材，也是开展科学研究最重要的第一手资料，是护理理论知识与临床实践相结合的具体应用。护理书面语言资料对护理学生的各类专业课程教学有极为重要的作用，教师可以从护理病历和护理论文等资料中获取教学实例或相关前沿进展，帮助学生培养临床思维能力，提升学生科研思路和培养其创新思维，丰富教学内容。护理书面语言资料还可以为开展护理科学研究提供最重要的依据，如针对特殊患者的护理记录可以作为护理个案报告，在开展回顾性研究时这些文字记录也有重要的科研价值。

（5）法律凭证：护理文书作为医疗记录的一种形式，是重要的法律凭证。它记录了患者的诊断、治疗过程及医护人员的处理和决策过程，是医疗工作中不可或缺的一部分。护理文书的法律凭证作用体现在以下几个方面。①证明医疗服务的提供：护理文书详细记录了患者接受的医疗服务，包括药物治疗、手术操作、护理措施等。这些记录可以证明医务人员确实提供了相应的医疗服务，并且可以追溯到具体的时间和责任人。②保护医疗机构和医护人员的利益：护理文书可以作为医学证据，用于维护医疗机构和医护人员的合法权益。当医疗事故或纠纷发生时，护理记录可以作为重要的证据，帮助确定医护人员是否履行了相应的护理义务，是否存在医疗过失等问题。完整、详细、真实的护理记录可以为医护人员提供有力的法律保护。③提供法律依据：护理文书是医疗行为的记录，可以作为法律依据。在医疗纠纷的解决过程中，护理文书可以作为法院、仲裁机构等判断和裁决的重要依据之一。④保护患者权益：护理文书记录了患者的诊疗信息和护理措施，对患者的权益有保护作用。患者可以通过查阅护理记录了解自己的病情和治疗过程，确保医疗服务的安全和质量。

因此，护理文书的法律凭证作用是非常重要的，护理人员在记录护理文书时需严格遵守规范，确保信息的真实性和准确性。

（6）储存和统计：梳理后的书面语言沟通资料可以作为档案材料和其他参考资料长期保存下来，可用纸质文档或计算机电子存档的形式，供相关人员反复阅读、研究和查证。同时，护理书面语言资料可以用作流行病学调查及其他医疗卫生统计的数据资料，这也是医疗机构在制订工作计划及其他相关政策的重要参考资料。

4. 特点　当前，以患者为中心的整体护理工作模式下，护士应借助书面语言沟通的手段，有计划地、详细准确地收集患者各种资料，认真完成护理文书的撰写，并根据患者的不同情况，个性化地如实记录护理措施。护理书面语言沟通要力争做到准确、精练，不追求语言的艺术化，一般用陈述、说明或议论的手法书写，这是经过长期专业性的书面语言沟通实践而形成的，具有护理学专业特色，且主要具有以下特点。

（1）体现护理专业特色：护理书面语言应在符合语法结构的基础上，结合护理专业特色，按照护理程序的要求，重点记录护理人员对患者病情变化的观察及护理措施，紧密结合护理工作的各个环节进行文字阐述。

（2）反映医院管理水平：目前全国各医院医疗与护理文件记录的方式没有统一的标准，但随着人们对于医疗保健需求的日益增长，认真、客观地进行书写各类护理文件已成为护理人员必须掌握的技能。而护理书面语言沟通有着上述诸多重要作用，所以护理书面语言沟通的质量不仅体现了护士自身的写作能力，更能够客观反映出医院护理管理水平的高低。

（3）应用范围逐渐扩大：随着护理学科的发展，护理书面语言的应用也日益广泛。由过去的转抄医嘱、书写病区交接班记录、绘制体温单等，发展到了目前需要系统化、程序化书写整体护理病历，对写作的要求也在不断提高。因此，每个护理人员应不断提高自身写作能力和文化素养，以适应护理学科发展的需要。

5. 原则　护理工作中的各个环节都需要进行书面语言沟通，因此护理书面语言沟通应遵循下列书写原则。

（1）准确性：护理工作与患者的健康和生命安全息息相关，各种护理用文的书写、记录等都必须做到客观、真实、准确。护理人员必须经过自己认真观察、仔细分析、检测方可记录，用评判性思维能力去深入思考患者可能存在的问题，避免任何没有根据的主观推测或个人偏见，对于各项护理操作必须严格按实际情况和完成时间如实记录。例如，当患者未向护士或医生请假外出导致不能准确测量生命体征时，管床护士切不可随意为患者捏造正常生命体征数值并记录，避免误导病情。又如，夜班护士应及时巡视病房并仔细观察，患者确实在正常入睡后，方可记录，不能把嗜睡、昏睡等认为是正常的入睡，甚至在未巡视病房时直接记录患者为"夜间睡眠质量好"。再如，患者腹痛则应记载疼痛具体部位、性质、程度、与饮食和体位的关系、处理经过等。只有准确真实的记录，才能为开展后续的诊疗和护理提供参考依据。

记录内容一定是客观真实，尤其对患者的主诉和具体行为应据实描述。按要求应使用红墨水、蓝黑墨水或碳素墨水笔书写，字体清楚端正，保持书面整洁。书写过程中出现错字时，应用双线划在错字上，不得采用刮涂、剪贴等方法掩盖或擦除原来的字迹。随着信息技术的发展，绝大多数的医院采用信息系统记录来完成护理记录的书写，电子信息记录方便更改且快捷。

（2）客观性：不要随意使用"一般""也许"等模糊的词语，慎用如"非常""极端"等标志程度的副词，准确描述应用具体的数值。例如，记录患者体温升高时应准确记录体温度数，避免使用患者体温"非常高"；描述患者腰围、体重时应准确测量，避免使用"膀大腰圆"等形容词；记录患者饮食情况应记录确切的进食量等。

（3）及时性：医疗护理记录必须及时，不可提早记录，除抢救患者等特殊情况外，不得随意延误记录时间，更不能漏记、错记。在参与抢救危重患者时未能及时记录的，要在抢救结束6小时内补齐，包括医生和护士开始抢救时间、具体抢救措施落实时间、抢救完成时间和补记时间等，记录执行医嘱的内容及病情的动态变化。

（4）规范性：护理工作的各个环节都离不开书写，护理书面语言的各种文体，如交接班记录、护理论文都有明确的阅读对象，是通过长期的临床护理实践总结而来的，已经形成了较为固定的格式。各种护理文书的书写方式都有一定的规范，以确保记录的一致性和易读性，是护理专业科学性的体现。如体温单、医嘱单、护理记录单等都有规定的表格样式，写作的内容要求和对应的专业术语、缩写和计量单位等，这样既有利于信息的沟通交流，也便于上级部门的检查与评估。因此，每个护理工作者一定要认真学习、熟练运用。

护理书面语言一定要以患者病情为依据，特别是病区交接班记录和护理病历，主要是描述和陈述患者的症状、体征和病情变化，层次结构不宜复杂。当然，规范化并不是不懂变通和一成不变，而是通过实践中随着护理学科的发展而被不断创新，这种创新是经过大家的共同实践和交流后，达成的共识，如相关指南和标准。

（5）科学性：护理书面语言沟通的科学性非常重要，这是由护理学科的内涵所决定的。护士应该以严谨求实的态度对待写作，不能凭想象、猜测及个人的意向进行取舍。因为任何错漏都可能导致意想不到的后果，给患者带来不必要的痛苦，严重者甚至出现不可挽回的意外。如护士在转抄医嘱时要注意药名和剂量的反复核对，以保证书写准确、信息无误；在记录患者病情变化时要客观真实，必须遵循护理专业本身的科学原理和规则，进行理性思考和准确阐述，特别是撰写护理论文时要做到数据可靠、结果真实、结论客观可行。

（6）实用性：随着健康中国战略的实施，提高全民健康意识也成为护理工作者的使命之一，护士在撰写和制作针对患者及家属开展的健康宣教手册、疾病知识指导、科普材料等过程中，要遵循实用性原则，确保内容准确真实、通俗易懂、图文并茂。

（7）简洁性：护理书面语言沟通的很多记录以表格形式呈现，即使是学术论文，也有字数限制，所以记录内容要重点突出、简洁、流畅，在写作上做到语言简练、结构紧凑、详略得当，熟练运用医学术语和规范的缩写，避免笼统、过多修辞或含混不清，以方便他人能快速获取所需信息资料，这样能够节省更多的时间，把护士的工作时间还给患者，更好地为患者提供健康照护。

（8）完整性：护理文书资料应该是一个严密的整体，眉栏、页码等都应该填写完整。各项护理记录和护理表格应按要求逐项填写，避免出现遗漏和缺失，记录务必要连续不留空白。每项记录后护士要用正楷字签署全名，以示负责。例如，在护理病历中，记录要前后内容相联系，没有缺失，一份完整的病历，不仅是护理工作者在对患者诊疗过程的具体记录，更是处理医患纠纷的法律依据。如果患者出现病情变化，或拒绝接受治疗和护理，或有心理异常、突发意外、请假外出等特殊情况，也应进行详细记录并及时汇报，做好交接班。

6. 注意事项　护理文件的书写包括填写体温单、医嘱单、危重症患者护理记录单等，都有规定的格式要求，且有以下注意事项。

（1）大量应用医学专业术语，确保用词精准：医学术语是指医疗活动过程中用于描述疾病名称、检查方式、手术类型和解剖结构等的术语，可用来编码、提取和分析临床数据。医学术语既具有相对稳定性，它语义确切、表意专一，又会随着科学技术的发展不断产生和完善，如大量不保留灌肠、肝性脑病、休克等。这些医学术语在表达意思时有高度的精确性，又是高度抽象化的，结构紧凑，不会产生因一词多义而造成概念不清和混淆。但是在制作用于与患者及家属之间的护理书面文件时要适当使用医学专业书名，确保通俗易懂。

（2）合理使用术语简称和符号化：在护理书面语言沟通中，建议合理地运用术语的缩写形式、代表符号或简称，这是非常重要的，可以提高护理文件的清晰度、准确性和效率，并且方便其他护理工作者对文件进行阅读和理解。

如生命体征中的体温、脉搏、呼吸和血压通常用"T、P、R、BP"表示。常见的常规护理措施符号：口服药物用"po"表示，静脉注射用"IV"表示；"am"表示上午，"pm"表示下午；"qd"表示每日1次，"bid"表示每日2次，"tid"表示每日3次等。常见的术语简称："全麻"表示全身麻醉，"顺产"表示顺利分娩，"流脑"表示流行性脑脊髓膜炎，"肺心病"表示肺源性心脏病，"补液"表示补充液体，"肌注"表示肌内注射，"静滴"表示静脉滴注等。

需要注意的是，在使用术语简称和符号化时，必须确保使用的缩略语或者简称符号词语是约定俗成的医学通用语言。此外，在书写护理文件时，还应该遵循相关的准则和规范，确保文件的规范性和充分表达所需信息。

（3）语言平实、客观真实：护理书面语言沟通要使用平实的语言和真实的描述，用词不用带有感情色彩的词，在副词使用上也尽量避免使用"一般""大量"等词语，修辞方面也不带有情意上的描述。

例如，"来势凶猛的产后大出血患者""静脉曲张得像一条条蚯蚓似的""患者夜间鼾声如雷"，这里"来势凶猛""像一条条蚯蚓""鼾声如雷"表达的情感过于丰富，不能够体现护理工作的客观、真实性，一般不用于护理书面语言中。但是，在描述事物性状时也可以适度使用比喻。如"柏油样便""烂苹果味""大蒜味""满月脸""湿啰音""蜘蛛痣""奔马律""葡萄胎""鸡胸""O形腿""板状腹"等这些比喻直观、形象的词语，可更形象地描述事物的形态、颜色、行为等外在的因素。

（4）不宜使用口语、方言、歇后语：与口头语言沟通使用方言拉进与患者的关系、取得信任不同，在护理书面语言沟通中，不宜使用口语、方言、歇后语等。例如，"手术后第2天"不能写成"开刀后第2天"，"畏寒"不能写成"怕冷"，"踝关节扭伤"不能写成"崴了脚"，"月经"不能写成"大姨妈"，"腹泻"不能写成"拉稀"等。

（5）多用陈述句、主谓句、简略句等简单句型：护理文书的句型上多用陈述句、主谓句等简单句式，一般不用具有感情色彩的感叹句和祈使句。护理书面语言如护理记录，应使用简单句式或短句客观描述患者病情变化，以病情为依据安排语序。几乎不用并列、转折等关联词语，层次结构简单。在陈述句式中客观、准确描述患者病情变化；在主谓句式中，主语说出事物对象的名称，谓语表达这一事物对象的状态；在省略句式中，主语或行为主体（患者、护士等）常被省略，在明确意思的前提下，常根据语境省略主语，这就使护理书面语言具备了简洁的特征。例如，"术后第 2 天，小便正常。伤口敷料清洁干燥、妥善固定" "患者 T 39.5℃，呼吸浅快，26 次/分，心率 119 次/分。"

（6）避免词语缺陷：在护理书面语言沟通中，护士应加强语言文字修养，应避免使用简化字、错字、别字，如"禁忌证"不可写成"禁忌征"，"体征"不可写成"体症"，"阑尾"不可写成"兰尾"，"畸形"不可写成"奇形"等。医学专业术语、简称和符号的使用应符合规定和要求，不可自造医学名词的简称、乱用符号等，如不可以用"吸 O_2"表示"吸氧"，用"胸主 A"表示"胸主动脉"等。在数字的使用上，要注意不可将中文数字和阿拉伯数字混用，如记录日期时用"2024 年一月十日"就不太妥当，正确表述应为"2024 年 1 月 10 日"。在撰写护理论文时，对于已有通用中文简称或英文简称的名词在首次使用时建议用全称，并在括号内注明，如系统性红斑狼疮（systemic lupus erythematosus，SLE），下文再使用该词语时用 SLE 直接表示简称。

（7）规范使用数字：在护理书面语言沟通中，数字使用的频率很高，对于数字的用法，目前最新的规范是由中华人民共和国教育部语言文字信息管理司于 2011 年 11 月发布实施的《中华人民共和国国家标准（出版物上数字用法的规定）》。

当数字连续出现时，最好使用阿拉伯数字，如"住院部已收治了 8 名患者"。在描述比例或百分比时，可以使用阿拉伯数字，如"静脉补钾溶液浓度不超过 0.3%"。在表示数值的范围时，应采用浪纹式连接号"～"或一字线连接号"－"。前后两个数值的附加符号或计量单位相同时，在不造成歧义的情况下，前一个数值的附加符号或计量单位可省略，如 300～350 页、50～80kg 等。但如果省略数值的计量单位或附加符号会造成歧义，则不可省略，如 3 亿～5 亿（不写为 3～5 亿），3 万～7 万元（不写为 3～7 万元），30%～40%（不写为 30～40%）等。

（8）准确、量化记录病情变化，避免内容缺失：护理书面语言沟通中常见的问题有内容空洞，记录不准确，未量化，未体现专科护理内容。例如，"患儿腹泻 10 次，精神欠佳"，这样的描述是不够准确的，对于该患儿从何时起腹泻的、具体腹泻的量、粪便的颜色质地、患儿的精神状况差到什么程度均未准确描述；再如，"患者出血量大"，到底出血量多少未描述清楚。在护理记录上还经常会看到的"饮食差，睡眠尚可，精神欠佳，病情无特殊变化"等描述，这样的记录无参考价值、准确性差。

护理人员应认真细致观察患者病情变化，而且必须亲临床边进行仔细观察、耐心询问，经过分析和判断再进行客观、准确、真实地记录。

（9）避免说空话、套话，要突出重点：护理书面语言要做到重点突出、详略得当，对患者主要的病情变化具体情况、护理工作重点作详细、清楚的记载，次要内容则可省略书写。应避免出现前后脱节的情况。护理人员在记录患者病情变化时，应将发生变化的时间、症状、体征、病情特点、医生医嘱和采取的护理措施及实施措施后的效果等，连续、完整、客观地记录下来。

例如，一急性支气管炎患儿，因咳嗽、高热入院，护理记录中仅描写"患儿神志清楚，精神差"，对其咳嗽、高热等症状毫无描述；又如，一位急性阑尾炎患者入院后，护理记录上仅描述为"患者夜间睡眠质量尚可"，对其阑尾炎疼痛的部位、时间等无任何描述。这些护理书面语言沟通的记录都存在重点不突出，抓不住主要症状和特征，缺乏及时、连续、动态的追踪记录等情况。

记录内容重点突出、详略得当直接关系到患者的安危，护士不仅要认真细致观察患者病情变化，而且要努力提升自身的业务水平，特别是要熟练掌握临床常见病、多发病的主要症状和疾病特点，运用循证护理理念和评判性思维能力，及时发现患者细微的病情变化，预测其发展趋势，才能真正地做到观察仔细、处理及时、记录准确。护理记录重点不突出，会给人一种患者病情平稳的错觉，容易延误对患者的抢救和治疗。同样，在撰写论文、制订工作计划或书写工作总结时，重点不突出会导致内容繁杂冗长、抓不住重点，不仅使书写者费工费力，阅读者也费时费神。

另外，护士还要关心和准确记录患者在住院期间的心理状况，要了解患者及其家属对疾病的认识及存在的心理问题，及时针对性地对其开展心理疏导，并做好详细记录，避免护理记录上只见"病"不见"人"的现象。

（10）避免语法错误、词序不当和词语搭配不当等现象：在护理书面语言沟通中还经常出现语法错误、词序不当和词语搭配不当等现象，造成句子歧义或他人无法理解，应尽量避免。

主语不明、主语偷换，"遵医嘱吸氧"这句话经常被用在护理书面语言沟通中，句中"遵医嘱"的行为主体是"护士"而"吸氧"的行为主体是"患者"，从句中看，"吸氧"的行为主体不明确，可修改为"遵医嘱为患者吸氧"。

词序不当、产生歧义，如"脑卒中的死亡率和致残率很高，严重地威胁了人们的身心健康和生命安全"。这句话有两个分句，前一分句中"死亡率"在前，"致残率"在后；后一分句中受到威胁的"身心健康"在前，"生命安全"在后，前后两分句搭配失当，应改为"脑卒中的致残率和死亡率很高，严重地威胁了人们的身体健康和生命安全"。

词语搭配混乱，如"在 ICU 病房里，护士对患者护理得非常周全"，"周全"通常用于表示完整全面的意思，多用于形容说话，故应把"周全"改为"仔细"。

（11）避免逻辑混乱和自相矛盾：护理书面语言要求文字简练、表述准确、用词严谨、逻辑清晰。但在实际的书写过程中，常表现出不符合逻辑的错误现象，甚至出现自相矛盾的情况。

如"对 200 例患者使用某药物进行静脉注射，均得到满意的效果，仅少数几例出现静脉炎、腹痛、虚脱"。这句话中"仅少数几例"与"均得到满意的效果"显然自相矛盾。可修改为"对 200 例患者使用某药物进行静脉注射，98% 的患者得到满意效果，仅少数几例出现静脉炎、腹痛、虚脱"。

随着医学模式的转变和护理事业的发展，护理场所在扩大，护理职能在延伸护理模式方面，逐步由以疾病为中心的功能制护理向以人的健康为中心的整体护理过渡，护理工作与人的生命健康息息相关。而护理书面语言沟通的材料是护士与患者、家属、其他医务工作者沟通交流的重要文字材料。因此，护理人员应熟练掌握护理书面语言沟通的原则与注意事项，提高书面语言沟通技能，并将之熟练地运用到临床护理工作中。

三、护理书面语言沟通技巧的实践应用与能力培养

在护理工作中，有效而通畅的沟通有利于工作的顺利开展。无论是口头沟通还是书面语言沟通，都是建立关系、传递信息、解决问题的沟通手段。书面语言沟通失去了沟通中的非语言部分，包括面部表情、肢体语言、语调等。当在书面语言沟通时，信息可能会被误解，给患者造成一定的困扰。因此，书面语言沟通作为护理沟通的重要方式，相较于口头沟通，需要有特别的技巧和能力。

（一）护理书面语言沟通技巧的实践应用

某住院患者朱先生因体检发现血糖偏高，餐后 2 小时血糖在 9~10mmol/L，为进行下一步的诊断和治疗入院。在护理过程中，责任护士利用书面语言沟通技巧进行了如下操作。

（1）及时正确进行患者的评估和记录：护士通过书面记录，对患者情况进行全面评估，并记录病情、护理计划和注意事项。准确记录患者的病情变化和治疗效果，以便医生调整治疗方案。朱先生入院第一班记录：患者因"体检发现血糖升高 2 周"由门诊收住入院。入科中医诊断：消渴（痰湿内蕴证）；西医诊断：糖尿病前期。入科时患者感口干多饮，日饮水量 2~3L，时有泡沫尿。查体：双足背动脉搏动减弱。医嘱予以二级护理，低糖饮食，耳穴贴压、超声药物导入等中医技术对症治疗，完善各项检查。指导患者按时检测血糖，定时进食及用药，饭后 1 小时进行适当体育锻炼，运动宜循序渐进，量力而行，持之以恒，每周行有氧运动至少 150 分钟，每次 30 分钟。患者愿意配合。

（2）使用规范术语撰写交班报告，确保信息的专业性和完整性：朱先生确诊为 2 型糖尿病后第一次使用胰岛素的记录：患者倦怠乏力，情绪紧张，自诉感无头痛、头晕，无明显乏力、出冷汗等低血糖表现。向患者做好心理护理，避免心理负担，适当运动锻炼，每日餐后 1 小时在病房步行活动，按时进餐，随身携带糖果，告知其低血糖反应时及时进食糖果。患者紧张情绪得到缓解，表示能配合医护人员进行规范治疗。今日监测血糖，患者血糖波动，在 6.9~10.3mmol/L。

患者经过一段时间的住院治疗，血糖控制良好，医嘱予以出院。出院前护士向患者提供科室自制健康宣教资料，指导患者控制血糖方法。并在健康宣教资料上提供二维码，通过二维码扫描，可通过动漫学习，增强学习兴趣。健康宣教内容如下。①糖尿病的定义及原因：糖尿病是由于人体胰岛素分泌不足或作用缺陷引起的高血糖性代谢性疾病。其病因复杂，环境、遗传、生活方式等是影响糖尿病发病的相关因素。②糖尿病的症状及诊断：多饮、多食、多尿、体重下降是糖尿病患者常见临床表现。理想血糖控制为：成人空腹 3.9~6.1mmol/L，餐后 2 小时 <7.8mmol/L；糖尿病患者血糖控制目标：空腹 4.4~7.0mmol/L，非空腹 <10mmol/L。③糖尿病的饮食及运动治疗：糖尿病患者的饮食原则为平衡膳食，控制总热量，定时定量，清淡，戒烟限酒。运动方面，糖尿病患者因人而异，宜选择中等强度有氧运动，如快走、慢跑、骑车等。循序渐进，餐后 1 小时进行，每次 30 分钟左右，每周至少 3~5 天。④药物治疗及注意事项：胰岛素、口服降糖药是糖尿病治疗的主要手段之一。在药物治疗时，应严格遵照医嘱，注意药物的剂量及使用方法，避免不良反应的发生。同时，糖尿病患者还应定期到医院进行检查，及时了解病情的变化。

（3）及时回答患者的提问，解答患者的疑虑：朱先生诊断为 2 型糖尿病后，通过护理

人员的介绍加入了糖尿病病友群。群里有护理人员，也有糖尿病患者。患者可以在群里咨询护理人员疾病的相关知识，也可以在群里分享日常饮食、运动和药物使用的感受。朱先生出院后以口服药物降糖为主，近几日朱先生在口服降糖药物后感胃脘部不适，有好几次出现了心悸、出冷汗等低血糖反应。由于工作较忙，暂时无时间到医院复查，于是，他在群里咨询护理人员，这种情况，是不是应该停药或换药。护理人员看到他的提问后及时予以回复：上述症状是降糖药的一些不良反应，可以通过餐后服药的方式减少胃脘部不适，同时，随身携带糖果，如出现低血糖反应，及时进食糖果，改善低血糖反应。朱先生看到护理人员的回复后，放心了很多。

（4）尊重患者隐私，保护患者的权益：朱先生既往有乙型肝炎病史，护理人员做入科评估时，向他询问既往史，朱先生如实回答，但希望护理人员能保护他的隐私。护理人员在进行护理记录时，在既往史一栏写了乙型肝炎病史。书写完整后及时进行电脑和移动医疗设备的锁屏，避免朱先生的既往史泄露。在日常护理治疗过程中，也做好隐私保护。

在护理实践中，护理书面语言沟通技巧发挥着不可替代的作用。通过规范书写、准确记录、使用专业术语、及时反馈及保护隐私等技巧的应用，可以显著提高护理工作的质量，提升患者的满意度，并促进医护关系的和谐发展。因此，对护理人员进行书面语言沟通技巧的培训和实践指导是十分必要的。

（二）护理书面语言沟通技巧的能力培养

护理书面语言沟通技巧能力是指护理人员在书面形式下，运用专业的沟通技巧和语言，准确、及时地传递信息，表达意见，阐述观点的能力。

1. 全面落实课程培训　护理书面语言沟通的目的在于记录患者的信息、传递护理知识。有效的书面语言沟通有利于提升护理工作的效率，保障患者的安全和权益。因此，要定期进行护理书面语言沟通的培训，提升书面语言沟通的规范性。培训内容如下。

（1）规范书面语言沟通格式，包括清晰的描述、准确的结构和专业的术语。同时，要做到语言简洁明了，避免歧义和误解，提升护理书面语言沟通的技巧。

（2）在进行护理书面语言沟通时，应注重条理性、逻辑性、规范性，必要的地方，适当插入解释和说明。重要信息应做好醒目的标记或特殊字体，吸引他人注意。

（3）提高护理书面语言沟通的及时性和准确性。护理书面语言沟通过程中，及时性和准确性是基本要求，沟通信息应反复核对，避免出现遗漏或错误，及时补充和更新信息，确保患者得到及时、有效的护理。

（4）提高护理人员写作技巧。通过培训和实践，掌握规范的医学术语、护理文书写作格式及护理操作方法，不断提高护理人员的写作能力。

（5）重视护理书面语言沟通的法律责任和伦理。护理书面语言沟通常涉及法律和伦理问题，因此需重视法律和伦理的培训。强调护理书写，应遵守相关的法律法规，尊重患者的隐私权和知情权，避免泄露患者的病情和信息。

2. 逐步完成模拟训练　模拟训练是指护理人员在一个安全可控的医疗场景中，通过模拟实际工作场景，让护理人员进行书面语言沟通能力的锻炼。通过临床模拟实践，可以让护理人员熟悉各种临床环境，意识到书写护理记录需要客观、准确、全面地描述模拟患者的病情变化、心理状态及护理效果。模拟过程中，要重视语言表达能力的学习和提高。在不影响患者健康的前提下，模拟训练不仅有利于护理人员在实践中提高自己的书面语言沟通能力，也能有效地提高与其他医护人员进行沟通的能力。模拟训练方法有很多种，下面介绍其中的3种。

（1）病例模拟：让护士根据该患者情况进行沟通和书面记录。这种方法有利于护理人员在实践中感受到如何运用书面语言沟通技能进行病历书写。

（2）角色扮演：让护理人员扮演不同的角色，如医生、患者或者患者家属等，通过接受护理人员的书面语言沟通信息，学习书写的技巧。这种方法有利于护理人员理解他人的需求，提高其同理心和沟通技巧。

（3）实时模拟：通过实时模拟实际工作中的情境，让护理人员进行沟通和书面记录。这种方法可以帮助护士适应实际工作中的压力和挑战。

3. 建立有效的评估和反馈机制 护理人员的书面语言沟通能力需要评估和反馈机制。定期评估，及时反馈，可以帮助护理人员认识自身不足，明确改进方向，评估和反馈也是对护理人员培训和模拟训练成果的检验。

（1）实时反馈：书面语言沟通培训过程中，授课老师对护理人员的练习进行实时点评，及时提出存在的问题和改进方向。

（2）小组讨论：书面语言沟通培训过程中，护理人员相互交流，对学习的心得体会进行经验分享，共同提高。

（3）问卷调查：书面语言沟通培训结束后，可以发放问卷调查表，收集护理人员对培训内容和培训方式的意见和建议。

（4）质控管理：医疗机构应及时完善电子病历质量管理体系，定期对护理记录进行质控，发现问题，及时反馈和整改。制订病历书写质量管理体系时，多听取一线护理人员对病历书写的意见和建议，鼓励护理人员积极参与质量改进活动，以提高护理记录质量水平。

4. 培养观察和思考能力 临床实践过程中，护理人员应具备良好的观察和思考能力，同时也需要进行适度的情感表达，通过语言传递对患者的尊重、关心和关爱，并从患者的言行举止中发现患者的病情变化。这些变化将通过书面语言沟通的方式记录下来，从而提升临床沟通效果，增强患者对护理工作的信任感。在临床实际工作中，还应善于总结经验，养成反思的习惯，从实践中发现书面语言沟通中的不足，不断反思和改进自己的工作方式和方法，寻找改进的空间，从而进一步提升护理质量。

（1）观察能力培养：包括加强理论知识的学习，掌握基础理论知识是提高观察能力的前提。护理人员熟知疾病的病理生理、临床表现及护理措施等知识，才能及时准确地对患者病情进行观察，及时发现并处理异常情况，避免误判；强化临床实践技能，实践是提高观察能力的关键，护理人员在临床实践中需要通过多看、多做、多思考，逐步积累实践经验，提高观察能力。

（2）思考能力的培养：包括培养分析问题的能力，在培训过程中，可以通过问题讨论、案例分享等方式，帮助护理人员学会从护理过程中发现病情的变化，通过自己的分析，抽丝剥茧，提升规范书面语言沟通的能力。

（3）解决问题能力的培养：包括遇到问题时，护理人员能够准确、迅速地做出判断，制订应对措施，确保患者的安全和舒适。在培训过程中，可以通过实操训练、模拟演练等方式，帮助护理人员提升解决问题的能力，并将解决问题的能力运用到书面语言沟通中。

5. **提倡团队合作**　护理工作是一项团队合作工作，规范正确的书面语言沟通为护理团队的合作提供了纽带。此外，医护之间也通过书面语言沟通，共同完成患者的诊疗和护理工作。

（1）团队成员严格遵守书面语言沟通规范和标准，在临床实践中规范书写。

（2）团队设立书面语言沟通质控员，定期评估和检查护理人员的书面语言沟通质量。

（3）定期举办书面语言沟通比赛和学术交流活动，鼓励团队成员积极参加，在比赛和活动中发现自己的不足，提高自身的书面语言沟通能力。

（4）团队成员之间相互学习、互相监督书面语言沟通的质量和规范性，及时发现问题、解决问题，确保书面语言沟通的准确性、完整性和合法性。团队成员也可以根据每个人的专业特长分工合作，共同提高书面语言沟通能力。

综上所述，护理书面语言沟通技巧的能力培养有利于保障患者安全、提高护理服务质量、维护医护人员权益。通过书面语言沟通课程培训、逐步完成模拟训练、建立有效的评估和反馈机制、培养观察和思考能力、提倡团队合作等方式进行书面语言沟通技巧的能力培养，可有效提高护理人员的书面语言沟通技巧和能力，为患者提供更加优质、高效的护理服务。展望未来，希望通过不断的实践和探索创新，发现更加科学、有效的培养方法，为医疗护理事业的持续发展作出贡献。

 知识拓展

人工智能与护理书面语言沟通

随着人工智能技术的不断发展和进步，人们的生活变得更加智能和自主。人工智能能够更好地理解和模拟人类思维，越来越多的领域应用人工智能以提高工作效率。人工智能可以帮助我们完成各种工作任务，甚至包括撰写邮件、文件、报告等。它的自动校对功能可以检查语法错误和拼写错误，提高书面表达的准确性和流畅性。此外，人工智能还可以提供实时翻译功能，帮助我们在国际交流中更好地理解和使用不同的书面语言。

虽然人工智能在书面语言沟通中具备很多优势，但它仍然存在一些挑战和限制。例如，人工智能在理解语义、推理和联系上下文等方面仍然有待改进，这可能导致一些误解或错误的解读。此外，人工智能生成的书面语言内容可能会显得过于正式或呆板，缺乏人类的情感和灵活性。

因此，在使用人工智能开展书面语言沟通时，我们仍然需要保持审慎和谨慎。尤其是在护理工作中，尽管它可以提供方便和高效率，但我们仍然需要自己审查和修正书面表达，以确保内容的准确性和适应性。此外，我们也应该意识到人工智能并不能完全替代人类的书面语言交流能力，护理工作的重要环节就是与患者及家属的面对面沟通交流去了解和发现其现存和潜在的健康问题，人工智能只是辅助工具，我们仍然需要发展和提升自己的书面语言表达能力。

第二节　现代传播媒介与护理书面沟通——基于"互联网＋"背景下的护理书面沟通技巧

近年来，随着互联网技术的快速发展，医疗护理行业也开始利用互联网技术提高服务质量和效率。互联网医疗的应用有助于缩小区域间医疗质量差异，促进医疗资源下沉，节约患者的看病时间与费用，提高就医效率，在一定程度上可以缓解看病难的问题。"互联网＋"护理沟通是指患者通过互联网平台，向医护人员进行咨询、互动的一种新型服务模式。它涵盖了电子病历共享、在线咨询、在线随访等多个方面，旨在为患者提供更加便捷、高效和个性化的护理服务，这些都是"互联网＋"背景下护理书面沟通的体现。"互联网＋"护理服务作为新型医疗服务措施，它为护理学科发展带来了新机遇。护理人员借助互联网的优势，在满足人们健康需求、提供更加舒适的护理服务的同时，促进护理行业蓬勃发展。在互联网背景下，"互联网＋"护理服务需要有效的护理沟通，良好的护理沟通可以提高患者对医疗服务的满意度，促进医患关系的和谐，以及提升医疗团队的工作效率。

一、"互联网＋"在护理书面沟通中的优势

1. 基于"互联网＋"背景下书面沟通的优势

（1）信息持久性，方便回顾查阅：书面沟通可以确保信息在一段时间内保持不变，方便回顾查阅和整理，有利于患者和医护人员对护理过程的了解，避免口头传达可能出现的误解或遗忘。例如，某医院骨科护士小李，在当班时间段收治了一名高处坠落的患者黄先生，怀疑有颈椎骨折。护士小李迅速对患者做了处理，并及时记录黄先生的病情变化、临床表现和检查检验报告。次日，主管医生查房时，根据李护士的记录，发现患者已做了必要的检查，医生根据这些信息及时调整了治疗方案。数日后，黄先生出院，在准备病历资料走保险流程时，发现护理记录完整，书写规范，为黄先生走保险流程提供了很大帮助。

（2）适用于多种情境：书面沟通适用于不同情境，如家庭护理、远程护理等，能弥补面对面沟通的局限性。患者张女士因需要化疗，在左前臂置入中心静脉导管。近日发现穿刺处周围出现明显的红肿，伴有大面积水疱，前往当地医院就诊。由于症状严重，当地医院建议患者寻求远程护理会诊。护理团队采用护理书面沟通的方式向上级医疗机构发送远程会诊，将准备好的书面材料通过电子邮件方式递交给了远程会诊专家，并保持与专家的密切沟通，确保资料的完整性和准确性。在收到护理团队递交的书面材料后，远程会诊专家进行了详细的分析。通过查阅患者病历资料，与当地护理人员进行实时视频通话等方式，专家对患者的病情进行了全面的评估。根据患者的病情及治疗需求，专家为患者制订了个性化的治疗方案，并通过邮件和电话等方式与护理团队进行沟通和反馈。

（3）增强患者的参与感：书面沟通，尤其是专门的针对个人病情的沟通资料，可以增强患者的参与感，使他们更好地理解自己的病情和治疗护理方案，有助于提高患者的依从性。患者张先生，因慢性阻塞性肺疾病住院治疗。入院时，护士给张先生发放了书面沟通资料，包括病情介绍、治疗方案、护理措施、健康宣教等内容。沟通材料对张先生的病情、治疗、护理要点及其他需要配合的事项做了详细说明，张先生通过这份书面沟通材料，充分感

受到了参与感。

（4）增加健康教育途径：随着互联网技术的发展，护理人员不仅可以通过口述向患者宣教健康知识，也可以通过视频、动漫、图画、发放健康宣教单等形式提供健康教育。书面沟通作为健康教育资源的一部分，护理人员通过编写各专科疾病的健康教育手册或图画等形式，供患者学习和阅读，从而提高患者的健康知识水平。某病区护士发现脑卒中后患者的功能锻炼常常不到位，询问患者后发现其对如何正确锻炼，能进行哪些锻炼不是很清楚。护士小王针对这个情况，通过插图和文字的方式制作了宣传单，并拍摄了功能锻炼视频，制作成二维码后印在宣传单上发放给患者。患者可以通过微信扫描二维码查看相关内容，该方法获得患者的一致好评。

2. 基于"互联网＋"背景下书面沟通的特点

（1）高效的服务：通过电子病历和在线预约等互联网平台功能，护理人员可以更快速地获取患者的信息，从而更加准确地制订治疗方案，提高工作效率。患者也可以通过在线咨询等方式，及时向医护人员反馈治疗效果和身体状况，提高治疗效果。通过"互联网＋"护理进行健康教育和宣传也可以帮助提高公众的健康水平，改善患者的健康意识。例如，一名糖尿病初期患者，由于无法正确计算饮食热量，经常担心饮食过量而不敢进食，导致频发低血糖，后来患者在某医院公众号看到了糖尿病患者食物热量计算方式及如何健康运动。从而学会如何正确饮食摄入，以及正确锻炼方式。

（2）便捷的沟通：互联网的远程沟通和在线咨询等功能使医疗服务可以覆盖更广的范围，为更多的患者提供服务。"互联网＋"护理沟通打破了时间和空间的限制，通过互联网的在线咨询和预约等功能，患者可以更方便地获得医疗服务，减少了排队等待的时间，提高了患者的满意度。这种即时性使得患者能够更加方便地获取医疗信息，及时了解自己的病情和治疗情况。护理人员利用多媒体技术，如视频通话、语音聊天等，掌握患者的需求和偏好，为患者提供个性化的护理服务。电子病历和在线会议等功能可以促进医疗团队之间的协作，提高医疗服务的整体质量。多媒体技术还可以记录重要的护理信息，方便患者和医护人员随时查阅。例如，一名糖尿病患者，血糖控制不理想，由于工作关系，不能随时到医院复查，该患者可以通过在线随访的方式，与护理人员建立长期的联系，随时咨询饮食、活动、用药等信息，获得更加全面的健康管理，同时，护理人员通过使用媒体技术，查询患者既往血糖控制情况，以便更好地为患者制订个体化控制血糖方案。

（3）安全的监管："互联网＋"护理沟通采用了先进的加密技术和安全措施，确保患者信息和隐私的安全。护理人员在日常的护理过程中，以及与患者和同事进行沟通时，应注重患者和同事的隐私保护，避免泄露个人敏感信息。护理人员通过"互联网＋"在线咨询和治疗，受到监管部门的严格监管，以严格保障患者的权益和安全。例如，一名患者终止妊娠后一周，阴道仍有少量流血，不敢到医院就诊，于是通过互联网与护理人员取得联系，询问如何处理。护理人员获得此信息后，对其提供科学的指导。"互联网＋"护理书面沟通，解决了患者的实际困扰，也对做好患者的隐私保护起到了很大作用。

（4）优质的协作：电子病历和远程会诊等功能可以促进医疗团队之间的协作，提高医疗服务的整体质量。电子病历的核心价值远不止于病历的无纸化存储和电子化记录，更在于医护之间可通过查看电子病历，得到更多信息，更有利于医护协作、医疗质量控制、辅助临床决策。远程会诊通过协同工作平台，将不同地域的医疗护理专家和患者连接起来，可以减少患者和医疗团队成员的交通时间和成本，提高工作效率，也可以让更多患者享受到优质医疗资源，提高医疗服务质量。同时，多个专家共同参与患者的诊断和治疗过程，可以提供更全面的意见和建议，促进跨学科合作，提高诊断准确性。

二、"互联网＋"在护理书面沟通中的应用

随着社交媒体的普及和发展，护理书面沟通将越来越向社交化、智能化、移动化发展。未来，患者可以通过社交媒体与其他病友交流和分享治疗经验和感受，也可以通过手机、平板等移动设备随时随地与护理人员交流，了解自己的病情和治疗方案。护理人员也可以通过互联网自动识别患者的病情和需求，为患者提供更加精准的护理服务，减少医疗差错和纠纷，从而提高患者的就医体验和满意度。

1. 远程会诊 是互联网技术发展的产物，它使患者可以通过互联网与医护人员进行远程交流，无须亲自到场就可以获得更加及时、专业的医疗护理指导，这为医疗服务提供了更大的覆盖范围。特别是对于偏远地区和行动不便的患者来说，远程会诊是一种非常有效的服务方式，可以有效实现医疗护理资源的优化和配置。在护理领域，远程会诊可以帮助护理人员及时了解患者的病情和治疗方案，为患者提供更加精准的护理服务。同时，远程会诊还可以减少患者到医院就诊的时间和费用，提高患者的就医体验。例如，某医院响应国家号召，到西藏自治区某县级医院进行对口帮扶工作，在帮扶工作中发现当地有多例癫痫病例，病史复杂，多器官功能都有不同程度损伤，针对现况，帮扶医生请对口帮扶医院专家团队进行远程会诊。远程会诊过程中，各科专家通过通俗易懂的语言，向患者解释了疾病相关知识，指导当地医生为患者提供最优用药方案，护理团队也提供了健康宣教。患者表示，由于西藏自治区地域广阔，交通不便，看病困难，通过远程会诊，在足不出藏的情况下享受到了三甲医院专家团队的诊治及护理，非常感激。

2. 在线咨询 是指患者可以通过互联网平台向医生或护士咨询自己的病情和治疗方案。借助互联网技术，护士可以在线远程为患者提供服务，如在线健康咨询、在线教育等。这不仅扩大了护理服务的覆盖范围，还为患者提供了更方便的医疗服务。在护理领域，利用多媒体技术，如视频通话、语音聊天、直播等进行在线咨询，可以让护理人员与患者进行更加直观、生动的沟通，帮助患者及时了解自己的病情和治疗方案，为患者提供更加便捷的咨询服务。同时，患者可以通过电子邮件、社交媒体等方式给护理人员留言，询问病情、治疗方案等信息。护理人员及时回复留言，给予患者准确的解答，以提高患者的满意度和信任度。除此之外，多媒体技术还可以记录重要的护理信息，方便患者和医护人员随时查阅。例如，某医院在线上开设了母婴护理、静疗专科护理、糖尿病护理、伤口造口护理、疼痛护理等多个专科在线咨询服务，患者可以通过互联网或者直播连线方式，与护理专家进行沟通，护理专家通过在线咨询服务帮助患者及时了解病情、解答疑问，同时为患者提供更加便捷的医疗服务。

3. 社交媒体护理 是指通过社交媒体平台，实现护患之间的互助和交流，具有广泛的覆盖面和影响力。社交媒体护理可以采用图文、音频、视频等多种形式进行宣教，使患者更加直观地了解健康知识，也可以提供在线咨询等方式，提高护患之间的沟通。同时，通过定期更新健康咨询，患者能收到最新医疗护理知识。例如，某医院护理部为方便护患沟通，开通了健康宣教公众号，每个科室定期在公众号上发布相关疾病的健康宣教材料。公众号发布

信息通过动漫、视频、音频等方式发布，患者通过关注公众号了解疾病相关内容和注意事项。公众号的开通，有助于增进护患之间的交流及信任。患者可以通过公众号的信息进行必要的功能锻炼，减少医疗开支。公众号作为护理形象的展示窗口，有助于提升护理队伍的品牌形象和知名度。

4. 微信群聊　微信是互联网上的一个重要平台，通过微信，人与人之间可以随时交流及信息共享。在护理领域，微信提供一个群聊平台，让护患、患患之间能够方便、快捷地交流，有利于同伴教育的实施。因此，微信群聊也被广泛应用于护理沟通中。微信群聊过程中，鼓励患者和护理人员分享经验和知识，护理人员也可以通过患者的提问，了解患者关心的健康知识。通过群发布的方式，及时解答患者关心的问题，避免每个患者询问类似问题后，需要逐一解答，增加工作量，并提高患者满意度。微信群里的患者与患者之间也可以互相介绍经验，相互监督，起到同伴教育的作用。例如，某医院脊柱外科患者较多，大部分患者选择保守治疗。护理人员指导患者进行腰背肌功能锻炼，患者对在家锻炼是否能够到位有疑虑。针对此困扰，护理人员拍摄了专门的腰背肌功能锻炼的视频，并在视频中详细讲解动作要领、细节，以及对如何判断锻炼是否到位等均做了详细的指导。视频发送至微信群里共享后，受到患者的一致好评。某医院内分泌科护理人员也建立了微信群，并对群里患者进行分组，每组间相互监督饮食、运动及用药，一个月反馈一次，比较每组间的依从性。微信群聊逐渐成为基于"互联网＋"背景下的一种重要的护理书面沟通方式。

5. 电子病历　是指将患者的病历信息数字化，通过互联网技术实现医生、护士和其他医疗人员之间的共享和交流。通过电子病历，医生和护士可以更方便地查看患者的病史和治疗过程，以便更好地了解患者的状况，制订更合适的诊疗计划，同时促进跨学科间的合作。在护理领域，护理人员可以使用电子病历记录患者的病情、诊断、治疗和护理情况，用以存储、更新和检索患者信息，帮助护理人员及时、准确、全面地了解患者的病情和治疗方案，为患者提供更加精准的护理服务，减少因信息传递错误而引起的医疗事故。同时，患者也可以随时通过查看自己的病历信息，增强了患者对自己病情的知情权。例如，某医院重症监护病房，患者使用了多种机器，定期记录患者各项指标的信息占用了护理人员时间和精力。为了把护理人员的时间完全交给患者，医院引进最新重症电子病历系统，使用此系统后，患者的多种监测数据，将及时自动导入电子病历系统中，医护人员可以通过查看电子病历系统数据，了解患者病情，提供精准化的医疗护理服务，减少了信息传递时间差。除此之外，护理人员可以通过使用个人数字助理（personal digital assistant，PDA），快速记录患者病情、药物使用等信息，也可以通过 PDA 查询患者检查检验结果，减少纸质文档的使用，提高工作效率和质量。移动护理车作为护理人员记录患者信息的主要工具，在使用过程中，由于其携带方便，可以随时记录患者病情变化、查阅患者信息，为患者提供了更加便捷和舒适的医疗服务，在临床工作中被广泛使用。它有利于护理人员与患者之间建立信任关系，使患者放心和安心。护理人员也可以通过与患者的沟通，随时随地了解患者病情，制订更准确的护理方案。

三、基于"互联网＋"背景下的护理书面沟通技巧

随着互联网的普及，越来越多的医疗机构开始利用互联网技术来提高护理服务质量。互联网不仅提供了更便捷的沟通方式，还为护理人员提供了更多的信息和资源。基于"互联

网＋"背景下的护理书面沟通技巧包括通过网络进行的护理服务，如远程会诊、在线咨询、社交媒体护理、微信群聊等直面患者的网络资源沟通，也包括护理人员使用电子病历、PDA等移动医疗设备时，医生、护士与患者之间的书面沟通，不同的沟通对象有不同的沟通技巧。

1. 基于"互联网＋"背景下的网络资源沟通技巧

（1）建立信任：基于"互联网＋"背景下的护理书面沟通，建立信任至关重要。患者在使用互联网护理服务时，由于其有一定的风险，担心个人隐私被暴露，往往对基于"互联网＋"背景下的护理书面沟通有一定的疑虑。如果无法建立信任，患者可能会对互联网护理服务产生怀疑，进而影响护理服务的使用效果。基于此，需要护理人员建立长效机制，取得患者的信任。①加强沟通与互动，通过提供专业的建议和详细的信息，建立良好的沟通机制，及时解答患者的疑问和问题，增强患者的信任感。②完善平台安全保障：加强平台的监管机制和安全防护措施，确保患者的隐私和信息安全。③提高服务质量：提供专业、高效的护理服务，确保患者能够得到满意的护理效果。④树立品牌形象：通过优质的服务和专业的团队，树立良好的品牌形象，提高患者的信任度。

（2）及时回复：在收到患者的咨询或网络请求时，护理人员应该根据患者的病情和治疗方案，尽快回复并给予专业的医疗建议和生活指导。回复时要清晰地表达自己的观点，避免使用含混或模糊的语言和护理方案，让对方感受到自己的关注和关心。同时要做好患者的随访，关注患者的病情变化和治疗进展，及时调整治疗方案和生活指导。此外，应该关注患者的情感需求，给予适当的安慰和支持。在解答过程中，医护人员应保持耐心和热情，认真倾听患者的诉求和问题，给予积极的回应和解答，尽量避免使用专业词汇，以免患者难以理解，要用通俗易懂的语言进行回答。

（3）个性化沟通：在互联网护患沟通中，倾听和理解患者需求是关键。护理人员应该耐心倾听患者的诉求和问题，在沟通过程中，要尊重对方的意见和感受，针对不同患者进行个性化沟通。部分患者年龄偏大，视力欠佳，对互联网的文字阅读比较困难，可以通过图文并茂或者影像资料辅助进行沟通。针对年龄偏小的患者，可通过卡通图片或者卡通视频进行沟通，在吸引患者兴趣的同时，做好健康宣教，增加患者的依从性。对疗效不明显的患者，护理人员可以用鼓励性语言，让患者从语言中得到了理解、安慰，就有了安全感。男女性患者在沟通上也有一定的区别，女性患者可能更擅长于语言表达，喜欢阐明自己的观点。因此，护理人员在与女性患者沟通时，需要注重倾听，关注她们的感受，并予以及时回应。针对男性患者，他们更相信亲眼所见。护理人员应寻找切入点简单进入主题，正面回应。

（4）保护隐私：在互联网上与患者或家属沟通时，尊重患者隐私非常重要。护理人员在与患者沟通时，应该避免使用过于直接或敏感的词汇，以免引起患者的不安和反感。要注意保护对方的隐私，避免在公开场合泄露患者隐私。针对不同患者的隐私保护需求和情况，护理人员应提供个性化的服务。

2. 使用移动医疗设备的沟通技巧　电子病历作为护理信息化的重要组成部分，可以提高护理工作效率，也为医生、护士与患者之间的信息沟通建起了有利桥梁。充分利用电子病历的优势，可以改进护理沟通的质量和效果，为医疗团队和患者创造更加便捷、高效和准确的沟通环境，提高护理效率及患者满意度。

（1）明确护理人员的信息权限：护理人员输入患者信息时，需在电子病历书写过程中关注患者隐私保护。在查房等共享患者信息时，必须遵守法律法规和医院的相关规定，确保患者隐私不受侵犯。针对隐私保护，首先要设定三级访问权限进行垂直管理，即只有护理部有权访问全院护理病历，对护理病历进行监督及质控，同时，护理部需要维护和管理护理信息系统，管理人员权限，及时发现和收集系统问题；护士长有权对本科室电子病历进行护理书写的监督及质控，收集临床使用中发现的问题，上报护理部；护理人员只能访问本科室电子病历，且只能对自己账号书写的电子病历进行质控。患者入科后由主管护士输入患者信息，并输入患者病史和病情演变过程，信息录入时要保证录入信息的客观性、完整性和真实性。

（2）建立规范化沟通模式：护理人员应建立清晰明确的沟通规范，在使用电子病历系统过程中，护理人员应使用规范化的语言描述患者的病史、症状和诊断结果，避免使用过于口语化的描述，以免引起误解。护理书写电子病历时，应使用统一格式，对于普通病房患者入院后首班书写，应从主诉、诊断、主要阳性体征、患者病情演变、社会支持系统、医嘱用药、患者目前状况、情绪等方面展开；针对重症监护病房患者，则需从各个系统逐个展开，如呼吸系统、循环系统、消化系统、泌尿系统等。患者有时因病情危重，检验检查时会有危急值。当出现危急值时，护理系统及医生系统均应跳出危急值界面，需要医生或护理人员登录工号密码确认收到了危急值，护理人员确认后需进行床边确认。如对检查检验结果有疑问，遵医嘱重新复查，如确定与病情相符，则需及时处理。确认危急值后需在电子病历系统中规范记录：2023 年 12 月 22 日 13：54 患者生化检查显示，患者电解质钾为 2.54mmol/L，遵医嘱予以生理盐水 500ml + 10% 氯化钾 15ml 静脉输液治疗。

（3）确保有效的团队合作：电子病历是医生、护士和患者之间沟通的桥梁，护理人员应该与医生保持良好的合作关系，通过使用电子病历共同为患者提供优质的医疗服务。因此，医院应定期为医护人员提供沟通技巧培训，例如，如何撰写清晰明了的电子病历，如何使用有效的沟通语言，避免冲突和误解等，帮助医护团队间利用电子病历更好地进行信息的有效交流。护理人员也应与其他团队成员分享必要的信息，以便更好地协作，例如，当医嘱不符合规范时，护理人员作为医嘱核对者，有权利也有义务提醒医生正确的开医嘱方式。护理人员可以在电子病历上选择审核是否通过的方式，把医嘱退回医生界面；医生开出的药物医院缺药，护理人员在提交药物医嘱的时候，药房缺少的药物就会有"缺"字提醒，这时，护理人员需提醒医生更换药物；输血是一项需要非常慎重的医疗行为，当医生在电子病历系统中开出输血医嘱后，护理人员的电子病历系统就会跳出输血医嘱，这时，护理人员要双人核对输血申请单，并逐一核对输血申请单上各项内容，申请单送到血液中心后，血液中心工作人员要再次核对患者各项信息，确保无误后才会发血，护理人员接到来自血液中心的血制品后，在电子病历输血管理界面中点击收血。医生开出输血医嘱，护理人员双人三查八对后进行输血治疗，输血结束，要在电子病历系统中填写有无不良反应。至此，在电子病历的连接下，整个输血过程通过闭环管理，在多部门的合作下完成。

使用移动医疗设备过程中，PDA 和移动护理车的使用也逐渐成为护理工作的一部分。PDA 包括掌上电脑、智能手机、平板电脑等。在日常护理工作中，护理人员可以通过 PDA 进行扫码核对、确定各项治疗护理工作。移动医疗设备由于其便于携带、使用方便，为护理工作提供了很大便利，但在使用移动医疗设备与患者沟通时，也需要有一定的技巧。①尊重隐私、随时锁屏：PDA 可随身携带，移动护理车也可推至床边进行工作。然而，移动医疗为护理人员提供方便的同时，也存在信息泄露的风险。若 PDA 不慎落在患者床边，患者可通过 PDA 查看其他患者信息；护理人员在床边为患者进行治疗时，其他患者可通过未锁屏的移动护理车翻阅患者信息。因此，在使用移动医疗设备过程中，要为 PDA 和移动护理车设置锁屏密码，护理人员离开时及时锁屏。未经患者同意，不得通过移动护理设备公开或泄露患者隐私。②语言明确、认真倾听：在使用移动医疗进行床边问诊时，护理人员应使用简洁明了的语言，准确表达自己的意思，避免使用模糊或过于专业的术语的表述，使患者产生误解。患者表达自己的病情或不适时，护理人员需认真倾听，正确理解患者的需求和问题，避免主观判断或打断患者。避免同情疲劳，对患者的病情，要有同理心，倾听的同时，适时向患者表达关怀，护士应关注患者的情感需求，表达对患者的关心和关注，增强患者的信任和合作意愿。对患者的疑问，及时解答，并适时给予健康宣教。患者针对疾病的疑问，如不能回答，要秉承首问负责制的原则，寻求主管医生的帮助后予以答疑解惑，或者请主管医生直接给予解答，让患者感受到专业的医疗服务。③随身携带、随时查对：移动医疗设备随时可查看患者各项数据，包括生命体征、病情演变、药物使用、检查检验报告等。当患者询问自身相关资料时，护士应及时通过移动医疗设备查看并回答。护士长负责移动医疗设备的操作规范及使用质量监督，日常保养维修及防病毒工作，并负责培训及指导本科室护士使用本系统。不使用 PDA 时，需放置充电座上充电，确保护理人员正常使用移动医疗设备，为患者的护理工作保驾护航。在给患者的药物治疗过程中，需要通过扫描患者信息及药物信息，匹配成功后方可以进行用药，确定正确的药物使用在正确的患者身上。同时也可通过扫描信息记录药物使用、护理及治疗时间，如患者对药物使用或护理有疑问，可通过 PDA 查看使用情况，解除患者疑虑。医嘱配药扫描及用药扫描阶段，必须由本人实际操作，不得使用他人账户登录系统，代为操作。④充分解释、取得信任：移动护理车的使用，拉近了护理人员与患者的距离，也为护患沟通提供了条件，这为护理工作提供便利的同时，也对护理人员的沟通能力提出了一定的要求。护理人员在沟通解释的时候要有良好的语言表达及情绪管理能力，时刻保持专业的护理形象，取得患者的信任。患者因病情变化，可能会有情绪波动，面对情绪激动的患者，护理人员应保持冷静，以同理心，温和地给予回应，在病房营造和谐温馨的沟通氛围。患者刚入院时，由于对病房环境、医生、护理人员均不熟悉，加上疾病的影响，情绪可能会有波动，此时护士使用移动护理车到床边采集病史，患者可能会处于防备状态。为解除患者的疑虑和防备，护理人员应用简短的自我介绍和问候作为开场白，注意自我介绍时需用亲切、温和的语气和措辞，避免使用专业术语或过于生硬的语句。日常护理过程中，根据患者的文化背景、年龄和语言习惯，灵活使用各种沟通方式，向患者详细解释各项护理操作的流程、目的及注意事项，确保信息传递的有效性。充分关注患者的需求和感受，询问患者有无不适，提高患者舒适度，增加患者信任感，从而在病房营造和谐温馨的沟通氛围。

四、基于"互联网＋"背景下的护理书面沟通注意事项

1. 尊重患者隐私　在基于"互联网＋"的护理书面沟通过程中，应尊重患者的隐私，避免通过网络泄露患者个人信息。在护理沟通过程中，我们可能会收集到患者的一些敏感信息，如既往病史、健康状况、联系方式、地址等，必须严格保密，不得随意共享或转发给他人，防止被未经授权的第三方获取患者信息并使用。使用互联网进行护理书面沟通时，必须采取适当的安全和加密措施，建议使用设有密码的安全互联网通信工具，并确保设备的安全性，以防止数据泄露。

2. 确保信息准确性和完整性 互联网信息来源不同，其准确性和完整性可能存疑。通过互联网进行护理书面沟通或解答患者问题时，必须确保信息传递的准确性和完整性，避免给患者造成不必要的困扰或误导患者。护理人员面对来自互联网的信息，也应进行适当的筛选和验证，对于不确定的内容，回复前应谨慎查证。

3. 注意沟通礼仪，及时回应 在与患者或家属等相关人员沟通时，应保持良好的沟通礼仪，建立良好的沟通氛围。注意语气和措辞，使用尊重、友善的语言，避免使用侮辱性或攻击性的言辞，增强患者的信任感。对于患者的问题或咨询，使用专业的态度予以及时回应，如不能及时回复，向对方解释原因，并尽快解决后给予回应。

4. 确保沟通工具的适应性和可用性 互联网提供了多种沟通方式，如在线聊天、电子邮件、社交媒体等。不同的患者可能因为文化程度的不同，在使用互联网的护理书面沟通时，理解水平有一定的差异性。护理人员应熟悉各种沟通方式，根据患者的具体情况选择合适的沟通方式，也要关注对方使用的沟通方式，确保沟通工具的适应性和可用性，以适应不同的交流习惯。对于可能影响患者安全或护理质量的沟通工具，应提供必要的培训和支持，以确保其能够被正确使用。

5. 遵守法律和道德规范 互联网的使用可能涉及道德和法律问题。在使用互联网工具进行护理书面沟通时，必须遵守道德规范和法律，确保护理行为符合法律规定和道德规范。如尊重患者的权利，避免歧视，尊重他人的知识产权等。对于可能涉及的法律问题，寻求专业人士的法律帮助，采取适当行动，避免误解和冲突的发生。

基于互联网背景下的护理书面沟通技巧对于改善护理服务质量，提高护理效率具有重要的临床意义。护理人员应该积极利用互联网技术，掌握多种沟通技巧，与同事和患者建立良好的信任关系，为患者提供更加高效、优质的医疗服务。展望未来，互联网也将继续为护理人员的工作带来更多的变革和创新。我们应积极抓住机遇，应对挑战，充分利用互联网技术提高护理工作的效率和质量，为患者提供更优质的医疗服务。

 知识拓展 ●●●

基于大数据的护理沟通

随着人们健康意识的逐渐提高和科学技术的不断进步，大数据已经渗透到我们生活的方方面面，基于大数据的现代传媒与护理沟通的结合也越来越普遍。大数据为护理行业提供了全新的视角和工具，使得护理沟通更为高效，同时也能为患者提供更为精准的健康推荐。大数据通过患者的网络问诊，收集和分析患者的健康信息，如既往史、过敏史、生活习惯、家族病史等，帮助护理人员更系统、全面地了解患者的情况，从而可通过网络为患者精准推荐健康信息，制订个性化的护理方案。同时，护理人员也可以借助大数据，迅速获取患者的关键信息，减少护患沟通的流程，提高沟通效率。除此之外，大数据可以协助护理人员预测患者的潜在风险，提前进行预警，使其能够及时采取防范措，确保患者的安全。

总之，大数据为护理沟通与健康推荐带来了巨大的机遇。通过合理应用大数据，我们不仅可以提高护理沟通的效率和质量，还能为患者提供更加精准、个性化的健康推荐。

本章小结

思考题

　　1. 护理工作中书面语言沟通的注意事项有哪些?

　　2. 护理工作中书面语言沟通的作用是什么?

　　3. 基于"互联网＋"背景下,试述互联网在护理沟通中的优势。

　　4. 在使用移动护理车与患者进行沟通时,应采取哪些技巧?

更多练习

（魏叶红　陈硕贞）

第七章　护士的沟通礼仪

学习目标

1. 素质目标

培养护士具备高度的沟通礼仪素质，使其遵循尊重与尊严原则和清晰与明了原则；培养护士在与患者和同事交往中专业、尊重、清晰、得体的沟通礼仪。

2. 知识目标

（1）掌握：致意礼仪、称谓礼仪、介绍礼仪、通讯礼仪和接待礼仪的具体做法和应用场景。

（2）熟悉：护士服的基本要求和护理操作中的礼仪规范。

（3）了解：护士服饰礼仪规范。

3. 能力目标

具备运用尊重与尊严原则和清晰与明了原则的能力，能够用简洁的语言进行护理信息传递，展现出高度的尊重和关怀；能够熟练运用各种沟通礼仪。

案例

【案例导入】

　　心血管内科的护士小李护理一名长期住院的患者，患者对于治疗计划和自身病情十分关心。小李在与患者交流时，病房内的其他患者也在倾听。小李详细讲述了该患者的医疗信息和治疗方案，并未注意到该患者正在阻止她。此外，为了体现专业性，在交流过程中小李使用了大量专业术语。

【请思考】

　　在这个场景中，护士小李违反了护士基本沟通礼仪中的哪项原则？

【案例分析】

第一节　护士基本沟通礼仪的原则

一、尊重与尊严

（一）尊重与尊严原则的概念与含义

尊重与尊严原则（principle of respect and dignity）指在医疗实践活动中护理人员应该尊重人的人格尊严和自主选择权的行为准则。这一原则要求在具体的医疗活动中，护理人员、患者及其家人应达成一致的看法，以确保尊重与尊严的自主权得到有效实践。

被尊重是每个人的根本需求。患者的人格尊严被认为是与生俱来的平等权利，应得到全面承认和切实保护。患者同时被视为具有主体性的独立个体，而非仅仅是治疗过程中的客体、工具或手段。护患交往时应该真诚地相互尊重，并强调护理人员应尊重患者及其家属，建立起互信、互敬的护患关系。通过深刻理解和贯彻尊重与尊严原则，护理人员能够构建出更为人文的医疗环境，使患者在治疗过程中感受到被尊重和理解。

（二）尊重与尊严原则的内容

1. 敬畏生命，维护患者人格尊严　生命的尊贵反映在每个患者都是独特而宝贵的。护理人员应将患者视为拥有自己人生经历和情感的独特个体，强调对其人格尊严的维护。从患者的角度，护理人员应用温暖、理解的语言沟通，以确保患者感受到被尊重和被理解。

2. 建立平等意识　平等意识要求护理人员不受社会因素的影响，以公正和公平的态度对待每位患者。这反映了医疗伦理中追求对待患者的平等原则。应使患者感受到其在医疗团队中是平等的伙伴，护理人员应鼓励患者表达自己的需求，避免患者在治疗过程中受到不公正对待。

3. 保护患者隐私　对患者隐私的尊重源于对个体权利的尊重。医疗伦理中要求护理人员保护患者的隐私，确保其个人信息不受未经授权的泄露。护理人员在与患者交流时应注重私密性，提供私人空间，以增强患者对个人信息安全的信心。患者也有权要求保护个人隐私。

4. 知情同意　要求患者在医疗过程中能够理解治疗的利弊，并自愿作出相应决策。从患者角度考虑，护理人员应以清晰、易懂的方式向患者传递信息，确保患者理解治疗方案，并在决策中感到自主和参与。患者有权详细了解治疗计划，提出疑虑，以确保决策过程真正符合其个人需求。

（三）尊重与尊严原则对护理人员的基本道德要求

1. 尊重患者的人格权　尊重和尊严是礼仪的情感基础，在护患关系中将尊重人格视为尊重和尊严原则的首要要义。人格权是指个体从出生起就拥有并理应受到承认和保护的权利，包括但不限于生命权、健康权、身体权、肖像权、姓名权、名誉权、人格尊严权、人身自由权等。在护理实践中，护理人员有义务尊重并维护患者的上述权利，且应当理解并尊重患者的思维、情感、价值观等心理特质，保障患者在医疗决策、治疗过程以及隐私权方面的自主权利。

患者享有人格权，是狭义尊重与尊严原则的道德基础的本质前提，即个体生来即享有的、得到法律和道德认可与保护的权利。尊重患者的人格权包括尊重患者的人身自由及其他权利，理解并尊重不同国家和地区的礼仪和风俗。在医疗护理中，尊重患者的人格权是构建良好护患关系、提供高质量医护服务的基石。尊重患者的人格权体现在以下几个方面。

（1）尊重个体价值观：患者作为独立的个体，拥有独特的信仰体系和价值观。在护理实践中，护理人员应当深刻理解并尊重这些观点，即对患者的生活方式、个人信仰和道德观念充分尊重，且决不能对其价值观进行评判或贬低。患者的信仰和价值观是构成其个人身份的重要组成部分，对其生活选择和医疗决策有着深远的影响。护理人员需要以开放和包容的心态对待患者的个人信仰和价值观，应向患者提供充分的支持和理解，确保医疗服务与患者的期望相一致。通过尊重患者的个体价值观，护理人员能够建立起与患者更紧密、信任的关系，为提供个性化、综合性的护理服务奠定坚实的基础。这种开放和尊重的态度有助于患者更好地参与医疗决策，促进达成共同的治疗目标。此外，患者的信仰和价值观是一项道德责任，同时也是提高患者满意度和治疗效果的有效途径。通过建立积极的护患关系，护理人员可以更好地协助患者制订个性化的护理计划，增强患者对治疗的信心，从而提升整体医疗质量。在这一过程中，护理人员的专业素养和沟通技能显得尤为关键，要在保护患者的个体价值观的同时，确保医疗决策的科学性和有效性。

在实践中，护理人员应当认识到不同患者可能具有多样化的信仰体系和价值观，因此需要灵活运用沟通技巧，以建立更深层次的了解。护理人员应主动了解患者的文化背景、宗教信仰、家庭价值观等方面的信息，以更好地适应个体差异。此外，护理人员还应保持谦逊和学习的心态，持续更新对不同价值观的了解，以提供更贴近患者需求的医疗服务。

（2）避免歧视和偏见：对每位患者给予同等的尊重和关怀，不仅是护理人员的道德责任，同时也是构建一个公正、平等和包容性医疗环境的关键。护理人员应当以客观、公正且没有偏见的态度对待所有患者，无论其种族、性别、年龄、性取向、宗教信仰或社会地位等因素。在实践中，必须不断努力克服个人可能存在的偏见和刻板印象，绝不因这些因素对患者产生偏见或歧视。

从实践的角度出发，护理人员应该在临床环境中建立一个公正、平等和包容性的氛围。通过定期培训和教育，提高护理人员对护患关系多样性的认识，并学习如何在患者护理中避免歧视行为。此外，护理人员需要注意观察自身行为，及时纠正可能存在的歧视偏见，并确保患者在医护过程中受到公正对待，有助于患者更好地沟通和合作，从而提升医疗护理的整体效果。

（3）注意护患相互尊重：对患者来说，得到护理人员的尊重是一个绝对无条件的道德权利；对护理人员来说，尊重患者是一个绝对无条件的道德义务。①护理人员尊重患者：尊重和尊严原则实现的关键是护理人员对患者的尊重。在实践中，护理人员首先应该将患者视为独特的个体，而不是简单的疾病承载体。首先，护理人员应该全面关注每位患者的身心需求。他们不应该仅仅将患者等同于所患疾病，而是应该以同理心去认识和理解每一位患者的独特经历、思想和情感。护理人员需要超越表面症状，深入了解患者的内心世界，以此提供个性化的关怀和帮助。其次，护理人员必须尊重患者的人格尊严。任何有损患者尊严的行为都是不可接受的，例如"重病不重人"的现象就是一种严重的职业失误。相反，护理人员应该用爱心和耐心去对待每一位患者，让他们在治疗过程中感受到被尊重和理解的温暖。最后，护理人员应该全方位关注患者的身心健康。不仅要照顾好他们的生理需求，更要关注他们的心理状态和情感诉求。只有做到身心并重，才能真正实现对患者的个性化关爱，让每个人在治疗期间都能获得全面的尊重和支持。②患者尊重护理人员：首先，患者应该充分理解护理人员所面临的巨大压力和责任，体谅和支持护理团队。其次，在护患互动中，患者应该以开放和积极的态度参与。通过主动沟通和配合，患者可以增进与护理人员之间的相互理解。例如如实反馈病情变化、配合各项检查和治疗等。这样不仅有助于提高诊疗效果，也有助于建立彼此信任的护患关系。最后，患者应该主动关注并尊重护理人员的专业判断。护理人员凭借专业知识和丰富实践经验，能够作出恰当的护理方案。患者应该尊重并配合护理人员的工作，而不是盲目地质疑或拒绝。这样既有利于治疗效果，也有利于维护护患之间的和谐关系。

总体而言，护患之间的相互尊重不仅有助于维护患者的尊严和权益，还可以为护理人员提供重要的道德支持。通过在实践中贯彻尊重和尊严原则，护理人员和患者之间能够建立起更加紧密、理解和信任的护患关系，为提供高质量的医疗服务奠定了坚实的基础。

2. 尊重患者的自主选择权　自主选择权是对患者自主性的尊重，强调患者在医疗护理问题上有权利作出深思熟虑的决策，并采取相应的行动。患者的自主选择权具体表现在多个方面，包括知情同意、知情选择、要求保守秘密和隐私等。这些方面构成了患者行使自主选择权的具体场景，使患者能够在医疗过程中主动参与并对个体护理方案作出明智决策。考虑到患者在生活条件、教育程度、生活态度、信仰和价值观等方面存在显著差异，且这些差异不仅在患者之间存在，也反映在护理人员与患者之间。因此，在尊重自主权的同时，医护人员还需因人而异地提供服务，给予个性化的引导和帮助。实现患者自主选择的条件有如下几点。

（1）信息充足和易于理解：在护患沟通中，确保向患者提供详尽的医疗信息，包括病情诊断、治疗方案、可能的风险和预后等各个方面。对于已有的问题或可能出现的疑虑，医护人员都应该耐心地一一解答，确保患者对自身病情有全面的了解。此外，护理人员在沟通时应该使用通俗易懂的语言，尽量避免使用过多的专业术语。使用图表、图像或多媒体工具帮助解释，确保信息传递完整且易于理解，同时吸引患者的注意力，增强沟通的互动性。

（2）具备一定的自主能力：评估患者的认知水平和决策能力，根据其个体差异提供相应的支持。包括提供额外的教育材料、安排专业翻译或口译服务，以确保患者在理解和参与医疗决策时不受到语言或文化障碍的限制。在面对患者生活态度和价值观方面的差异时，护理人员应当以平等和尊重为基础，避免对患者存在偏见或歧视。通过培养护理人员的宽容心态和跨文化意识，医疗团队可以更好地满足患者多样化的需求，建立起更加开放和平等的护患关系。

（3）深思熟虑并与家属商讨：首先，护理人员应该充分考虑患者的心理状态。接受诊疗通常会给患者带来焦虑和不确定感，因此他们需要足够的时间来消化信息，权衡利弊，作出慎重的决定。护理人员应该耐心地解答问题，不应该催促患者作出决定。其次，护理人员应提供必要的支持，如各种决策辅助工具，帮助患者更好地理解自己的病情、治疗方案和可能的结果。此外，邀请患者的家庭成员参与决策讨论通常能够更好地照顾到患者的需求和偏好，并使其获得额外的支持。在某些特殊情况下，还可以邀请社会工作者或心理健康专业人员提供服务，从而帮助患者更好地接受和应对疾病。

（4）决策时情绪稳定：在护患互动中，护理人员需要展现同理心，了解患者的情绪状态，并在需要时提供情绪支持。可引导患者寻求心理健康专业人员的帮助，确保患者在决策时保持情绪稳定。

在实践中，护理人员应当致力于为患者提供充分的信息和支持，使其能够作出符合个人价值观和期望的决策。这种尊重患者自主性的态度不仅有助于建立起良好的护患关系，还为个性化、综合性的医疗服务打下坚实的基础。通过强调患者的自主选择权，护理人员与患者之间的协作更加平等，有助于共同制订适合患者需求的治疗方案。

3. 尊重患者知情同意的权利　在医疗伦理中，尊重患者知情同意的权利体现了尊重和尊严原则的核心，其基础在于平等和尊重患者自主权。知情同意要求患者在接受医疗程序或治疗前充分了解相关信息，并在理解和自愿同意后进行相应的医疗行为。这一过程建立在患者与医护团队之间平等和尊重的关系上，强调患者的积极参与是医疗护理的重要组成部分。护理人员应在任何医疗程序或治疗前向患者提供充分的信息，使他们了解医疗操作的性质、目的、风险和可能的后果，并且在患者理解并自愿同意后方可进行相应的医疗行为。

知情同意是尊重和尊严原则在护理实践中的最直接体现，在实践中应注意以下几个方面。

（1）对于缺乏或丧失知情同意能力的患者：护理人员需要建立有效的家庭或监护人沟通渠道，如定期召开家庭会议，邀请家属参与，充分了解患者的意愿和家庭情况；主动与家属分享病情信息和治疗计划，确保信息透明；利用视频通话、聊天工具等数字化平台，保持实时沟通。在确定患者意愿时，应采用共同决策的原则。应尽量与家属达成一致，充分考虑家属的诉求和观点，在整个决策过程中，应详细记录并由家属签字确认。对于分歧，可寻求医院伦理委员会的意见和裁决。

（2）生命危急时刻：在紧急情况下，护理人员应立即实施急救措施以拯救患者生命。尽快采取院内急救流程，动用一切可用资源。同时，应利用医疗记录和患者之前的意愿表达来了解患者偏好。先查阅病历，寻找患者事先立下的医疗委托书或意愿表达，再向家属询问患者此前对医疗服务的接受意愿和程度。在后续与家属沟通中，应以透明的方式详细阐述应急措施的必要性和实施过程，并主动获得家属的理解和同意，化解可能产生的矛盾。最后，应提前收集患者的紧急联系人信息，制订快速通知机制以确保信息的及时传达。

（3）帮助患者作出正确选择：护理人员在提供信息时应使用清晰、简明的语言，并避免使用过于专业或难以理解的术语。使用可视化辅助工具，如图表、图像，以增强患者对信息的理解。在提供信息的同时，注重患者的感知，通过询问他们是否理解，是否有疑虑，以确保信息传递的有效性。

（4）患者选择的限制：当患者的选择可能对他人或社会造成威胁时，护理人员应进行全面的伦理评估，与社会工作者、心理学家等专业人员进行多学科团队合作，分别从医学、法律、伦理等角度获取专业意见，以作出更加全面周到的决策。在采取任何限制措施之前，护理人员应该先尽力劝导患者，耐心解释限制的必要性和合理性，充分考虑患者的感受，通过积极的沟通来引导患者自愿配合。同时，护理人员也应该与患者家属保持良好的沟通，达成共识，获得家属的理解和支持。最后，限制患者选择权应该是最后的手段。即便采取了限制措施，也必须以确保患者最佳利益为出发点，同时兼顾社会整体利益和责任。护理人员需要在利弊权衡中，作出有利于患者和社会的选择。

知情同意的核心在于增强沟通、透明度和患者家属参与。通过建立有效的沟通机制，确保信息传递的易理解性，以及在决策制订过程中家庭和监护人的参与，护理人员可以更好地平衡患者和团队的整体责任，从而实现在实际应用中的可行性。

4. 尊重患者的隐私权　在护理实践中，尊重患者的隐私权是尊重与尊严原则的关键方面与直接体现，在护理活动中具有多重积极作用。首先，尊重患者的隐私权构建了护患之间的信任关系，通过确保患者个人信息的安全，提升了患者对护理团队的信赖感。其次，尊重患者的隐私权有助于提高患者的满意度，患者感受到自己的隐私得到了充分尊重，从而更满意于整体医疗体验。再次，尊重患者的隐私权鼓励患者更加开放地与护理人员分享关键信息，促进了信息共享，为提供个性化护理服务提供了基础。最后，尊重患者的隐私权使患者更有可能积极参与治疗决策，提高治疗的合作度，加速康复进程。尊重患者的隐私权不仅是医疗伦理和法规的要求，还有助于降低患者在医疗环境中可能感受到的焦虑和疑虑，为整体医疗护理提供有力支持。在实践中应注意以下几点。

（1）保护隐私和保密性：患者的个人信息涉及极为私密的方面，包括健康状况、病史等。在护理实践中，保护隐私和保密性是为了确保患者在医疗过程中不受到不必要的曝光和侵犯。护理人员应加强对隐私法规的了解，并积极采取措施，如使用密码保护的电子系统、限制信息查阅权限等，以保障患者信息的安全性。

（2）提供私密空间和尊重个人空间：提供私密空间并尊重个人空间是尊重患者尊严和人格权利的延伸。使用隔离帘、合理安排窗帘和门窗等方式，创造一个安全、私密的环境，确保患者在治疗过程中感到舒适和受到尊重。在日常护理工作中，护理人员也应该尊重患者的个人空间，提前询问患者的意愿，征得同意后再进行检查或治疗。一些涉及亲密接触的操作，更应该以温和友善的态度，耐心解释并取得患者同意。

（四）尊重与尊严原则在护理实践中的意义

1. 在医学伦理关系中，护患双方相互尊重具有深远的意义。护理人员对患者的人格尊严和自主决定权的尊重，不仅有助于建立相互理解，更能维护双方的利益。尊重患者的个体价值观，提供人性化服务，以及尊重其自主决定，有助于促进护患合作，建立和谐的护患关系，进而提高治疗效果。实现尊重与尊严原则的关键在于护患双方的尊重。如果患者不能对护理人员给予应有的尊重，将难以构建良好的护患关系和医疗秩序，从而对医学实践及其效果造成严重影响。

2. 护理人员尊重患者的隐私保护权，不仅是一种道德要求，更是减少护理人员可能面临的民事和刑事责任的有效手段。在此过程中，护理人员需要精准掌握患者隐私保护的限度，明确医患关系中各种行为的合理性，以保障患者的合法权益。这对护理人员的专业素养提出更高的要求，也对培养负责任的医学人才，推动医学科学的不断进步，具有积极的社会意义。

3. 尊重与尊严原则是现代医学模式的基本要求和具体体现，同时也是医学人道主义基本精神的具体表现。在护患关系中，实现尊重与尊严原则既是建立和谐医患关系的必要条件和可靠基础，也是保障患者根本权益的关键所在。

二、清晰与明了

（一）清晰与明了原则的概念与含义

清晰与明了原则是护理人际沟通中的基本指导原则，其核心在于确保医护人员与患者之间的交流简明清晰，以促进有效的信息传递和理解。

　　该原则要求护理人员采用易懂的语言，避免使用过于专业或复杂的术语，以确保患者能够准确理解所传达的信息。此外，清晰与明了原则强调应倾听患者的反馈，确认患者对医疗信息的正确理解，通过简洁而具体的表达方式，避免信息歧义和混淆。护理人员应建立良好的沟通基础，提升患者对医疗护理的信任感，使信息传递更为顺畅、有效。

　　（二）清晰与明了原则的内容

　　1. 语言和表达方式

　　（1）简洁清晰的语言选择：护理人员应致力于从患者角度出发的沟通。基于对患者的尊重和关爱，强调以患者为中心的沟通方式，确保医疗信息的传递更为顺畅。在实际交流中，护理人员应通过关注患者的理解水平和文化背景，选择用语简单的表达方式。在解释医学概念时，使用具体而生动的例子，以帮助患者更好地理解。

　　（2）恰当的语音语调：护理人员在沟通中应以清晰、适度的音量和温和的语调进行交流。这有助于确保患者能够清楚地听到并理解所传达的信息，同时营造温暖、亲切的沟通氛围。恰当的语音语调是患者沟通中建立信任和舒适感的重要因素，有助于消除患者的紧张感，促进有效的护患沟通。护理人员在沟通时应注意语速和音调的调节，避免过于匆忙或严肃。通过关注语音语调的细微变化，护理人员能够更好地传递关怀和理解，促进患者对医疗信息的接受。

　　2. 沟通技巧

　　（1）主动倾听与反馈：主动倾听与反馈是有效沟通的核心，基于尊重患者的权利和需求，旨在满足患者对信息的渴望。主动倾听与反馈的表现：①积极、主动倾听患者对治疗方案、病情预后或医学建议可能存在的疑虑和不解。通过保持专注、眼神交流和示意性的非语言沟通，表达对患者言语的关注。利用肯定性的头部姿势和肢体语言，传达出对患者讲述的信息的兴趣和重视。通过询问问题，确保患者对关键信息的理解程度，及时澄清误解，提高患者对治疗过程的透明度。②主动提问、主动回应患者的提问，以确保他们对医学信息和治疗计划有清晰的理解。提出开放性问题，鼓励患者分享更多关于他们病情、感受和期望的信息。利用提问引导患者深入表达，确保获得全面的病史和相关信息。避免信息的不对称，确保患者能够全面了解与其健康相关的所有重要信息。③使用肯定性回应。对患者的陈述给予积极的反馈，强调理解和关切。使用肯定性语言，如"我理解""我听到了"来表达对患者观点的认可。使用肢体语言强调重要信息，例如通过手势或面部表情来强调关键观点，以便患者更容易理解。④确认理解。在患者陈述完毕后，通过复述或总结关键信息，确保患者能够准确地理解重要概念，同时确保自己正确理解了患者的观点和需求。借助重述或总结，进一步巩固患者对治疗方案和建议的理解。鼓励患者纠正任何可能的误解，以确保信息的准确传递。

　　（2）注意信息表达：①定制信息传递方式。根据患者的个体差异和认知水平，定制信息传递的方式，确保信息以易理解的形式呈现。②逐步介绍信息。采用逐步介绍的方式，分阶段提供信息，以避免使用一次性过多的医学术语和复杂信息对患者造成的负担。确保每个阶段的信息都得到患者的理解和接受，再逐步深入下一个层次的内容。③注重关键信息。强调关键信息，将其突出展现，确保患者能够清晰地理解治疗方案、医学建议和可能的结果。

避免不必要的细节，将注意力集中在对患者健康决策具有直接影响的信息上。④确认患者准备好接受信息：在提供新信息之前，确认患者是否准备好接受新的医学信息，以避免在患者不适宜的状态下引入新的复杂概念。尊重患者的学习步调，确保他们对当前阶段的信息感到满意和理解。⑤以问题为导向的交流：采用以问题为导向的交流方式，鼓励患者提出关于其健康状况和治疗方案的问题。帮助患者聚焦在他们最关心的问题上，确保交流的目的清晰而明确。⑥提供可理解的文档资料。为患者提供清晰且易于理解的文档资料，作为口头信息的补充，以便患者在需要时进行回顾。使用简明扼要的语言，避免使用过于专业的术语，以确保文档资料与口头信息相互协调。

3. 技术和辅助工具运用

（1）视觉辅助工具：使用辅助工具符合患者导向的沟通原则，通过视觉、听觉等多种方式呈现信息，更好地满足患者多样化的学习需求。护理人员可以运用图表、模型、书面资料等视觉辅助工具，以直观、生动的方式帮助患者理解医疗知识。护理人员在选择视觉辅助工具时，应根据患者的学习风格和偏好，采用简单明了的图表、具体的模型或易于理解的书面资料，以提升患者对医疗信息的领悟。对于视力较弱的老年患者，可以选择放大字体、对比色较强的图表；而对于文化水平较低的患者，则可以使用更加简单易懂的模型和说明。

（2）数字化沟通手段：是现代医疗沟通的一种创新形式，通过技术手段提高信息传递的效率和效果。利用数字化平台和医疗信息系统，护理人员可以提供在线资料或视频解释，以增强信息传递的清晰度。这种方法可以通过多媒体形式更生动地呈现医疗信息。在使用数字化沟通手段时，护理人员应确保患者能够访问和理解在线资料或视频内容。例如，可以利用字体放大、色彩对比等方式优化页面设计，方便老年人或视力不佳的患者阅读。此外，对于数字素养较弱的患者，护理人员还应提供必要的指导和帮助。

4. 记录和报告

（1）准确的文档记录：在病历或记录中，护理人员应以清晰、简洁和具体的方式记录患者的病情和护理措施，确保信息的准确性和完整性。这有助于建立医疗团队对患者情况的共同理解，并为后续的治疗决策提供可靠的依据。准确的文档记录是信息管理的基本原则，符合尊重患者权益和维护患者隐私的伦理要求。护理人员在记录患者信息时，应避免使用模糊的词汇，确保表达准确、详细，特别是对于治疗措施和患者反应的描述，以提供全面的医疗历史。

（2）信息传达的准确性：准确的信息传达是协同医疗团队合作的基础，符合患者导向沟通和卫生信息交流的原则，有助于协调医疗团队的工作，提高工作效率。护理人员在团队交流中，应注意信息的清晰传递，避免遗漏重要细节，使医疗团队对患者情况有共同的认识。

（三）清晰与明了原则对护理人员的基本道德要求

1. 透明度与诚实性

（1）提供准确信息：护理人员的责任之一是提供真实而准确的信息，包括诊断、治疗方案等医疗相关内容，这是建立信任、促进患者理解和积极参与的基础。在医学伦理中，透明度是对患者权益尊重的体现。在实践中，护理人员应确保提供的信息真实无误，避免任何形式的虚假陈述。采用清晰、易懂的语言，以确保患者对其病情和治疗方案有准确的理解。

透明度不仅涉及医疗信息的传递，还包括对患者提出的问题进行明确回答，以满足患者知情权的需求。

（2）避免误导：在与患者或团队成员进行沟通时，护理人员需谨慎避免误导性陈述或模糊不清的信息。避免误导体现了护理人员对患者真实权益的关注，确保信息传递的清晰性，维护了患者的知情权和决策权。护理人员应注重语言的准确性，避免使用容易引起歧义的术语。通过避免误导，护理人员能够与患者建立更加坦诚和信任的关系，促进治疗的顺利进行。

2. 促进双向沟通　为了保证信息传递的清晰明了，护理人员需要建立起有效的双向沟通。这不仅要求护理人员向患者传递信息，还需要主动倾听患者的需求和担忧。通过提供足够的解释和支持，有助于患者更好地理解治疗过程中的各个方面。双向沟通强调患者在医疗过程中应当是一个积极的、参与的主体，有助于建立起护患、医患之间更为平等与合作的关系。护理人员在与患者沟通时，应当倡导开放、积极的双向沟通，包括了解患者对治疗的期望、提供机会让患者表达自己的意见，并及时解答患者可能有的疑虑。通过促进双向沟通，医疗团队与患者之间能够建立更加密切的联系，提高治疗的整体效果。

（四）清晰与明了原则在护理实践中的意义

1. 有助于建立稳固的护患关系　通过明确表达信息和理解患者的需求，护理人员能够获得患者的信任和尊重，从而建立起一种基于合作和共同理解的关系。

2. 有助于避免信息误解和混淆　使用简明扼要的语言，避免专业术语的过度使用，可以确保患者正确理解医学信息和治疗计划，降低患者对医疗过程的焦虑感，提高治疗的依从性。

3. 有助于医疗团队内部的协调工作　医疗团队成员之间通过清晰地传递信息，可以更好地协同合作，确保患者的病情、需求和治疗计划得到全面理解，有助于提高医疗服务的质量。

第二节　护士的职业沟通礼仪

一、致意礼仪

（一）点头礼

点头礼，又称额首礼，是一种表达尊敬和礼貌的方式。具体做法是注视对方的同时要面带微笑，头部向下轻点 1~2 次。一般在以下两种情况下，多运用额首礼：①当双方在同一桌就座时，不便起立或使用握手等其他礼仪的情况。②当高职务者、年长者或女性对低职务者、年轻者或男性行鞠躬或对举手礼还礼时。

（二）举手礼

这一形式源于军礼的演变，是年长者对年轻者、高职者对低职务者，在无法使用其他致意形式时的还礼，体现了社会中的等级秩序和性别礼仪。具体做法是，右手从自然下垂的位置提起，四指并拢，拇指分开，掌心朝前、掌背朝后，使上臂与肩膀齐平，肘部微弯，下臂与头部平行，手放于身体右侧或前方，轻微摆动。同时，致意者要注视对方，面带微笑，以示尊重和友好。一般在以下两种情况下，多运用举手礼：①双方隔桌而坐不便起立。②双方距离较远时。

（三）握手礼

这是在交往中双方以握手致意的形式，通常采用单手相握的方式。具体做法是，双方相对站立，距离大约为一步，伸出右手，四指并拢，拇指分开，手心向左，手背向右，然后双方用右手握在一起。五指触及对方手背，手臂做轻微的上下起伏动作。手的位置与腹部持平，上半身可以略微向前倾，目光交汇，面带微笑，并相互问候。此外，为了表达热情或尊重，还可以在右手握手的同时，将左手覆盖在对方右手背上，形成双手相握的形式。握手礼作为一种全球性的交往方式，适用于各种正式和非正式的人际交往场合。在商务场合、会议或商务洽谈中，握手被视为正式会面和互致问候的标志。这种手势有助于建立信任和友好关系，传达着合作的愿望。在社交场合，握手也是表达问候和欢迎的通用方式，例如在社交聚会、活动或正式场合中，人们常常通过握手来交流问候和建立连接。此外，握手礼在正式仪式、庆典活动以及公共场所也都是一种常见的礼仪表达方式，展现着对他人的尊重和友好。

1. 握手礼的注意事项

（1）握手的主动和被动：通常情况下，主动伸手与对方握手表达友好、感激和尊重。握手的顺序应根据场合、身份和年龄等因素灵活调整。在别人登门拜访时，主人应主动伸手；离别时，先伸手握别的应是客方。在介绍时，一般是身份或等级较高、年龄较大的长者先伸手；在异性之间，男性一般不宜主动向女性伸手。无论在何种场合，如果发现对方不怀好意，企图侮辱个人尊严，即使对方主动伸手，也可拒绝握手，以示抗议。在护理过程中，握手的主动和被动应根据患者或同事的身体语言和意愿来决定。护理人员需要敏锐地观察对方的表情和姿势，以确保握手的主动性是受欢迎的，避免给对方造成不适。

（2）握手时间的长短：握手的时间一般应保持在 3~6 秒，当关系密切时，可稍微延长。握手时间不宜过长或过短。时间过短可能会让对方感到冷淡和不受重视，而时间过长则可能会令人感到尴尬或不适。掌握恰当的握手时长，能够很好地传达出尊重和关注的态度。掌握握手时间的一般原则，可根据双方的熟悉程度做出灵活调整。初次见面时，握手时间不宜过长，最好控制在 3 秒左右。切忌握住异性的手过久，与同性握手的时间也不宜过长。在护理环境中，要考虑到患者可能的身体不适或疼痛感，尽量避免过长时间的握手，以确保患者的舒适度。

（3）握手的力度及双方之间的距离：握手的力度指的是用力的程度，通常反映感情深浅；与对方握手时，一般应当走到对方的面前，确保彼此间的距离适宜。握手时的力度应当适度，可以稍微握紧，以表达热情，但不宜用力过猛。男士握女士的手应当轻柔一些，不宜握满全手，只需握住手指部分即可。如果下级或晚辈与你握手时用力较大，作为上级或长辈一般应该回以相同的力度，这有助于建立下级或晚辈对你的信任感，同时也有助于提升你在他们心中的威望和吸引力。

（4）出手的速度：握手时出手速度快通常表达出真诚、友好，愿意交往，重视发展双方关系；而出手速度慢则往往表示握手缺乏真诚、信心不足，缺乏深入交往的意愿。

（5）握手者的面部表情：握手时，护理人员的面部表情应该是温暖而专注的微笑，传递出对患者或同事的关怀和尊重，营造融洽的护患关系。

（6）脸部的方向和身体的倾斜：在握手时，护理人员应当保持面部与对方平行，眼神交流要自然而真诚。身体可以轻微倾斜，以示尊重和关心，但要注意保持自己的舒适度和专业形象。

2. 握手礼的忌讳

（1）忌用左手：握手时应使用右手，特别是在与外国人握手时，使用左手可能被视为不尊重。如果护理人员右手有手部问题或未充分清洁，而需要用左手代替右手时，应事先说明原因并表示歉意。

（2）忌戴手套：在护理实践中，护士可能会戴手套进行医疗操作，但在握手时应尽量将手套摘下，以展现真诚的握手姿态。

（3）忌不专心：护理人员在进行握手礼时，应专注致意，面带微笑注视对方，切忌左顾右盼，以展现对对方的真诚与重视。

（4）忌坐着握手：握手时，护理人员通常应该站立而不是坐着，以展现出专业和尊重，特别是在正式的沟通场合或初次见面时。

（四）鞠躬礼

鞠躬礼是一种在生活中表达恭敬的礼仪。具体做法是，首先，脱帽后示意立正，微笑，目光专注于受礼者。男士双手自然下垂，紧贴身体两侧裤线；而女士则将双手下垂搭放在腹前。接下来，上身前倾，腰部弯曲，鞠躬的幅度可以根据具体场合和礼仪要求确定，通常为60°，而在一些特殊场合，鞠躬幅度可达90°。不同的鞠躬程度以及双手下垂的深度都传达着不同程度的尊敬。最为恭敬的鞠躬姿势包括端立、背部挺直，双手扶住双腿正面，深深地向下弯身，双手指尖直至双膝为止。这种鞠躬方式通常用于对长辈、上司、外宾表示尊敬，以及对给予自己巨大帮助的同事或朋友表示深深的感激。鞠躬礼适用于各种场合，包括正式庄重、欢庆喜乐以及一般社交。它常见于晚辈对长辈、学生对老师、下级对上级、表演者对观众等场合。例如，学生在学校活动或仪式上向老师鞠躬表示感谢、尊重或祝福，体育比赛中获胜方或参与者可能通过向对手和观众鞠躬致意，音乐会谢幕时演奏者也会以鞠躬表达对观众的感谢，企业领导也可通过鞠躬表示对员工的尊敬。在护理实践中，患者首次入院或初次见到护理人员时，护理人员可以通过鞠躬表示欢迎和问候；在进行各类护理操作（如换药、抽血、体检等）之前和之后，护理人员可以通过鞠躬向患者表示礼貌和感谢。这表明护理人员对患者的尊重和关注，可以提升患者的满意度；在患者完成治疗或康复出院时，护理人员可以通过鞠躬表示祝贺和告别；在老年护理中，鞠躬礼仪尤为重要。护理人员通过鞠躬表达对老年患者的尊重，可以提升他们的心理舒适感和幸福感。在护理实践中鞠躬礼的忌讳如下。

1. 过度低头造成距离感 过分低头可能导致与患者或家属之间的距离感加大，应保持适度的鞠躬深度，以尊重患者的个人空间。

2. 表情不当影响信任 鞠躬时的表情应保持庄重，过于严肃或者过于轻松都可能影响患者对护理人员的信任感。

3. 非正式场合不宜鞠躬 在一些非正式的护理场合，如诊室内的例行护理，不适合进行正式的鞠躬，以避免让患者感到拘谨。

4. 手持物品鞠躬 护理人员在鞠躬时应避免手持护理工具或文件，以确保专注和尊重的形象。

5. 过度频繁的鞠躬　在短时间内频繁鞠躬可能让患者感到困扰，应在适当的时机和重要的场合进行。

6. 鞠躬时说话　在对患者进行鞠躬时，不适宜同时说话，以保持与患者之间的专注和默契。

7. 不同程度的鞠躬　在同一病房或同一医疗团队中，应尽量保持一致的鞠躬程度，以避免引起不必要的注意或误解。

8. 鞠躬时的身体语言　护理人员在鞠躬时的身体语言要温和得体，不要显得过于生硬或过于随意，以维持专业的仪态。

二、称谓礼仪

称谓又称为称呼，是人们在日常交往中相互采用的称呼语。称谓可以被视为人际交往的通行证，是沟通关系的第一步。因此，称谓的使用是否得当直接影响着人际交往。一声充满情感且得体的称呼不仅展现了一个人对待他人的礼貌和诚恳美德，还让对方感到愉悦、亲切，有助于增进双方的情感，为更深层次的交往奠定了基础。在护理实践中，称谓礼仪的应用尤为重要。护理人员在首次接触患者时，使用得体的称谓可以迅速拉近与患者的距离，例如，称呼患者为"先生"或"女士"并加上患者的姓氏，不仅体现了尊重，还可以让患者感到被重视和关怀。在日常护理过程中，护理人员可以通过称呼患者的名字或合适的称谓来建立良好的沟通氛围，这有助于增强患者的信任感和安全感，提升护理效果。在与患者及其家属沟通病情或治疗方案时，护理人员使用正式且尊重的称谓，有助于增强沟通的专业性和有效性，避免误解和冲突。同时，在进行内部交流时，使用正式称谓如"医生""护士长"等，可以维护团队的专业形象，促进良好的团队合作。

（一）常用称谓

1. 泛尊称　这是对社会各界人士在广泛社交活动中都可以使用的称呼，以普遍适用的方式来表示尊敬。在护理中，使用适当的泛尊称是尊重患者个体差异的表现。护理人员应根据患者的个人偏好，使用合适的称谓，如称未婚的女士为小姐，已婚的女士为夫人，以及称男士为先生等。询问患者是否愿意被称为"先生""女士"等，以提升患者体验。

2. 职务称　这是以个体所担任的职务来作为称呼，例如使用"护士长""张医生"等，有助于在医疗团队中保持专业交往，确保沟通的清晰和高效。通常在较为正式的场合，特别是涉及工作、职务层面的交往时使用。

3. 专业技术称　这是在与那些职业特征较为明显的人交往时使用的称谓，如"王老师""高医生""李会计""蔡律师"等。这种称呼凸显了对对方专业领域的尊重，常见于需要强调个体专业身份的场合。

除了上述常用称谓，日常的人际交往中还存在一些其他称谓。首先是亲属称谓，如妈妈、奶奶、姑姑等。这些称谓体现了人们在家庭成员之间的亲密关系，是表达血缘联系和家庭归属感的常见方式。在医疗护理中，了解患者的家庭成员及其称呼方式，有助于护理人员更深入地理解患者的生活背景，从而更好地满足患者的个性化需求。其次是用于表达关系亲密的称呼。在处理患者与家属之间的关系时，护理人员可能会采用更加亲切的称呼，如称年长的男性为"大爷"、年长的女性为"阿姨"等。这种称谓方式不仅能增进交流的温暖感，也有助于建立护患之间的信任关系。通过使用这些亲切的称呼，护理人员可以缓解患者的紧张情绪，使他们感受到被重视和关爱。

在不同文化和社交背景中，人们可能会使用各种不同的称谓，具体的选择常常取决于彼此关系的性质、年龄、社会地位等因素。在人际交往中，恰当的称谓有助于建立和谐的关系。

（二）称谓的一般性规则

1. 使用规范 在人际交往中，选择称谓的规范性至关重要，它涉及是否表现出尊重，是否符合双方身份和社会习惯。首先，称谓要遵循常规，符合民族、文化、传统和风俗习惯。例如，在中国文化中，为了表示对父母的尊重，子女通常不会直呼父母的名字，而在欧美国家，由于其对人与人之间的平等与个性更加强调，孩子直呼父母名字则较为正常。这些不同的称谓习惯反映了各国文化的特点，护理人员应当尊重和了解这些差异。其次，称谓要根据不同场合进行恰当区分。在正式的医疗场合，使用不得体的称呼可能会影响到专业形象，因此护理人员应当谨慎选择称呼方式，避免给人不当的感受。同时，对于不同身份地位的人，也要采用相应的尊称，以示恰当的敬意。再次，称谓还要尊重被称呼者的个人习惯。有些人可能更喜欢被称为某种亲属称谓，而不是正式的敬称。护理人员应当主动询问患者的偏好，并且在后续交流中坚持使用。这样不仅能营造亲和气氛，也有助于增进患者对护理人员的信任。最后，在跨文化背景下的医疗团队中，护理人员更需要了解和尊重不同地区的称谓习俗，避免使用可能在其他文化中被视为不恰当的称谓。只有充分尊重患者的文化背景，护理人员才能提供更加人性化和全面的服务。

2. 注重次序 在多人交谈的场合，应当遵循一定的次序原则。"先长后幼"意味着在称呼时应首先考虑对方的年长与否，给予年长者以适当的尊称。"先上后下"则体现了对职务高低的尊重，上级应当获得更加恭敬的称呼。"先女后男"反映了一定的性别礼仪，通常女性应先被称呼。而"先疏后亲"则表明，对亲属关系较为疏远的人，应当先给予称呼。在医疗团队中，考虑到职务的高低、资历的长短，以及专业领域的不同，护理人员应当使用适当的称谓，以维持团队协作的和谐。在护理实践中，遵循先尊重患者的身体状况、年龄等次序原则，有助于建立起良好的护理沟通和关系。此外，护理人员还应当注意处理亲属关系的称呼问题。在照顾一个患者时，可能需要同时与其家属进行互动。这时，护理人员应当根据亲属关系的疏远程度，给予适当的称呼，以示尊重和体谅。

（三）称谓的避讳

在日常交往中，有一些称呼是应避免使用的，它们共同的特点是可能对被称呼者造成失敬或不适。这些忌讳如下。

1. 错误性称呼 常常是由于称呼者的粗心大意或用心不专所致。例如，误读姓氏、称呼未婚女子为夫人等都属于这一类。这类错误容易让人感到被忽视或不被重视。在护理环境中，护理人员必须极为细心地确认患者的姓名和身份。在接待和登记患者时，护理人员应当仔细核对患者的姓名、称谓以及其他个人信息，确保无误后再进行称呼。在后续的沟通交流中，也要时刻谨记这些信息，切忌出现失误。误用患者姓名或将其称呼错误可能会导致患者对医疗团队的不信任感，影响患者对治疗的接受程度。一旦发现称呼有误，护理人员应当立即更正，并向患者表示歉意，这有助于化解误会，维持良好的护患关系。

2. 替代性称呼　使用替代性号码或者其他不正式的称呼，如使用患者的编号、"某床病人"等，这样的行为是不礼貌的，因为它们忽视了每个个体的独特性和人格尊严。使用患者的姓名，尽量避免使用不尊重和非正式性的称呼，有助于建立起护患之间的信任和良好关系。

3. 庸俗性称呼　一些庸俗的称呼不应使用，尤其是在正式场合。在对外人或自己人使用这类称呼都是不适当的，如称兄道弟等。在护理实践中应避免使用庸俗而不正式的称呼，如"老王太太""老李头"等。通过使用文雅、正式的语言和称谓，护理人员能够展现出专业性，维护医疗团队的形象，并为患者提供更为尊重和舒适的护理环境。

4. 绰号性称呼　使用带有侮辱性质的绰号是护理环境中严重违背职业伦理的行为。护理人员必须尊重患者的个人尊严，避免任何可能引起患者不适或伤害感情的语言，如称呼患者"某胖子""某眼镜"等。在护理实践中，使用恰当的、尊重的称谓对于建立健康的护患关系至关重要。

5. 不通行的称呼　在多文化、多国家的医疗团队中，护理人员需要了解并尊重患者和同事的文化差异。应慎用可能具有地域性的称呼。例如，在中国，称呼女性长辈为"阿姨"是很常见的，表示亲切和尊敬。然而，在一些西方国家，这样的称呼可能被视为不礼貌，因为"阿姨"在这些文化中通常用于称呼家庭成员，而不适用于正式场合或专业交流中。在日本，称呼别人为"君"可能表示亲密，但在其他国家和地区，这样的称呼可能不适合正式场合。

三、介绍礼仪

介绍是人际交往中与他人进行沟通、增进了解、建立联系的一种基本且常规的方式。正确使用介绍礼仪可以展示出介绍者良好的交际风度，有助于扩大交际圈。

（一）介绍的顺序

在介绍的过程中，要遵守"尊者优先"的国际公认规则。在比较正式的场合，应先介绍长者，后介绍晚辈；先介绍上级，后介绍下级；先介绍主人，后介绍客人。如果是为他人作介绍，应先向年长者介绍年轻者，先向身份高者介绍身份低者，先向主人介绍客人，先向女士介绍男士。在朋友众多的场合，介绍时一般按照从左到右或从右到左的次序进行，使大家处于平等的地位。不过，如果现场有地位较高或年龄较长的重要人物，则应优先将其他人一一介绍给这些尊贵的嘉宾，以示特殊的敬意。在医疗团队中，护理人员需要按照专业礼仪介绍医疗团队成员、患者家属或其他与患者有关的人。首先，护理人员应尽量先介绍医疗团队中地位较高或经验丰富的成员，如主治医生、护士长等，以展示医疗团队的专业性和权威性。其次，应按照患者的需求和特殊情况介绍其他团队成员，如专科医生、康复治疗师等。在介绍患者家属或陪护人时，同样应遵循"尊者优先"的原则，先介绍家属中地位较高或与患者关系密切的人。这种有序的介绍方式有助于建立和谐的人际关系。

（二）介绍的类型

介绍包括多种形式。按介绍者主体来划分，可分为自我介绍和他人介绍；按被介绍的人数来看，有集体介绍和个别介绍；而按被介绍者的地位和层次来分类，可分为重点介绍和一般介绍。

1. 自我介绍　在不同场合有不同的类型，具体如下。

（1）应酬式：适用于某些公共场合和一般的社交场合。对介绍者而言，对方属于泛泛之交，或早已认识，但为了确认身份而介绍。内容通常只说姓名而不涉及其他更多的个人资料。例如，"您好，我叫张倪。"在医疗团队内，护理人员可能需要在不同的场合进行自我介绍，如团队会议或培训。在这种情况下，护理人员可以简要介绍自己的姓名和护理领域专业，以促进团队内部的良好沟通。

（2）工作式：适用于工作场合。需要说明姓名、单位和职务或从事的具体工作，三个要素通常缺一不可。例如，"你好！我叫王芳，是某医院护理部主任。"在患者接受护理服务时，护理人员应进行工作式的自我介绍，明确自己的姓名、所属医疗机构和护理职务，以建立患者对护理人员的信任感。

（3）社交式：适用于非公务活动及私人聚会。为了与交往对象进一步沟通和交流，拉近彼此间的距离，找寻彼此之间关系的共同点。介绍内容包括姓名、工作及与交往对象的熟人关系。例如，在与患者或患者家属进行私人交流时，"我的名字叫李丽，在某医院做护士长，我和您先生是高中同学。"

（4）礼仪式：适用于讲座、报告、演出、仪式等正规而隆重的场合。介绍内容包括姓名、单位、职务等，还应加上一些谦辞或敬语，以示礼待对方。在正式场合，如医疗研讨会或庆典仪式，护理人员的介绍应更加正式，包括姓名、所属医院、职务，并加入一些谦辞或敬语，以彰显专业礼仪。例如，"各位领导，大家好！我叫王阳，是某医院的总护士长，我代表医院全体职工欢迎大家参加本院的年会，谢谢大家的支持！"

（5）问答式：适用于应试、应聘和公务交往场合。主考官问："请介绍一下你的基本情况。"应聘者答："各位好，我叫赵依，是某院校护理专业应届毕业生。现年 20 岁，北京人，共青团员，曾多次被评为三好学生。"

2. 他人介绍　他人介绍是通过第三者为彼此不相识的双方引见的一种方式。根据介绍内容的不同，可分为以下几种类型。

（1）标准式：用于正式场合，介绍姓名、单位、部门和职务。例如，"我来介绍下，这位是某医院的护理部主任，刘刚，这位是某学院护理系主任，王思。"

（2）简介式：用于一般社交场合，一般介绍名字。例如，"我给两位来介绍下，这位是王丽丽，这位是李彤"。

（3）强调式：适用各种社交场合，强调介绍者和被介绍者的特殊关系，以引起重视。例如，"这位是某医院的王大夫，这位是我的学生赵松，正在你们医院实习，请您对她严格要求，多多关照。"

（4）推荐式：多为介绍者有意要举荐某人，通常会重点介绍其优点和特长。例如，"王院长，这是李博士，在肿瘤的基因治疗方面有新的研究和发现，今后若有机会，大家可以一起合作。"

（5）集体介绍：是指介绍者在为他人介绍时，被介绍者一方或双方不止一人，甚至是多人。可采取两种方法：一是两个团队以上所组成的集体进行介绍，先介绍地位较低的集体，再介绍地位较高的集体；二是一人与另一个由多人所组成的集体进行介绍，先介绍前者。当涉及多个医护人员或医疗团队时，护理人员应采用有序的介绍方式，确保地位较高或经验丰富的成员先行介绍，以示尊重和专业性。

（三）介绍的正确姿势

护理人员在为患者或医疗团队成员作介绍时，应站在被介绍者身旁，身体略微倾向被介绍者，伸出靠近被介绍者一侧的手臂并微微向外伸展，上臂与前臂形成弧形平举，摊开手掌，手心向上，拇指与其余四指分开，四指并拢，指向被介绍者。这种姿势传递出团队协作的氛围，显示出医护团队的凝聚力和协同性，展现专业形象和自信，让被介绍者感受到关怀和支持。眼神随着手势转向被介绍者，同时向另一方微笑并点头示意，直接的眼神接触和微笑有助于建立信任和友好的关系，点头示意则传达出尊重和理解。被介绍者在接受介绍时，可以通过微笑、点头或握手等方式表示礼貌，有助于拉近医护团队与患者之间的距离。在介绍到自己时，应明显改变身体姿态，如由坐姿改为站姿，显示出对患者或其他人的尊重和专业态度。保持专注、自信，避免让患者或其他团队成员感到被忽视或不受重视。尊重患者的意愿，确保介绍行为不会让任何一方感到不适，尤其是了解地位较高者是否愿意接受介绍。

（四）自我介绍注意事项

1. 抓住时机　选择适当的时机进行自我介绍至关重要。最好在患者情绪稳定、有空闲且有兴趣时进行介绍，以免在紧急或不适当的情况下打扰患者。

2. 内容真实、准确　自我介绍要实事求是，避免夸大其词或过分谦虚。护理人员应当保持真实而准确的表达，以建立可靠的形象。

3. 态度得体　在自我介绍时，护理人员应该表现得自然亲切、端庄大方且充满自信。

4. 控制时间　医疗工作通常要求高效率，因此自我介绍的时间宜言简意赅。一般而言，介绍时间以 30 秒为佳，避免超过 1 分钟。

5. 注意方法　自我介绍前应先向对方点头致意，等待回应后再介绍自己。特别是在有介绍人在场的情况下，直接自我介绍可能被视为不礼貌。在希望认识患者时，护理人员应提前获取患者的相关信息，如性格、特长和兴趣爱好，有助于在介绍后更融洽地交流。

四、通讯礼仪

（一）电话礼仪

电话已成为日常生活、学习、工作中沟通交流的重要通讯工具。在使用电话时，应态度恭敬、语言谦和、举止文明、内容简洁，用语规范。

1. 拨打礼仪

（1）通话时间适宜：应选择恰当时间，以不影响对方工作及休息为宜。通常公务电话应在工作时间拨打，私人电话应在业余时间拨打。用餐时间、节假日、睡眠等休息时间不宜拨打电话。如果确有急事需要拨打电话，应在拨通电话后先向接听者道歉，且通话时间越短越好。国际交往中，应注意时差。

（2）控制通话长度：拨打电话前，应先对要谈论的内容做好准备，宜目的明确，简明扼要，言辞规范。通话时间宜限定在 3 分钟内，即 3 分钟通话原则。

（3）通话过程：电话接通后，应先问候对方"您好"，然后主动介绍自己的姓名、单位部门名称、说明事由；如请对方代转或找人时，应向代转人表示感谢，如"麻烦您"或"劳驾"；通话时，话筒与嘴可保持 4cm 左右距离，讲话声音适中；通话结束前，应有道别语，挂断电话时应轻放电话，勿突然挂断电话。若电话信号突然中断，应由拨打者主动重拨并向对方说明。如果拨错电话，应向对方表示歉意。

2. 接听礼仪

（1）及时接听：遵循"响铃不过三"原则，一般铃响两三声时接听。

（2）得体应答：礼貌用语，接听后应先自报姓名，如工作电话，在接听时应报单位、部门名称，录音电话通常是报本机电话号码。如遇对方误拨电话，要耐心说明。

（3）必要时记录：对于重要电话，需要记录事由、时间、地点、姓名及是否需要回复等。关键信息应向对方复述以确保正确。

（4）尊者先挂机：挂断电话时，尊者有优先决定权。地位相同时，主叫先挂机。

3. 手机礼仪　通常应保持手机通讯通畅，使用手机时应注意不要影响和妨碍他人，如在影院、剧场、图书馆、会场、展览馆等需要保持安静的公共场所或同重要交谈对象谈话时，手机应调至静音模式或关机。看视频或听音乐时最好戴耳机，如需接听应到不妨碍他人的地方，并压低音量。在飞机上、加油站、面粉厂和驾驶车辆时，不宜使用手机。在社交场合时应将手机放在合适的位置，一般将手机放在随身携带的包内或上衣口袋内。注意尊重个人隐私，尽量避免借用他人的手机；不使用搞怪或内容不文明的铃声；不偷拍别人的形象。在临床护理工作中应将手机调于静音状态，不宜在工作时间玩手机，也不宜在患者面前接打私人电话。

（二）即时通讯软件应用礼仪

护理人员可通过 QQ、微信等即时通讯软件加强同事、护患间有效沟通。使用即时通讯软件时应注意：入群组或申请加好友后，应主动问好；及时回复新消息；仔细斟酌发送的信息内容，以免出现错别字和不恰当语句，避免出现刷屏现象；不转发无根据、涉及敏感话题以及带有欺骗性质的信息；选择私密空间进行单独的视频通话，以免影响他人，同时保护个人隐私。

（三）书信礼仪

1. 书写礼仪　遵循书写范式。信件内容格式一般包括开头、正文、结束语、祝福语、落款语。在书写时既应注意规范性，也应认真、正确、真实地交流情感与信息。国际上一般通用写书信内容的"5C"原则，即礼貌（courtesy）、清晰（clear）、简洁（concise）、完整（complete）和正确（correct）。

2. 收发礼仪　遵循邮政规则。收到信件后应认真阅读，妥善处理，并及时回复。未经允许，不可公开发表或当众传阅私人信件。

（四）电子邮件礼仪

电子邮件具有快速、方便、廉价、可靠及内容丰富的特点。日常护理工作中的问卷调查、专家函询及康复情况回访等均可以通过电子邮件的方式进行。

1. 邮件内容

（1）语言：简明扼要。一般邮件的起头语、客套语、祝贺词等可省略。

（2）标题：描述准确。一定要注明标题，使用简短、准确、能够反映邮件内容和重要性的标题，许多使用者常以标题来决定是否详读邮件内容。

（3）内容：安全稳妥。由于网络特点，发出的邮件将可能永久被存于某处私人档案或多处转发。因此，应精心构思、认真评阅撰写的字句，如引用或改编他人文字或图绘作品，应对原作品和原作者的出处详加注明，以示尊重。

2. 养成良好的传送习惯 发送邮件前使用杀毒程序扫描文件；注意传送容量的大小，尽量减小容量；注意格式，发送附加文件应考虑对方能否阅读该文件；定期检查计算机等设备的日期与时间的自动标识，确保日期准确；常登录邮箱，及时收取并回复邮件；群发邮件时最好选择保密附件方式，以免其他收件人的地址被利用。

五、接待礼仪

（一）入院接待礼仪

接待非急危重的新入院患者时，病区负责接待的护理人员应执行"3S"程序，即起身相迎（stand up）、面带微笑（smile）、目视对方（see），进行自我介绍，同时要做到"五个一"，即递上一杯水、讲上一句暖心语、递上一把椅、呈上一份住院规则和介绍一套入院须知（包括介绍病区环境、医院制度及主管医生、护士长、责任护士等），增加患者的安全感和归属感，从而帮助其尽早适应新环境。

（二）诊疗过程中的礼仪

在诊疗过程中，护理人员应逐渐将尊重为本等礼仪原则内化为自身习惯性的护理行为，为患者提供个性化、人性化的护理服务。操作前，护理人员应衣帽整齐，服装清洁得体，礼貌亲切地向患者问好，用通俗的语言介绍操作目的、患者需要做的准备、操作过程中可能出现的感觉等，适当询问患者的病情、心情和需求等，缓解患者的紧张情绪，取得患者的配合。操作中，护理人员应动作轻柔、娴熟、规范，态度真诚、和蔼，注意保护患者隐私，避免着凉，及时与患者沟通，询问其感受，通过表情、言谈及体态语言等来表达对患者由衷的关心。操作结束后，向患者交代相关注意事项，观察、询问、安慰并嘱咐患者，了解患者感受、需求和操作效果，对患者的合作表示感谢。

（三）住院期间的礼仪

患者住院期间，护理人员应主动巡视病房，询问患者需求，给予患者更多关心和鼓励；每天清晨交接班时向患者问好，晚熄灯时道晚安；观察并记录患者的病情变化，评估其存在的护理问题，采取相应护理措施并观察效果。回答患者问题时应耐心倾听与回答，要保持目光接触，与患者的视线在同一高度，交谈时与患者保持合适距离（60～120cm），合理使用语言和非语言沟通方式。

（四）送患者出院时的礼仪

当门诊或住院患者出院时，护理人员应真诚祝贺并感谢患者对护理工作的支持，征求其对护理工作的意见和建议；耐心指导患者出院后的饮食起居、健康锻炼、注意事项、复查、咨询及随访等；热情地送患者至病区门口或电梯门口，在跟患者道别时要注意语言表达，一般不说"再见""下次再来"等，可用"回去后多保重""请按时复诊"等代替。

第三节　护士的上岗礼仪

一、服饰得体

（一）护士服饰演变史

不同时代、不同文化背景下护士服饰的变化，折射了护理事业和护理文化的发展，也体现了护理事业和理念的传承与创新。

西方国家早期的护理工作主要由修道院中女修道士执行，着装以白色长袍为主，并佩戴面罩，此为现代护士服的雏形，现今护士帽也由面罩演变而来。真正的护理专业始于南丁格尔时期。南丁格尔以"清洁、整齐并利于清洗"为原则，首创了统一的护士服装。19 世纪80 年代，发热的患者较多，护士在为患者服务的同时，还要注意自身的防护。因此，护理服装设计中融入了防护的理念，出现了"发热防护服"。

1928 年，我国在第九届全国护士代表大会上统一了全国护士服装。护士制服通常设计为白色燕帽加长袖、长裙摆的白色连衣裙式。

20 世纪早期，短帽和长帽逐渐发展起来。短帽也被称为硬帽，是现代护士燕帽的雏形。长帽则能将护士的大部分头发覆盖，甚至包住整个头。20 世纪中期之后，随着护理学专业的快速发展，护士服饰也随之发展。护士服饰设计逐渐更实用、更人性化并突出专业性。如分体式护士服开始替代长裙式护士服。分体式护士服更简单、轻便，也被称为"刷手服"，它的中性设计可满足男护士和女护士共同使用，也使护理工作更舒适、高效。护士服装在色彩方面也更加人性化和多元化，增加蓝、粉等，不再统一白色。同时，以燕帽为代表的短帽逐步成为专业护士的象征，只有正式护士才能戴护士帽。从礼仪的角度，燕帽展现了礼仪的职业性、规范性和装饰性的特点。但从工作需要的角度，易发生掉落及交叉感染，所以，近年来也有医院在护理实践中取消了佩戴燕帽的要求。

（二）护士服饰礼仪原则

1. 着装的基本原则

（1）TPO 原则：为目前国际上公认的衣着标准，是指穿着打扮时要兼顾时间（time）、地点（place）及场合（occasion）三个因素，以获得和谐、得体的效果。①时间：泛指时代特色、季节、早晚等。应根据不同时间段的具体情况来选择着装的类型、样式和造型，如冬天的着装应以保暖、御寒为原则，夏天的着装应以透气、凉爽为原则。②地点：是指地方、场合、位置等。不同的地点应选择与之相协调的着装，切不可"以不变而应万变"，违反基本礼仪。如居家或外出运动时，可以穿着舒适、整洁的休闲服或运动服；如在公务场合，穿职业套装会显得专业；如外出时应顾及当地的风俗习惯及传统。③场合原则：衣着应与场合气氛融洽协调，如在参加专业学术会议时应选择庄重典雅的服饰；而在朋友聚会、郊游等场合，着装应轻便舒适；参加婚宴时应穿着喜庆的服装；参加追悼会时则应选择庄严肃穆的冷色调服装。

（2）适应性原则：主要指着装应与个人的年龄、性格、身材、职业、爱好等要素相适宜，以期通过着装反映个人的个性特征。选择服装时应扬长避短，因人而异，宜与个人的内在气质和魅力相适应，从而展现出最佳状态。

（3）整体性原则：正确的着装可以达到修饰容貌、形体等效果，形成完美、和谐的整体美。服饰的整体美主要由人的内在气质、形体及服饰的质地、工艺、款式、色彩和着装环境等构成。从这多种因素的和谐统一中可显现出服饰美。

2. 着护士服的基本要求　因为医疗卫生行业的特殊性及职业性要求，所以护理人员的服饰必须符合以下基本要求。

（1）端庄大方：穿着护士服时，应做到朴素简约、实用端庄和线条流畅，呈现出护士的活力美。

（2）整齐干净：是护士着装的基本要求，也是护士职业品质及精神面貌的展示。

（3）搭配协调：护士工作装要求型号、长短、大小合适，腰带平整并松紧适度。同时注意要与护士帽、护士鞋等其他服饰的统一。

在特殊医疗环境中需要选择及搭配特殊服饰，如手术服、防护服、隔离衣等。

（三）护士服饰礼仪规范

规范化的护士服饰要求体现护士对服务对象及专业的尊重。

1. 护士服　穿着护士服时要求尺寸合适，衣长过膝，袖长至腕，腰带平整，松紧适度，衣扣、领扣及袖扣均要扣整齐，禁用别针、胶布代替扣子。内衣的领边、袖边、裙边避免露在护士服外，不穿深色内衣。

2. 护士帽　常用护士帽主要包括燕帽和圆帽。

（1）燕帽：适用于门诊、普通病房等普通工作区。燕帽边缘的彩条标志着责任和尊严，多为蓝色，具有职称及职务含义：一道彩条表示护师或护士长，两道彩条表示主管护师、总护士长或科护士长，三道彩条表示主任护师、副主任护师或护理部主任（副主任）。戴燕帽前，按照发式要求将头发梳理整齐，燕帽应平整无皱褶，前沿距发际 3～5cm，戴正戴稳，高低适中，短发要求前不遮眉，后不搭肩，侧不掩耳；长发梳理整齐盘于脑后，用头花或发卡固定，也可以直接戴网套。选择与头发或帽子相同颜色的发夹并固定于帽后。

（2）圆帽：适用于手术室、隔离病区、监护病房及根据疫情防控要求所规定的区域等，男护士一般佩戴白色或蓝色圆帽。戴圆帽时，应将头发全部放入帽内，前不遮眉，后边遮住发梢，圆帽缝线在后，边缘平整。

3. 护士鞋与袜　护士鞋以平跟、低坡跟为宜，颜色首选乳白色、白色或与整体护士服颜色相协调，软底防滑，合脚舒适；袜子以白色、肉色等为佳，避免选用深色袜子，勿赤脚穿鞋；注意保持鞋、袜的清洁；如穿工作裙服，长袜口一定不能露在裙摆外。

4. 口罩　注意佩戴口罩前、摘口罩前后应洗手；若口罩被污染，应及时更换，避免重复佩戴已经使用过的口罩。佩戴时应注意将鼻夹塑形，使口罩完全贴合鼻面部，鼻夹侧朝上，通常褶皱朝下或深色面朝外；如为预防传染病，则必须佩戴防护口罩。

5. 饰物　护士在工作期间，除按工作要求佩戴胸卡、秒表等物品外，不宜佩戴过多饰物。若佩戴项链，应避免外露在工作服外。胸卡要求别在胸前，正面向外，胸卡表面应保持干净，避免药液水迹沾染。护士表以佩戴在左胸前为佳，表上配一短链，以胸针或胸卡别好，因为表盘倒置，护士用手托起或低头时便可查看和计时，所以既卫生又便于工作。

二、工作交往礼仪

（一）工作交往中的常见举止礼仪

1. 持物   持物包括持病历夹、记录本和治疗盘等，持物时应注意无论使用单、双手，动作均应用力均匀、稳妥自然。持病历夹或记录本时，左手持病历夹或记录本的右缘上 1/3 或 1/2 处，放于侧胸上部 1/3 处，右手托住病历夹或记录本的右下角，病历夹或记录本与身体成小锐角。持治疗盘时应双手握于治疗盘底部两侧边缘的中部，掌指托盘，双肘贴于两侧腋中线，肘关节为 90°屈曲，治疗盘距胸骨柄前方约 15cm，双手端盘平腰，重心保持于上臂。

2. 递接物品   递接文件时需将文件的正面朝向对方，双手递接。如使用文件夹，需将文件夹开口朝向对方。递剪刀、笔及各种锐利器械时，应注意将锐利部分朝向自己，避免误伤。接受对方递送的物品时，应从座位上站起，双手接取，同时点头致意或致谢。

3. 推治疗车   护士位于治疗车后，双手扶于两侧护栏靠近身体端，重心集中于前臂，两臂均匀用力，把稳方向，推治疗车过程中抬头、挺胸直背，躯干略向前倾，平稳轻快行进。使用时应注意观察车内物品，避免物品发生跌落。进入病房前应先停车，敲门后，用手轻推开门后才能进入病房，严禁用治疗车撞击房门或用脚踢开门，进入病房后应先关好门，再将治疗车推至病床旁。

4. 基本引领姿势   护士引领患者行走或介绍目标时，可将右手或者左手抬起一定的高度，五指并拢，掌心向上，以肘部为轴，朝向引领或介绍目标，伸出手臂进行引领或介绍。引领患者行走时，护士应在患者左前方，让患者靠内侧或右侧行走，既是表达尊敬，又可随时关注患者。引领时应配合患者的步速，遇到台阶或拐弯时要放慢脚步示意，不宜左顾右盼；下台阶或过往光滑地面时，应细心提醒患者，必要时予以协助。护士如在病区通道中遇到患者，应主动询问"是否需要帮助"，体现护理人员主动服务的意识和关心。

5. 陪同患者乘电梯   应以保证患者安全为原则。乘无人管理的电梯时，护士应先进入电梯，一手压开关，另一只手引导患者进入电梯；下电梯时应手压开关，让患者先下；乘有人管理的电梯时，护士应后入后出。乘扶手式自动电梯时，应靠右侧站立，留出左侧为紧急通道。

（二）工作交往中的人际沟通礼仪

在工作交往中，护士需要与医院内的患者、医生、其他护士等人员进行沟通交流，掌握必要的人际沟通礼仪知识，有助于建立良好的人际关系，创造融洽的工作氛围。

1. 护士与医生之间的沟通礼仪   在工作中，护士与医生共同组成医疗护理团体，既相互独立，又相互补充、共同协作，医护人员之间通过有效沟通，不仅有利于建立和维持良好的医护人际关系，还有利于完成各项诊疗护理工作、促进患者恢复健康。

（1）积极作为，彼此信任：护士应爱岗敬业，以细心、爱心和责任心等，充分运用智慧、专业知识及技能，认真落实各项治疗措施，密切观察并及时发现患者的病情变化和特殊心理状态，并独立或报告医生共同妥善处置，在患者生命救治与健康维护中发挥积极的作用，展示自己良好的素养和专业形象，体现护理专业的价值，从而与医生彼此信任，保证医疗护理工作的顺利进行。

（2）互学互尊，互相监督：护士在掌握扎实的专业理论知识和技能的同时，还应与医生互帮互学，以从更深的理论角度把握疾病的诊疗过程和医疗新进展。在医疗护理活动中，医护之间应在"以患者为中心"的原则指导下加强沟通，相互尊重。护士应尊重医生的专业自主权、医疗方案的技术权威，但并不意味盲目听从医生。我国的《护士条例》明确指出，护士应当正确执行医嘱。护士应判断医生的医嘱，如认为医嘱有问题，应与医生核实，不能贸然执行，确保医嘱正确后才能执行。若执行了错误的医嘱，护士要与医生共同承担相应责任。

（3）理解支持，密切合作：医护之间的互相信任、互相理解、互相支持、真诚合作是医疗护理工作顺利进行的基础。护士应主动配合医生工作，与医生经常沟通联系，将自己对患者的观察、处理意见和建议及时反馈给医生。如医护之间协调配合欠妥，应互相理解，分析产生矛盾的原因，提出合理的意见和建议，协商解决。当患者对医疗护理工作满意度欠佳时，医护人员应共同积极协调处理，以取得患者的理解，化解与患者间的矛盾。近年来，诸多大型医院在探索"医护一体化"的工作模式，包括医护同组查房、医－护－患三方密切沟通，对提高医疗护理质量，改善医护患关系具有促进作用。

2. 护士与护士之间的沟通礼仪　护士与护士之间的有效沟通，既有助于建立良好的同事关系，也有助于创建融洽和谐的工作氛围，提高工作效率和质量。

（1）互帮互学，互相理解：护理人员间应互相尊重、理解、友爱、协助，注意信息传递与沟通交流。不同资历护士之间应互帮互学、教学相长，年轻护士应主动多向年长护士虚心求教，年长护士应帮助年轻护士掌握正确的护理技巧及方法，在护理实践中耐心传、帮、带，创造民主和谐的人际氛围。护士长应以身作则、严于律己、平易近人、一视同仁、热情耐心，对待下级护士应多用情，少用权，在工作中体现人性化管理，尽量用非权力因素的影响力感染下属。普通护士也要尊重领导，服从管理，体谅护士长工作的艰辛。

（2）换位思考，团结协作：护理人员间应多换位思考，团结协作，为他人的工作创造条件，创建和谐民主、团结协作的良好工作氛围，共同做好各项护理工作。护士长既是护理管理工作的指挥者和组织者，也是护理人员间相互关系的协调者，因此，护士长应了解团队内所有成员，充分发挥在协调关系中的枢纽作用。不同岗位的护士应各司其职、各就其位，以保证护理工作井然有序地开展。

3. 护士与患者之间的沟通礼仪　护士与患者之间的关系又称为护患关系，即在特定条件下，通过医疗、护理等活动与患者建立的一种特殊人际关系。护患关系的实质为帮助与被帮助的专业性人际关系，是医疗服务领域中的一项重要的人际关系。

（1）热情礼貌，建立信任：护士不仅要具备高尚的职业道德，还要掌握扎实的专业知识和娴熟的操作技能，在护理工作中要以患者为中心、以患者需求为导向，充分尊重患者，保护患者的隐私，对待患者热情礼貌，全面提升自身素质，以赢得患者的信任。

（2）履行职责，维护权益：护士应全面认识并准确定位自己的角色功能，履行自己的工作职责及角色责任。护士要重视患者的权益，及时向患者传递疾病进展、治疗方案、护理措施与用药情况等信息，耐心回答患者及家属提出的问题，切实维护患者的知情权、同意权等权益，以提高患者的就医感受和满意度，促进良好护患关系的建立和发展。

（3）加强沟通，提供帮助：护士应加强与患者的沟通，掌握沟通技巧，注意沟通内容的准确性、通俗性及针对性，尽量使用患者易于接受的语言和方式，耐心倾听患者，了解患者的需求和不适，及时为患者提供相应的帮助与支持，确保沟通效果，减少误会与分歧。

知识拓展

礼貌用语的 "九声九字"

九声：①问候声：日常见面问候常用 "您好" "早上好" "下午好" "晚上好" "晚安" "初次见面，请多多关照" 等。②欢迎声："欢迎光临指导工作" "欢迎来访" 等。③致谢声："谢谢" "麻烦您了" "难为您了" "十分感激" "劳您费心了" 等。④征询声："您喜欢……吗" "我可以进来吗" "您需要……吗" 等。⑤应答声："是的" "好的" "我明白了" "不用客气" "没关系" "这是我应该做的" 等。⑥称赞声："很好" "太棒了" "好极了" "真了不起" 等。⑦祝贺声："恭喜恭喜" "祝贺您康复" "祝您节日快乐" "祝您好运" 等。⑧道歉声："对不起" "很抱歉" "请原谅" "让您费心了" 等。⑨送别声："给您添麻烦了，谢谢您的帮助，再见" "希望以后多联系" 等。

九字：您好、欢迎、谢谢、对不起。

本章小结

思考题

1. 作为护士，应当遵循哪些基本沟通礼仪原则？这些原则都包含哪些内容？

2. 在临床护理操作过程中，护士应做到哪些礼仪规范？

3. 在病房中，护士发现患者在医疗过程中表现出明显的不安和紧张。为了帮助患者缓解这种情绪，护士应该如何进行有效沟通？请从多个方面进行分析。

更多练习

（孙萱格　蒋　丹）

参考文献

［1］成越洋，吕新安．人际沟通学概论［M］．北京：中国传媒大学出版社，2019.

［2］侯丽丽，王敦丽．形体训练与医护礼仪实训指导［M］．成都：西南交通大学出版社，2019.

［3］解红，吴长勤，杨运霞．护理人际沟通［M］．武汉：华中科技大学出版社，2020.

［4］李晓玲，单伟颖．护理人际沟通与礼仪［M］．2版．北京：高等教育出版社，2017.

［5］廖雪梅，徐桂莲．护理人际沟通（临床案例版）［M］．武汉：华中科技大学出版社，2016.

［6］刘义兰，翟惠敏．护士人文修养［M］．3版．北京：人民卫生出版社，2022.

［7］龙璇．人际关系与沟通技巧［M］．2版．北京：人民邮电出版社，2020.

［8］麻友平．人际沟通与交流［M］．3版．北京：清华大学出版社，2016.

［9］秦东华．护理礼仪与人际沟通［M］．2版．北京：人民卫生出版社，2019.

［10］史瑞芬．护理人际学［M］．5版．北京：科学出版社，2016.

［11］孙畅，杨翠红．人际沟通［M］．2版．北京：科学出版社，2024.

［12］唐凤平，单玉香．护士人文修养与沟通［M］．郑州：河南科学技术出版社，2016.

［13］王邈．行为心理学：肢体语言解读与心理分析［M］．北京：化学工业出版社，2015.

［14］尹梅．人际沟通及礼仪［M］．2版．北京：人民卫生出版社，2023.

［15］张庆云，谭芳，范焕玲．护理礼仪与人际沟通［M］．汕头：汕头大学出版社，2022.

［16］赵爱平，胡晋平．护理礼仪与人际沟通［M］．2版．北京：北京大学医学出版社，2024.

［17］Elizabeth C. Arnold，Kathleen Underman Boggs，著．护士职业沟通技巧［M］．绳宇，刘华平，陈京立，等，译．北京：中国轻工业出版社，2018.